全国高等院校数字化课程规划教材

供高职高专护理、助产等相关专业使用

生 理 学

（第二版）

主 编 李 弋 黄莉军

副主编 杜广才 孙晓霞 武新雅

编 者 （按姓氏汉语拼音排序）

褚震芳 河套学院

杜广才 山东医学高等专科学校

黄莉军 毕节医学高等专科学校

景 红 宁夏医科大学

李 旻 南阳医学高等专科学校

李 弋 南阳医学高等专科学校

刘 丽 唐山职业技术学院

刘亚敏 许昌学院

宁 华 梧州职业学院

孙晓霞 运城护理职业学院

王荣德 河西学院医学院

武新雅 周口职业技术学院

晏 燕 成都职业技术学院

张艳杰 包头医学院职业技术学院

科 学 出 版 社

北 京

内 容 简 介

本书共12章，各章内容均从细胞和器官的水平上叙述机体的各种功能，使学生能了解人体各个系统、器官的正常活动过程和机制，理解人体作为一个整体，其各部分的功能活动互相协调、互相制约，从而保持各种生理过程的稳态。本书除了介绍生理学的知识外，还选取本学科最新进展、重要人物介绍、科学趣事等形成知识链接，以培养学生发散性思维、开阔学生视野、增加教材的趣味性；在每章的章前或节前列出与学生未来工作、生活相关的案例以增强学生分析问题、解决问题和适应实际工作的能力；每章均附有目标检测以测试学生掌握学习内容的程度并为执业资格考试打基础。本书植入了数字化资源点，利用“爱一课”互动教学平台，打造出“教材＋教学平台”的新型数字化教材模式，为学生学习带来极大便利。

本书可供高职高专护理、助产等相关专业使用。

图书在版编目（CIP）数据

生理学/李弋，黄莉军主编.—2版.—北京：科学出版社，2018.1
全国高等院校数字化课程规划教材
ISBN 978-7-03-055274-7
Ⅰ.生…　Ⅱ.①李…　②黄…　Ⅲ.人体生理学－高等学校－教材　Ⅳ.R33
中国版本图书馆CIP数据核字（2017）第277645号

责任编辑：魏亚萌　丁彦斌　孙岩岩／责任校对：赵桂芬
责任印制：赵　博／封面设计：张佩战

科学出版社 出版
北京东黄城根北街16号
邮政编码：100717
http://www.sciencep.com
文林印务有限公司 印刷
科学出版社发行　各地新华书店经销
*
2013年6月第　一　版　　开本：787×1092　1/16
2018年1月第　二　版　　印张：16
2018年3月第四次印刷　　字数：379 000

定价：49.80元

（如有印装质量问题，我社负责调换）

全国高等院校数字化课程规划教材
评审委员会名单

主 任 委 员

单伟颖　屈　刚　孙国兵

副主任委员

梁　勇　刘更新　马　莉

黎　梅　夏金华　吴丽文

司　毅

委　　员（按姓氏汉语拼音排序）

范　真　高云山　韩新荣

李希科　刘　琳　武新雅

叶宝华　张彩霞　周恒忠

前　言

按照2017年元月在广州召开的“全国高职高专数字化课程建设教材主编会及编写会”编写精神，本教材以教育部的《高等职业学校专业教学标准（试行）》为依据，编写时注重素质培养，尽量把《生理学》内容与专业素质、人文素质和职业精神培养融合在一起，紧紧围绕工作岗位的需求，培养学生解决实际问题的能力和主动学习的能力，并顺应时代的发展，满足教育数字化转型的改革需求，采用新型数字化教材模式，以利于学生对“生理学”理论和知识的掌握。

在编写过程中，除了保证在分子细胞、器官系统和整体三个层次上掌握正常的生命活动规律，为后继课程打下坚实基础外，在语言上力求简洁明快，增强可读性。“三基”（基础理论、基本知识和基本技能）内容以“必须”“够用”为度，“五性”（思想性、科学性、先进性、启发性和适用性）贯穿教材始终。

在教材中适当加入“案例”和“链接”，给学生留下分析、判断、探索的空间，培养学生的创造力和批判性思维能力，提高学生的学习兴趣，开阔视野，扩大知识面。

全书共12章。第1章由黄莉军编写，第2章由景红编写，第3章由王荣德编写，第4章由刘丽、宁华编写，第5章由杜广才编写，第6章由刘亚敏编写，第7章由晏燕编写，第8章由张艳杰编写，第9章由孙晓霞编写，第10章由李弋、李旻编写，第11章由武新雅编写，第12章由褚震芳编写。

本教材在编写过程中，参阅了大量国内教材，对各教材的作者表示衷心感谢！

由于我们水平有限，尽管每位编委尽心编写，各位副主编交叉审稿，两位主编又统校全稿，但难免存在不足之处，恳请广大读者提出批评和改进意见。

编　者

2017年4月

目　录

CONTENTS

第1章　绪　　论

生理学（physiology）是生物科学的一个分支，是研究生物体正常生命活动及其规律的一门学科。生物体（organism）也称有机体，简称机体，是自然界中有生命的物体的总称，包括一切动物、植物和微生物。本书主要阐述人体生理学。

第1节　生理学的研究内容和任务

人体生理学是以正常人体为对象，研究正常人体的生命活动及其规律的学科。人体内进行的各种生命活动，诸如血液循环、呼吸、消化、排泄、生殖等，均是在神经和体液因素的调节下相互配合、相互协调，共同维持人体的生命活动。人体生理学的任务就是研究构成人体各个系统的器官和细胞的正常活动过程，特别是各个器官、细胞功能表现的内部机制，不同细胞、器官、系统之间的相互联系和相互作用；阐明人体作为一个整体，其各部分的功能活动是如何相互协调、相互制约，从而在复杂多变的环境中维持正常生命活动过程的。

"欲知反常，必先知正常"。医学生只有掌握了正常的生命活动及其规律，才能更好地去认识异常的生命活动，探索疾病产生的机制。因为疾病时表现出来的种种病理变化，无一不是正常生命活动发生量变和质变的结果。长期以来，医学中关于疾病的理论研究都是以人体生理学为基础的；反过来，生理学的知识也是在医学实践、科学研究和技术发展的过程中不断积累起来的。所以，生理学是一门重要的基础医学科学。

一　生理学的研究方法

从研究方法和知识的获得来说，生理学也是一门实验性科学，大部分系统的生理学知识是通过实验研究获得的。但是，实验对机体总是有伤害的，医德规范不允许轻易在人体上进行医学实验，因此生理学实验多数是在动物身上进行，只有在保证不损伤人体及自愿的前提下，才能在人体进行部分生命指标的实验观察。

（一）动物实验

动物实验常分为急性实验和慢性实验两类。

1. 急性实验　急性动物实验又分为在体实验和离体实验两种。前者是动物处于清醒或麻醉状态下观察其整体功能及调节机制，如对动物动脉血压、呼吸及泌尿等功能的研究；后者则是将动物的组织或器官如心脏、神经、肌肉和小肠等，用手术的方法摘出至体外，给予各种刺激或改变其周围环境，观察对其功能的影响及活动规律。

2. 慢性实验　慢性动物实验是将动物在无菌手术条件下，暴露某器官或将记录电极、刺激电极埋藏于体内，并在动物处于清醒的状态下，观察其某些器官的活动。例如，研究某种内分泌功能时，先摘除动物相应的内分泌腺，待其康复后，再观察内分泌激素缺乏时及人为替代后的生理效应。

（二）人体实验

人体实验目前主要是进行人群资料调查，如人体血压、心率、肺活量、肾小球滤过率，以及红细胞、白细胞和血小板数量的正常值等就是通过大批人群采样及数据的统计分析而获得的。有些实验研究诸如测试人体在高温、高压、低温、低氧、失重等一些特殊环境下的生理活动变化，可在志愿者中进行。

总之，由于各种实验方法有其各自的优点和缺点，各有其特殊意义和适用范围，对某种生理功能的研究，究竟采用哪种实验方法，应根据不同的研究内容和目的加以选择。但是，人与动物终究是有差异的，故而不可将动物实验结果简单地套用于人体。

二　生理学的研究水平

细胞是机体最基本的结构和功能单位。不同的细胞构成不同的组织，进而构成机体的器官，行使某种生理功能的不同器官相互联系，构成一个系统。例如，由心脏、动脉、毛细血管和静脉构成循环系统，由鼻腔、喉、气管、支气管和肺构成呼吸系统等。人体是由各个系统相互联系、相互作用而构成的一个复杂的整体。因此，为研究生命活动变化规律，探讨生理作用及发生机制，了解环境条件对机体功能的影响，生理学的研究可在细胞和分子水平、器官和系统水平和整体水平上进行。把不同水平上研究所得到的知识综合起来，才能对人体的功能有全面、完整的认识。

（一）细胞和分子水平

器官的功能由构成该器官的细胞特性决定，如肌肉的收缩功能和腺体的分泌功能，分别是由肌细胞和腺细胞的生理特性决定的。细胞的生理特性是由构成细胞的各个成分，特别是细胞中各种生物大分子的理化特性决定的。因此，研究一个器官的功能，要从细胞的水平上进行。在细胞水平上的研究，多数情况下需要将所研究的细胞从整体上分离出来，放在适当的环境中培养，使细胞仍然保持良好的状态，然后对其功能进行研究。分子生物学和生物化学的实验常常还要把细胞打碎，以取得研究所要观察的分子。常用离体细胞实验法和分子实验法进行研究。

（二）器官和系统水平

一个器官或系统的功能，包括其在机体中所起的作用，其功能活动的内在机制，以及各种因素对其活动的影响等，需要从器官和系统的水平上进行观察和研究。例如，要了解循环系统中心脏如何射血、血液在心血管系统中流动的规律、各种神经和体液因素对心脏和血管活动的影响等，都必须以心脏、血管和循环系统作为研究对象。常用离体组织、离体器官的实验法进行研究。

（三）整体水平

人体是一个完整统一的整体，其功能活动是以整体为存在形式，并与周围环境保持密切联系。环境的变化会影响人体的生命活动，人体的生命活动必须与环境变化相适应。例如，人体在运动、劳动或环境急剧变化等情况下，多种器官和系统都发生了相应的改变，这些改变相互联系、相互影响，各种功能相互协调，以维持正常的生命活动。整体水平的研究，就是以完整机体为研究对象，观察和分析在各种生理条件下不同器官、系统之间相互联系、互相协调的规律。多用慢性实验法或活体解剖实验法进行研究。

生理学研究的最终目的是解决医学中的科学理论问题和促进人类健康事业。近年来，生理学和医学界越来越重视不同水平研究之间的交叉、结合和转化，以便将研究成果尽快应用于医学和促进人类健康方面所遇到的实际问题。

链接

诺贝尔生理学或医学奖

诺贝尔奖是当今科学界的最高荣誉，是以瑞典著名化学家，硝酸甘油炸药发明人阿尔弗雷德·伯纳德·诺贝尔（Alfred Bernhard Nobel，1833–1896 年）的名义和遗产创立的。诺贝尔奖分别奖励在物理、化学、生理学或医学、文学及和平等领域对人类做出重大贡献的世界各国学者，于 1901 年第一次颁发。

诺贝尔生理学或医学奖由瑞典皇家卡罗琳医学院颁发，颁发仪式于每年 12 月 10 日（诺贝尔逝世纪念日）举行。诺贝尔生理学或医学奖奖章图案是拿着一本打开书的医学之神，正在从岩石中收集泉水，为生病的少女解渴。奖章上刻有一句拉丁文：新的发现使生命更美好。2015 年 10 月，我国科学家屠呦呦因发现青蒿素治疗疟疾的新疗法而获得诺贝尔生理学或医学奖。

第 2 节　生命活动的基本特征

从单细胞生物到各种多细胞低等或高等动物，尽管他们的生命活动现象各异，功能千差万别，但都有其基本的生命活动。从人体生理学的角度，分析和研究人类生命活动的基本特征主要包括以下几个方面。

一　新陈代谢

新陈代谢（metabolism）是指机体与外界环境之间不断地进行物质交换和能量交换的过程。它包括同化作用（合成代谢）和异化作用（分解代谢）。同化作用是指机体不断从外界环境中摄取营养物质来合成自身成分，并储存能量的过程；异化作用是指机体不断分解自身成分，释放能量供给生命活动的需要，并把分解产物排出体外的过程。物质的合成和分解，称为物质代谢；伴随物质代谢而产生的能量的释放、转移、储存和利用，称为能量代谢。新陈代谢是一切生物体的最基本特征，机体的一切生命活动如生长、发育、运动、分泌、生殖等都是在新陈代谢的基础上实现的。新陈代谢一旦停止，人体的功能活动立即丧失，生命也就随之终结。

二　兴奋性

兴奋性（excitability）是指机体感受刺激后发生反应的能力或特性。它是在新陈代谢的基础上产生的，也是生命的一个基本特征。

1. 刺激　机体赖以生存的环境无时无刻不在变化。凡是能被机体感受的内外环境变化统称为刺激（stimulus）。刺激的种类很多，按其性质可分为物理性刺激（如机械、压力、电、光、声、温度等）、化学性刺激（如酸、碱、盐及各种化学物质等）、生物性刺激（如细菌、病毒及其毒素等）及社会心理性刺激（如社会变革、情绪波动等）。

环境中的任何一个变化都必须具备足够的刺激强度、足够的刺激作用时间及适宜的强度 - 时间变化率三个基本要素，才能成为机体的有效刺激。

（1）足够的刺激强度：任何刺激都必须达到足够的强度才能引起机体发生反应。在其他条件不变时，这个刚好能引起组织发生反应的最小刺激强度称为阈值（threshold）或阈强度。阈值是衡量兴奋性的指标，与组织兴奋性的高低呈反变关系，即阈值越小，组织的兴奋性越高，对刺激的反应越灵敏；反之，阈值越大，组织兴奋性越低，对刺激的反应越迟钝。即：

$$兴奋性 \propto 1 / 阈值$$

以阈值为标准，把刺激强度等于阈值的刺激称为阈刺激（threshold stimulus）；刺激强度大于阈值的刺激称为阈上刺激；刺激强度小于阈值的刺激称为阈下刺激。不同组织或同一组织在不同的功能状态下，会有不同的阈值。要引起组织兴奋，刺激强度必须大于或等于该组织的阈值，而阈下刺激则不能引起细胞兴奋。

（2）足够的刺激作用时间：作用于细胞的阈刺激或阈上刺激，必须有足够的作用时间，才能引起反应。

（3）适宜的强度 - 时间变化率：强度 - 时间变化率是指单位时间内强度变化的幅度。强度 - 时间变化率必须达到一定幅度，才能成为有效刺激。强度 - 时间变化率过快或过慢都不能成为有效刺激。

链接

“两快一慢”原则

临床上，护士在做肌内注射时，进针要快，出针要快，推药要慢，即要遵循“两快一慢”的原则。进针、出针快，可缩短刺激作用时间；而推药慢，可减小强度 – 时间变化率，从而减轻患者在接受注射时的疼痛感觉。

2. 反应　机体接受刺激后产生的应答活动称为反应（response）。例如，环境温度升高，作用于机体，使得皮肤血管扩张，汗腺分泌增多。气温变化是环境对机体的刺激，而皮肤血管和汗腺活动的变化，则是机体对刺激的反应。可见，刺激与反应之间具有因果关系。机体或组织、细胞接受刺激后所产生的反应是多种多样的，如肌肉表现为收缩，腺体表现为分泌，神经则表现为产生和传导冲动。反应形式可归纳为两种，即兴奋和抑制。

（1）兴奋：机体或组织、细胞接受刺激后引起了功能活动的出现或增强，称为兴奋（excitation）。例如，心肌接受肾上腺素的刺激后，出现心跳加强、加快，即为兴奋。由于大多数组织、细胞接受足够大的刺激时可在细胞膜上产生动作电位，因而兴奋就是指产生了动作电位。

（2）抑制：机体或组织、细胞接受刺激后引起了功能活动的停止或减弱，称为抑制（inhibition）。例如，心肌接受乙酰胆碱的刺激后，出现心率减慢、心肌收缩力减弱，即为抑制。抑制并非是无反应，它仍是一个主动的生理活动过程。

兴奋与抑制相反相成，使机体的应答活动准确、协调而又统一。例如，机体吞咽时，无论呼吸是处于吸气状态还是呼气状态，都将立即停止，以防止食物误入呼吸道。呼吸运动的暂停，就是呼吸器官活动抑制的表现。

机体或组织接受刺激后究竟是产生兴奋还是抑制，主要取决于刺激的质和量及机体或组织当时的功能状态。例如，肾上腺素对心脏的刺激作用是引起兴奋；乙酰胆碱却引起心脏活动抑制。说明不同的刺激引起了同一个器官的不同反应。又例如，同样的美食，对饥饿者可引起消化器官的兴奋（唾液分泌增多、胃肠运动增强）；对饱胀的人或精神状态不佳的人，则不一定能唤起他的食欲。说明机体功能状态不同时，同样的刺激引起的反应有可能不一样。

任何器官、组织和细胞对刺激要发生反应都必须以兴奋性为前提。近代生理学从电生理的角度，将组织或细胞受到刺激后产生动作电位的反应称为兴奋，而将受到刺激产生动作电位的能力或特性称为兴奋性。在人体内，因神经、肌肉和腺体的兴奋性较高，受刺激产生兴奋时，反应迅速而明显，伴有动作电位的产生，因此在生理学中习惯将这些组织称为“可兴奋组织”。

3. 兴奋性的周期性变化

细胞在发生兴奋后，其兴奋性会出现一系列变化，然后才能恢复到正常水平，称为兴奋性的周期性变化。它包括以下几个时期。

（1）绝对不应期：在兴奋后最初的一段时期，无论再受到多大强度的刺激，都不能再引起兴奋，即兴奋性下降到零。这一时期称为绝对不应期（absolute refractory period，ARP）。处于绝对不应期的细胞，阈值无限大，可认为没有兴奋性。

（2）相对不应期：在绝对不应期之后，细胞的兴奋性逐渐恢复，在一定时间内，只有受到较强的阈上刺激后方可产生兴奋，说明这一时期细胞的兴奋性仍然低于正常时的兴奋性，故称此期为相对不应期（relative refractory period，RRP）。

（3）超常期：在相对不应期后，细胞的兴奋性高于正常水平，用低于阈强度的刺激也能引起兴奋，故称此期为超常期（supernormal period，SNP）。

（4）低常期：超常期后，细胞的兴奋性低于正常水平，此时需用较强的阈上刺激，才能引起新的兴奋，故称此期为低常期（subnormal period）。

三　生殖

生殖（reproduction）是指机体生长发育到一定阶段后，能产生与自己相似的新个体，以延续种系的生命过程。虽然生殖功能对于机体生存的维持并非绝对需要，但一切生物个体的生命都是有限的，只有通过生殖过程进行自我繁殖，才能达到延续种系的目的。非生物体不存在生殖现象，因此生殖也是生命的一个基本特征。

四　适应性

适应性（adaptability）是机体得以正常生存的基本条件。任何一个生物体，都只能在适合其生存的条件中生存。例如，鱼类生活于水中，而人类则只能生活于含有空气的自然环境之中。机体赖以生存的内、外环境并不是一成不变的。因此，机体必须与不断变化的生存条件之间保持动态平衡。机体随内、外环境的变化而调整其自身活动水平的功能特征，称为适应性。例如，长期居住在高原地区的居民，其血中的红细胞数量远高于平原地区的居民，血液运输氧的能力得到提高，以适应高原缺氧而生存。一切机体的适应能力都具有一定的限度，当内、外环境中某种因素的变化超出其适应限度，就会造成正常生命活动的紊乱。机体在高温环境下，可通过皮肤血管扩张、汗腺分泌等方式增加散热，以保持体温的相对恒定。当环境温度过高，甚至超过体温时，即可出现中暑的一系列症状，严重者甚至危及生命。

第 3 节　机体与环境

环境是机体赖以生存和生长发育的必要条件，脱离环境的机体或细胞将无法生存。多细胞生物及高等动物的细胞面临着两种环境，即外环境和内环境。

一　机体与外环境

机体的外环境是指机体所生存的自然环境。自然界的许多因素，如气温、气压、湿度、光照等的变化，都可构成对机体的刺激而影响生命活动。对人类而言，外环境除自然环境外，还包括社会环境。

一般情况下，不论外环境如何变化，正常机体能够随环境条件的变化不断调整自身各部分的功能，使机体与环境取得平衡统一，保证生命活动的正常进行。但过于剧烈的环境变化，超过机体的调整能力，将对机体造成不良影响，甚至危及生命。

二　内环境与稳态

（一）体液与内环境

1. 体液及其分布　体液（body fluid）是人体内液体的总称，在成人约占体重的 60%。其中约 40% 分布于细胞内，称为细胞内液（intracellular fluid，ICF）；其余 20% 分布于细胞外，称为细胞外液（extracellular fluid，ECF）。细胞外液中约 15% 分布于细胞间隙内，称为组织间液（interstitial fluid，ISF）或组织液（tissun fluid）；其余 5% 则在心血管系统中不断地循环流动，即为血浆（plasma）。此外，还有少量的淋巴液和脑脊液等。由于细胞膜、毛细血管壁、毛细淋巴管壁都有选择通透性，所以，各部分体液既彼此分开，又相互沟通。细胞内液与组织液通过细胞膜进行物质交换；血浆与组织液则通过毛细血管壁进行水分和物质交换。在各种体液中，血浆是最活跃的部分，成为各部分体液与外界进行物质交换的媒介。

2. 内环境　人体内的绝大多数细胞并不直接与外界环境发生接触，而是浸浴在细胞外液之中，因此细胞外液是细胞直接接触和赖以生存的环境，称为机体的内环境（internal environment），包括血浆、组织液、脑脊液、淋巴液等。

链接

生物起源于海洋 生命离不开水

人体体重的 2/3 是水。如果说人体是一个庞大的国家，那么这个国家的 2/3 是海洋，1/3 才是陆地。这种比例关系与地球表面的水陆关系颇为近似。生命本来就起源于海洋，最原始的单细胞生物整个身体完全浸浴在海水中，直接与海水进行物质交换，才得以生存发展。人类的胎儿虽然已是复杂的多细胞结构，但在生长发育中，仍重复着原始生命的历程，整个身体完全浸浴在子宫的羊水中，才得以日益壮大。实际上，正常人的每一个细胞都必须浸浴在体液中，才能进行正常的新陈代谢。据分析，人类体液的成分与原始海洋中的海水成分颇为近似。生物起源于海洋，生命离不开水！

（二）内环境的稳态

无论是外环境还是内环境，都应当具备一定的条件，才能满足机体或细胞代谢的需要。例如，机体生存要求外环境一定要具备相宜的气候、合适的光照、充足的水源、丰富的物质等。而体内细胞对内环境的要求则更加苛刻，它要求内环境的各种理化性质（如温度、渗透压、pH、各种离子浓度等）和各种化学成分（如水、无机盐、有机物及气体成分等）必须保持相对稳定。这种内环境种种条件保持质和量的相对恒定的状态，称为内环境稳态，简称稳态（homeostasis）。

内环境的稳态是一种动态平衡，内环境中的理化性质和各种化学成分在正常生理状态下都保持在一定水平，其变动范围很小。

由于细胞在新陈代谢活动中，不断地与细胞外液发生物质交换，因此就会扰乱或破坏内环境的稳态；另外，外界环境因素的改变也可影响内环境的稳态。体内各个器官、组织往往都是从某个方面参与维持内环境稳态的。例如，肺的呼吸活动可从外界环境摄取细胞代谢所需要的 O_2，排出代谢所产生的 CO_2，维持细胞外液中 O_2 和 CO_2 分压的稳态；胃肠道的消化、吸收可补充细胞代谢所消耗的各种营养物质；肾通过排泄功能可将多种代谢产物排出体外；血液循环则能保证体内各种营养物质和代谢产物的运输。身体各个器官系统正常功能活动的协调统一，使内环境的各种理化性质维持相对稳定。内环境稳态的维持是各种细胞、器官正常生理活动的结果，而内环境稳态又是体内细胞、器官维持正常生理活动和功能的必要条件。

内环境的各种理化性质的变动如果超出一定的范围，即内环境稳态遭受破坏，将影响细胞生命活动的正常进行。例如，高热、酸中毒、缺氧、离子浓度的改变等都将导致细胞功能的严重紊乱，引起疾病。在各种病理情况下，内环境的理化性质偏离正常，而机体一些细胞和器官的活动可发生代偿性的改变，使改变了的内环境理化性质重新恢复正常。如果器官、细胞的活动改变不能使内环境的理化性质恢复正常，甚至更加偏离正常水平，则细胞和整个机体的功能就会发生严重障碍，甚至死亡。在临床上，若患者的某些血液检查指标在较长时间内明显偏离正常值，即表明其稳态已遭受破坏，提示可能已患某些疾病。

链接

关于稳态

内环境稳定这一概念是 19 世纪法国生理学家贝尔纳首先提出的。他写道：“所有生命机制尽管多种多样，但只有一个目标，就是保持内环境中生活条件的稳定”。1926 年，美国生理学家坎农把它正式命名为“内环境稳态”或“自稳态”，并根据他自己的实验结果进一步加以肯定。

在现代生物学和医学中，稳态概念不仅指血液、组织液等内环境的稳定状态，还包括了使有机体大多数稳定状态得以保持的那些协调的生理过程。稳态并不意味着没有变化，稳态的根本特性在于一些因素的相互作用，使在特定的时间内保持特定的状态。其实，稳态不仅是生理学中的概念，在控制论、细胞生物学、遗传学、生态学、临床医学等学科中也是广泛应用的重要概念。

第 4 节　机体功能的调节

机体活动的完整统一是通过调节功能而实现的。这犹如一个交响乐团在演奏一首复杂而动听的乐章那样，在乐队指挥的统一指挥下，各种乐器有动有静、或长或短、或高或低，在整体上协调统一、浑然一体，使整个音乐达到优美和谐的境界。正是依靠这种协调统一，人体对外环境的适应和内环境的稳态才得以维持。

一 机体功能的调节方式

机体生理功能的调节主要包括神经调节、体液调节和自身调节三种方式。

（一）神经调节

神经调节（nervous regulation）是指通过神经系统的活动，对机体各部位的生理功能发挥调节作用，是机体最主要的调节方式。机体的许多生理功能都是由神经系统的活动来进行调节的。神经调节的基本方式是反射。

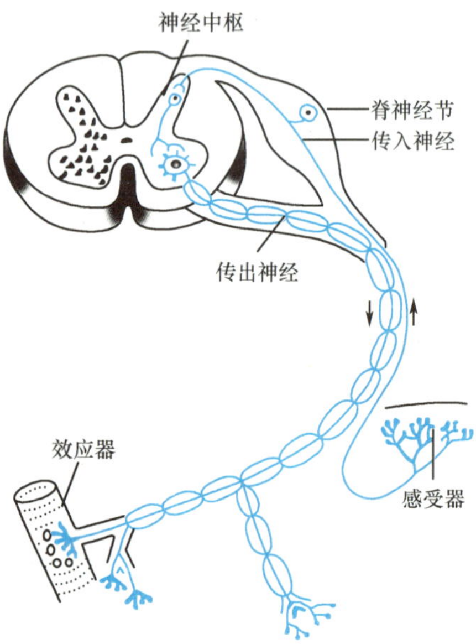

图 1-1 反射弧结构示意图

1. 反射及反射弧 反射（reflex）是指在中枢神经系统的参与下，机体对刺激所产生的规律性反应，如角膜反射、膝跳反射等。

反射活动的结构基础是反射弧（reflex arc）。反射弧由感受器、传入神经、神经中枢、传出神经和效应器五个基本部分组成（图 1-1）。反射活动的完成有赖于反射弧结构和功能的完整，如果反射弧的任何一个部分遭受破坏，反射活动将不能完成。

2. 反射的种类 按其形成条件和反射弧的特点，可将反射分为非条件反射和条件反射两类。

（1）非条件反射：生来就有的反射称为非条件反射（unconditioned reflex）。非条件反射的反射弧固定，反射数量有限，反射中枢位于中枢神经系统的较低级部位，因而是较初级的神经活动，是人和动物维持生命的本能活动，如吸吮反射、逃避反射、眨眼反射、减压反射等。

（2）条件反射：通过后天学习产生的反射称为条件反射（conditioned reflex）。条件反射是在非条件反射的基础上，人和高等动物在生活过程中，在一定条件下通过后天学习，结合个体经历而建立起来的，其反射中枢位于大脑皮质，是一种较高级的神经调节方式。机体通过建立条件反射，使其活动更具有灵活性和预见性，也大大提高了人和高等动物适应环境变化的能力，如“望梅止渴”“谈虎色变”就是典型的条件反射。俄国生理学家巴甫洛夫在这一领域研究中做出了杰出贡献。

神经调节的特点是反应迅速、准确、作用时间短暂及作用范围局限。

（二）体液调节

体液调节（humoral regulation）是指体液中的化学物质通过体液途径对人体生理功能所进行的调节，对调节机体的新陈代谢、生长、发育、生殖等生理过程具有重要意义。体液调节有以下几种方式：

1. 全身性体液调节 内分泌腺或内分泌细胞所分泌的激素（hormone）通过血液循环运送至全身各处，调节其靶细胞、靶器官的功能，这种方式称为远距分泌（telecrine）。例如，甲状腺激素分泌后，经血液运至全身组织器官，对体内几乎所有细胞都发挥调节作用；一些神经元将其合成的某些化学物质释放入血，经血液运至全身各处，作用于靶细胞，这些化学物质称为神经激素（neuro hormone），如由下丘脑视上核和室旁核神经元合成的血管升压素，沿轴突运至神经垂体储存，然后再释放入血，作用于血管平滑肌和肾小管上皮细胞。神经激素分泌的方式称为神经分泌（neurocrine）。全身性体液调节是体液调节的主要方式。

2. 局部性体液调节　局部代谢产物，如 CO_2、乳酸、腺苷等，借助细胞外液扩散至邻近组织，调节其功能活动。这种方式称为旁分泌（paracrine）。例如，生长抑素在胰岛内抑制 A 细胞分泌胰高血糖素就是以旁分泌方式进行的。一般组织细胞在新陈代谢中产生的酸性代谢产物，可引起局部血管舒张就属于局部性体液调节，它是体液调节的辅助方式。

体液调节的特点是作用缓慢、广泛及持续时间长。

3. 神经 - 体液调节　体内多数内分泌腺或内分泌细胞受神经系统支配，因此神经调节和体液调节是不能截然分开的。体液调节实际上是神经调节的一个环节，是反射弧传出通路上的一个延伸。这种以神经调节为主，又有体液调节参与的复合调节方式，称为神经 - 体液调节（neurohumoral regulation）（图 1-2）。例如，交感神经兴奋时，可引起肾上腺髓质释放肾上腺素和去甲肾上腺素，从而使神经和体液因素共同参与机体功能的调节。

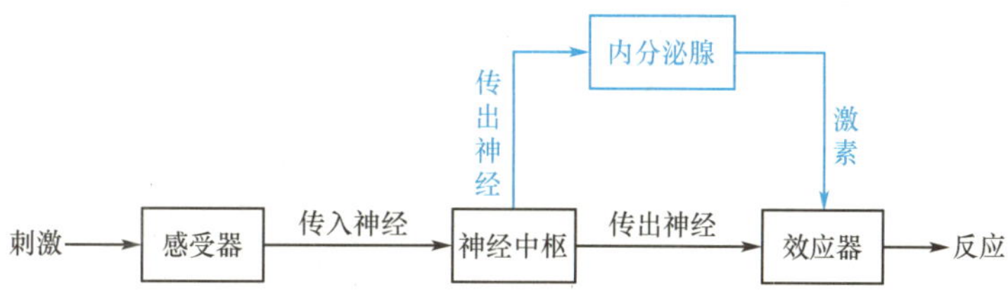

图 1-2　神经 - 体液调节示意图

（三）自身调节

自身调节（autoregulation）是指内、外环境改变时，器官、组织、细胞不依赖于神经或体液调节，自身对刺激产生的一种适应性反应。例如，血管平滑肌在受到牵拉刺激时，会发生收缩反应。这种自身调节对于维持局部组织血流量的稳定起一定作用。肾小动脉有明显的自身调节能力，因此当动脉血压在 80 ～ 160mmHg 范围内变动时，肾血管通过自身的舒缩来改变血流阻力，使肾血流量保持相对稳定。

自身调节的特点是调节幅度小、灵敏度低及影响范围较局限，但在维持某些器官和组织的功能稳定中具有一定的意义。

二　机体活动调节的反馈系统

运用控制论理论来研究、分析人体功能的调节，发现人体内从分子、细胞到系统、整体功能的调节都存在着各种各样的“控制系统”。因此，可以借用工程技术领域中的控制论理论，解释和分析人体功能调节的控制调节问题。控制系统由控制部分和受控部分组成。通常将神经中枢或内分泌腺看作是控制部分，而将效应器或靶细胞看作是受控部分。按照它们的作用方式和作用机制可将控制系统分为以下几种不同情况。

（一）自动控制系统

自动控制系统又称为反馈控制系统，指控制部分与受控部分是双向的信息联系，即控制

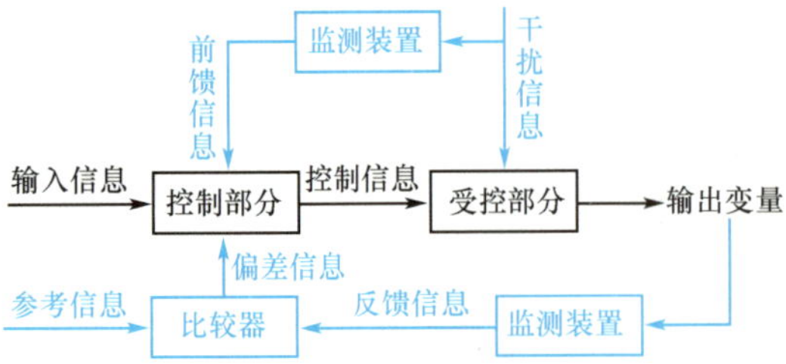

图 1-3　反馈控制示意图

部分发出信息控制受控部分的活动，受控部分也不断有信息返回控制部分，纠正和调整控制部分的活动（图 1-3）。由受控部分发出的信息反过来调节控制部分的活动，称为反馈（feedback）。

由于反馈的存在，使机体活动的调节更为精确。反馈又分负反馈和正反馈两种类型。

1. 负反馈（negative feedback）　是指受控部分发出的反馈信息使控制部分活动减弱的反馈，其意义在于使机体的生理功能维持在一定水平并保持相对稳定。例如，动脉血压突然升高时，可通过反射抑制心血管系统的活动，使心脏活动减弱，血管扩张，动脉血压降低到正常水平；反之，当动脉血压突然降低时，可通过反射增强心血管系统的活动，使血压回升，从而维持动脉血压的相对稳定。在神经调节、体液调节和自身调节过程中，都可以通过负反馈实现自动控制，如体温的调节和血糖水平的维持等都属于负反馈调节。负反馈是维持机体与外环境协调，维持机体内环境稳态的重要控制机制，在机体功能调节中最为常见。

2. 正反馈（positive feedback）　是指受控部分发出的反馈信息使控制部分活动加强的反馈，其意义是促使某种生理功能一旦发动起来就迅速加强加快直至全部完成，是不可逆的过程。例如，排尿过程中，尿液通过尿道时，尿道感受器的刺激信息返回排尿中枢，后者发出信息使膀胱平滑肌进一步收缩，直至将尿液全部排出体外。在人体功能调节过程中，除上述排尿反射的例子外，常见的还有排便、血液凝固和分娩等过程。

（二）非自动控制系统

非自动控制系统是指控制部分发出的信息影响受控部分的活动，而受控部分并不能返回信息去影响控制部分的活动，这种控制方式是单向的，不起自动控制的作用。该控制系统在正常人体生理功能的调节中是极少见的。在体内，应激状态可近似地看作非自动控制系统。

（三）前馈控制系统

前馈（feed forward）控制系统是指在控制部分向受控部分发出指令的同时，又通过另一快捷的通路向受控部分发出指令，使受控部分的活动更加准确和适度。与反馈相比较，前馈更为迅速。体内前馈控制的例子很多。条件反射就是一种前馈控制。例如，动物看见食物就能引起唾液分泌，比食物进入口中再引起唾液分泌发生得更早；运动员到达运动场地，在比赛开始之前，循环和呼吸活动就已经发生了改变。这些既属于条件反射，也属于前馈控制。前馈控制使机体的反应更具有预见性和超前性。

目标检测

A_1 型题

1. 生理学的研究内容不包括（　　）

A. 细胞和分子水平　B. 器官和系统水平
C. 个体整体水平　D. 生态系统水平
E. 组织细胞水平

2. 生命活动最基本的特征是（　　）

A. 同化作用和异化作用
B. 能量的储存和释放
C. 内环境稳态
D. 有心跳和呼吸功能

E. 体温为 37℃

3. 兴奋性是机体或组织对刺激（　　）
A. 发生兴奋的特性　B. 发生反应的特性
C. 产生适应的特性　D. 引起反射的特性
E. 引起反馈的特性

4. 组织兴奋性降低，组织的（　　）
A. 刺激阈减小　B. 静息电位减小
C. 动作电位减小　D. 阈值增加
E. 反应性增加

5. 刺激是指机体或细胞所能感受的何种变化（　　）
A. 体液　B. 血液　C. 内环境
D. 外环境　E. 内环境或外环境

6. 若刺激作用时间不变，引起组织细胞发生兴奋的最小刺激强度称（　　）
A. 阈刺激　B. 阈强度　C. 阈电位
D. 阈下刺激　E. 阈上刺激

7. 神经、肌肉、腺体受阈刺激产生反应的共同表现是（　　）
A. 收缩　B. 分泌　C. 局部电位
D. 阈电位　E. 动作电位

8. 最能反映内环境状况的体液部分是(　　)
A. 组织液　B. 血浆　C. 淋巴液
D. 脑脊液　E. 细胞内液

9. 下列不属于内环境的体液是（　　）
A. 血浆　B. 组织液　C. 淋巴液
D. 细胞外液　E. 细胞内液

10. 内环境稳态是指其中的（　　）
A. 化学组成恒定不变
B. 化学组成相对稳定
C. 理化性质恒定不变
D. 理化性质相对稳定
E. 理化性质绝对稳定

11. 下列有关反射的论述，正确的是（　　）
A. 反射弧是固定的，同一刺激引起的反射效应相同
B. 刺激传出神经所产生的反应也是反射
C. 反射的传出途径可以通过体液环节
D. 反射不一定需要中枢神经系统参与
E. 以上都对

12. 体液调节的特点之一是（　　）
A. 广泛　B. 准确　C. 短暂
D. 局限　E. 迅速

13. 寒冷引起甲状腺激素分泌增多，机体新陈代谢增高，是属于（　　）
A. 神经调节　B. 体液调节
C. 自身调节　D. 神经 - 体液调节
E. 正反馈调节

14. 血压在一定范围内发生变动，脑血流量仍然能保持相对稳定，这属于（　　）
A. 神经调节　B. 体液调节
C. 自身调节　D. 正反馈
E. 负反馈

15. 下列属于负反馈活动的是（　　）
A. 血液凝固　B. 排尿反射
C. 排便反射　D. 分娩过程
E. 血糖水平的维持

（黄莉军）

第 2 章　细胞的基本功能

细胞是构成机体最基本的结构和功能单位，机体的各种生理功能和生化反应等生命活动都是在细胞及其产物的基础上进行的。因此，需了解细胞的基本功能，以阐明整个机体和各系统、器官的功能活动及发生机制。人体内有 200 余种细胞，每种细胞都分布在特定的部位，执行特定的功能，但它们具有共同的基本功能。本章将分别阐述细胞膜的跨膜物质转运功能、细胞的信号转导功能、细胞的生物电现象、肌细胞的收缩功能。

第 1 节　细胞膜的物质转运功能

细胞是构成人体和其他生物体的基本结构和功能单位，尽管形态结构和功能各异，但都是由细胞膜、细胞质和细胞核三部分组成。细胞膜（cell membrane）是细胞表面的一层薄膜，又称质膜（plasma membrane），主要由脂质、蛋白质和糖类等组成。一般以脂质和蛋白质为主，糖类只占少量，但各种细胞膜中这些物质的比例和组成有所不同。这些物质分子是怎样组成膜结构的呢？ 1972 年 Singer 和 Nicholson 提出了液态镶嵌模型（fluid mosaic model）学说（图 2-1），其基本内容为：细胞膜是以液态的脂质双分子层为基本骨架，其中镶嵌着具有不同分子结构、不同功能的球形蛋白质。脂质分子都是长杆形，它们的一端是亲水性极性基团，另一端是疏水性非极性基团。由于水分子对疏水性基团的排斥作用，形成脂质分子的亲水性基团朝向膜两侧的水溶液，而疏水性基团朝向膜内部。膜的蛋白质分子，有的嵌入脂质双分子层之间称为镶嵌蛋白，有的附着在脂质双分子层的外表面称为表面蛋白。膜蛋白质可以作为载体、通道、受体及酶（泵）等。

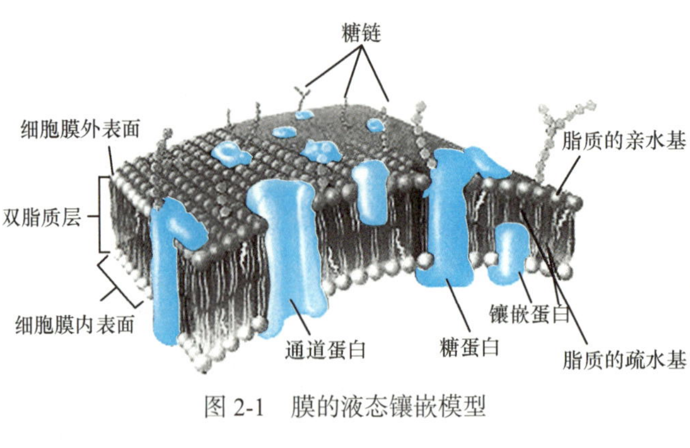

图 2-1　膜的液态镶嵌模型

细胞膜所含的糖类较少，主要是一些寡糖和多糖，它们都以共价键的形式和膜内的脂质或蛋白质结合并伸出于细胞膜的外表面，形成糖脂和糖蛋白。这些糖类具有识别功能，还可以作为某种特异性抗原。例如，在红细胞膜上是 A 凝集原，还是 B 凝集原，其差别仅在于膜糖脂的糖链中一个糖基的不同。

新陈代谢是生命活动的基本特征。然而，在细胞新陈代谢过程中要不断地有各种营养物质进出细胞。其中大多数小分子和离子物质是水溶性的，水溶性物质不能直接通过细胞膜，它们必须借助细胞膜结构中的特殊膜蛋白的帮助。大分子和团块物质通过细胞膜是通过细胞膜本身复杂的变形运动来完成的。细胞膜转运的物质不同，转运的方式也各异，下面介绍几种常见的转运方式。

一 单纯扩散

单纯扩散（simple diffusion）是指脂溶性小分子物质由高浓度一侧向低浓度一侧跨膜转运的方式。这种转运方式最简单，既不消耗细胞代谢能，又不依靠细胞膜中蛋白质的帮助，是一种单纯的物理扩散现象。由于脂溶性小分子物质能迅速溶解于脂质双分子层中（通透性大），因此只要膜两侧存在此类物质的浓度差（也称浓度梯度），即可实现跨膜转运。通常脂溶性高或非极性程度高的物质容易穿越脂质双分子层，如 O_2、CO_2、NO 和乙醇等。它们的分子量小，既能溶于水，也能溶于脂质，可以不需外力帮助，靠各自的浓度差通过细胞膜。

二 易化扩散

易化扩散（facilitated diffusion）是指非脂溶性或脂溶性很低的小分子物质或离子借助特殊膜蛋白质的帮助，由高浓度一侧向低浓度一侧跨膜转运的方式。虽然也是顺浓度梯度转运，不消耗细胞代谢能，但又不同于单纯扩散。因为此类物质不溶或难溶于脂质双分子层中，细胞膜便成了不可逾越的屏障，是在特殊膜蛋白质的帮助下才使这种难以实现的转运容易了，故称为易化扩散。例如，细胞外液中的高浓度葡萄糖可以顺利进入红细胞；K^+、Na^+、Ca^{2+} 等离子在某种条件下可快速顺浓度差通过细胞膜，这些都属于易化扩散。根据膜上帮助转运的蛋白质所起的作用不同，易化扩散可分为两种类型：一种是以“载体”（carrier）为中介的载体易化扩散（carrier facilitated diffusion）；另一种是以“通道”（channel）为中介的通道易化扩散（channel facilitated diffusion）。

1. 载体易化扩散　细胞膜上一类帮助小分子物质转运的跨膜蛋白质称为载体蛋白质（carrier protein），简称载体。载体在物质浓度高的一侧与被转运物质结合，引起载体蛋白质的构象变化，把物质转运到浓度低的另一侧后，物质与载体分离而被释放，载体又恢复到原来的构象，并可反复循环使用。这种转运过程是利用被转运物质的浓度差为动力，不需消耗代谢能。例如，葡萄糖、氨基酸等小分子物质就是靠此方式转运的（图 2-2）。

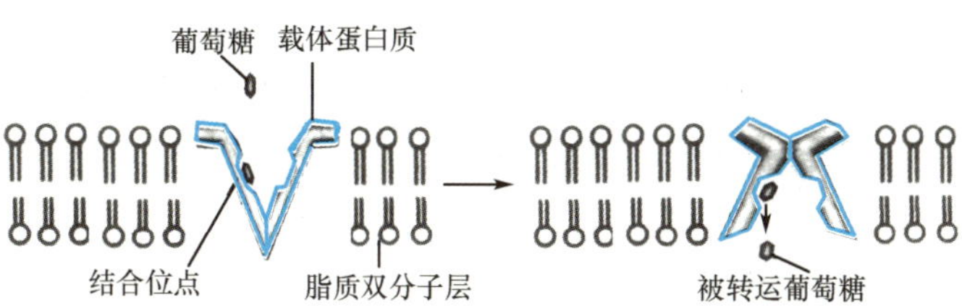

图 2-2　载体转运示意图

载体易化扩散具有以下特点：①特异性高，每一种载体只能转运具有某种特定结构的物质；②有饱和现象，在一定浓度差范围内，单位时间内载体转运某一物质的量与膜两侧的浓度差成正变关系，但当浓度差超过某一限度时，载体转运该物质的量就不再增加，即出现饱和现象，这是由于载体的量或载体能与该物质结合的位点数目是固定的；③竞争性抑制，如果某一载体对 A 和 B 两种结构相似的物质都有转运能力，若在环境中加入 B 物质将会减弱载体对 A 物质的转运数量，这是因为 B 物质占据了载体一定数量的结合位点。

2. 通道易化扩散　细胞膜上一类帮助离子转运的跨膜蛋白质称为通道蛋白质（channel protein），简称通道。通道蛋白质就像贯通细胞膜并带有闸门装置的一条管道，开放时物质经通道由高浓度一侧向低浓度一侧扩散；关闭时，即使膜两侧存在某种物质的浓度差，该物质也不能跨膜转运（图 2-3）。通道具有一定的特异性，可分为钠通道、钾通道、钙通道等，但这种特异性不是绝对的，如钾通道除主要对 K^+ 通透外，还允许少量的 Na^+ 通过，钙通道也允许少量的 Na^+ 通过。根据引起闸门开闭的动因不同，通道可分两种：一种是由细胞膜内外的电位差变化引起开闭的通道，称为电压门控离子通道（voltage-gatedion channel），如钠通道、钾通道、钙通道等，主要分布在神经纤维和肌细胞膜中，是可兴奋细胞具有兴奋性，表现生物电现象，产生功能活动的基础。另一种是由某种化学物质引起的通道开闭，称为化学门控通道（chemically-gated channel），如细胞膜上的特异性受体未与递质或激素等化学物质结合时，通道处于关闭状态，但在与之结合时，通道便进入开放状态。这种通道主要分布在神经细胞的突触后膜和肌细胞终板膜上。

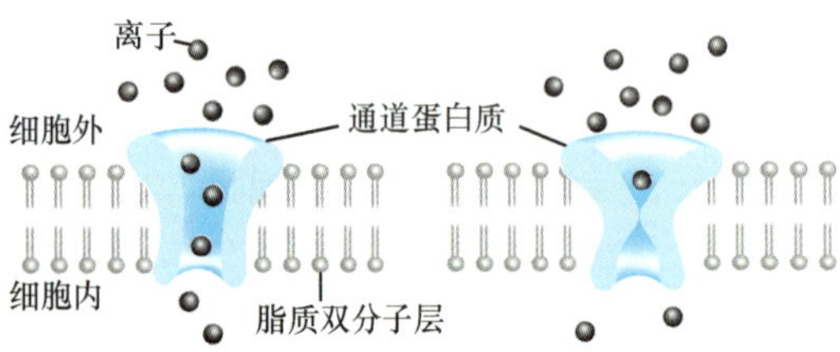

图 2-3　通道转运示意图

三　主动转运

在生理条件下，所有动物和人体细胞，其细胞内外的离子分布是不相等的，如人的神经细胞和骨骼肌细胞，细胞内的 K^+ 浓度约为细胞外 K^+ 浓度的 28 倍，细胞内的 Na^+ 浓度比细胞外的 Na^+ 浓度低 13 倍，但 K^+ 仍可由细胞外进入细胞内，Na^+ 也可由细胞内转运到细胞外。研究表明，这种细胞通过本身的耗能过程，将小分子物质或离子由低浓度一侧向高浓度一侧的跨膜转运过程，称为主动转运。通过细胞膜主动转运的物质有许多，其中研究最充分，而且对细胞的生命活动来说可能是最重要的，是 Na^+ 和 K^+ 的主动转运。Na^+ 与 K^+ 在细胞膜内外的不均匀分布，是依靠细胞膜上普遍存在的钠 - 钾泵（简称“钠泵”）的活动所形成和维持的。

钠泵是镶嵌在细胞膜中，对 Na^+ 和 K^+ 进行跨膜转运的特殊蛋白质，它具有 ATP 酶的活性，可以分解 ATP，使之释放能量，为主动转运提供能量，所以钠泵也被称为 Na^+-K^+ 依赖式 ATP 酶。钠泵的活性被细胞内 Na^+ 浓度或细胞外 K^+ 浓度的增高所激活，它将 Na^+ 的泵出与 K^+ 的泵入耦联在一起。在生理情况下，每分解一个 ATP 分子可以将 3 个 Na^+ 泵出膜外，2 个 K^+ 泵入膜内（图 2-4）。

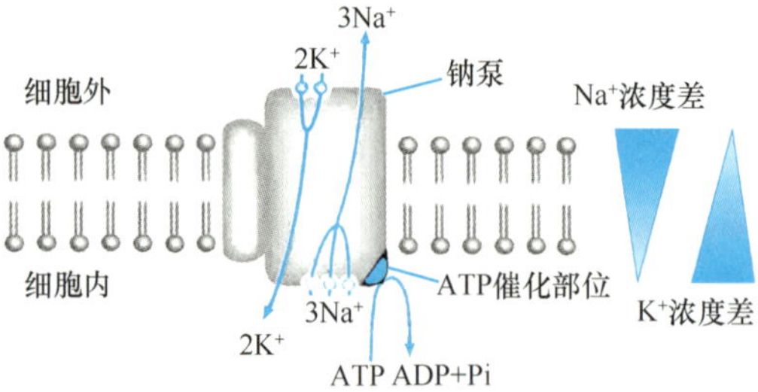

图 2-4　钠泵主动转运示意图

细胞代谢所获得的能量有 20% ～ 30% 用

于钠泵的转运。其意义在于：①使膜内外的 Na^+、K^+ 保持一定的浓度差，建立一种势能贮备，是神经、肌肉等可兴奋细胞产生电活动，维持细胞兴奋性的基础；②钠泵活动形成的 Na^+ 势能贮备也为小肠和肾小管等部位的葡萄糖和氨基酸实现主动转运提供了能量。因为 Na^+ 顺浓度差进入膜内时，所释放的势能可驱动葡萄糖、氨基酸的逆浓度差转运（图 2-5）。由于这种主动转运所需的能量是间接来自钠泵活动时 ATP 的分解，故称为继发性主动转运（secondary active transport）。

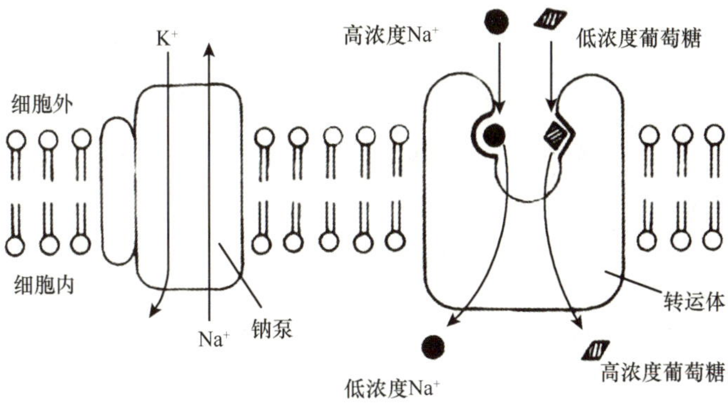

图 2-5　继发性主动转运示意图

主动转运除钠泵外，目前了解较多的还有钙泵、质子泵等。这些泵蛋白在分子结构上和钠泵类似，都以直接分解 ATP 为能量来源，将有关离子进行逆浓度差转运。钙泵主要分布在骨骼肌细胞和心肌细胞的肌浆网上，激活时可将胞质中的 Ca^{2+} 迅速聚集到肌浆网内部，使胞质中的 Ca^{2+} 浓度短时间下降到原来的 1/100，这是诱发肌肉舒张的关键因子。质子泵主要分布在胃黏膜壁细胞表面，与胃酸的分泌有关。

四　出胞和入胞

（一）入胞

入胞（endocytosis）是通过细胞膜的变形运动将细胞外大分子物质或颗粒物质转运到细胞内的过程。根据入胞物质的状态、大小及特异性程度等，分为吞噬（phagocytosis）、胞饮（pinocysis）和受体介导式入胞（receptor mediated endocytosis）三种方式（图 2-6）。

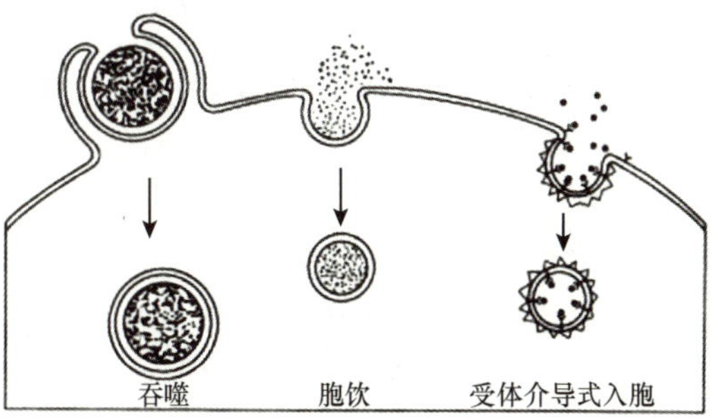

图 2-6　入胞作用的三种方式

1. 吞噬　细胞摄入直径大于 1μm 的颗粒物质的过程称为吞噬。被吞噬的颗粒物质首先吸附在细胞表面，一般认为不具明显的专一性。随之，吸附区域的细胞膜向内凹陷形成囊泡，并从细胞膜上分离下来形成吞噬体。吞噬体在细胞内与溶酶体融合，物质被其中的酶分解。吞噬在人体的防御系统中起着重要作用，如单核 - 吞噬细胞系统中的巨噬细胞、单核细胞和中性粒细胞等，它们广泛地分布在组织和血液中，共同防御微生物的侵入，清除衰老和死亡的细胞。

2. 胞饮　细胞吞入大分子液态物质的过程称为胞饮。胞饮过程与吞噬过程基本相同，但具有一定的特异性。形成的胞饮体在细胞内也与溶酶体融合，其中的液态物质被酶消化。该作用主要存在于小肠上皮细胞、黏液细胞、毛细血管内皮细胞等。

3. 受体介导式入胞　受体介导式入胞是指一些特殊物质通过与细胞膜表面的受体结合介导入胞的过程。例如，胰岛素及一些多肽类激素、低密度脂蛋白颗粒等大分子先与细胞膜上的特异性受体（镶嵌在细胞膜上的蛋白质分子）相识别并结合，继而此部分细胞膜凹陷形成有被小窝，并与细胞膜脱离成为有被小泡。其较液态物质的吞饮速度快，可使细胞大量摄入特定分子而不需要带进过多的胞外液体。

（二）出胞

出胞（exocytosis）是一种与入胞相反的过程，出胞是细胞分泌的一种机制，主要见于内分泌腺细胞分泌激素、消化腺细胞分泌消化酶、神经末梢释放递质等。上述大分子物质大多在细胞内的粗面内质网合成，在高尔基复合体转运过程中，被一层膜性物质包被形成囊泡，储存在胞质中。当分泌活动开始时，囊泡向细胞膜移动，与细胞膜接触、融合、破裂，将囊泡内的物质一次性全部排出细胞。

入胞与出胞都伴随着膜的变形运动，都需要消耗能量（来自 ATP 的分解）。有实验证明，如果细胞氧化磷酸化被抑制，肺巨噬细胞的吞噬作用就会被阻止；在分泌细胞中，如果 ATP 合成受阻，则出胞不能进行，分泌物无法排到细胞外。

第 2 节　细胞的生物电现象

一切有生命的细胞或组织无论是在安静状态还是活动过程中，都伴有电现象，称为生物电现象（bioelectrical events）。临床医学所使用的心电图、脑电图、肌电图等检查，就是运用生物电现象作为对正常人进行健康评估和对患者进行疾病进程估量和诊断的重要手段。就目前所知，人体和各器官所表现的电现象，是以细胞水平的生物电现象为基础的。细胞水平的生物电现象主要有两种表现形式：一种是安静时具有的静息电位（resting potential，RP），另一种是受刺激时所产生的动作电位（action potential，AP）。

一　静息电位及其产生机制

（一）静息电位的概念

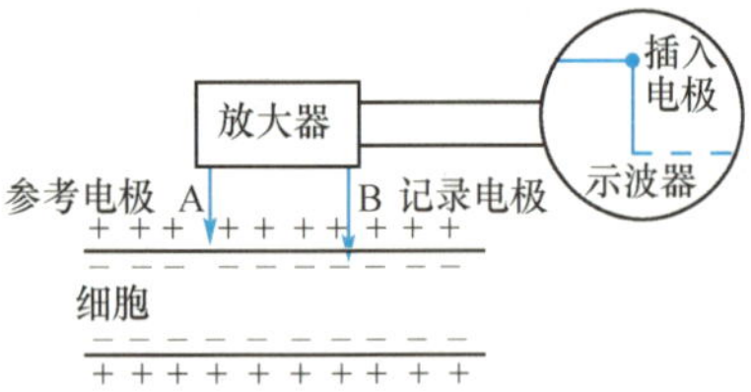

图 2-7　测定静息电位的示意图

静息电位是指细胞处于安静状态时存在于细胞膜两侧的电位差。测量细胞静息电位的方法如图 2-7 所示，将示波器的两个电极（A 和 B）置于安静状态下的神经细胞外表面或均插入细胞膜内时，示波器屏幕上的光点在等电位作横向扫描，说明细胞膜外表面的任意两点之间和内表面的任意两点之间没有电流移动，不存在电位差。但如果把 A 电极置于细胞膜外表面，另一个微电极 B 刺入细胞膜内，就在微电极 B 刺入细胞膜内的瞬间，屏幕上的光点迅速从等电位下降到一定水平并继续作横向扫描，这说明细胞膜内外两侧存在着电位差。由于这一电位差是存在于安静细胞的膜两侧，故称为静息电位。电位差表明细胞外电位高于细胞内电位，若规定细胞外电位为零，则细胞内为负电位。一般以细胞内的电位值表示静息电位。

只要细胞未受到外来刺激，并保持正常的新陈代谢，大多数细胞的静息电位都稳定在某一相对恒定的水平，如哺乳动物的神经细胞和肌细胞的静息电位为 -90 ～ -70mV；人的红细胞的静息电位为 -10 ～ -6mV 等。这种静息时，细胞所保持的稳定的内负外正状态，称为极化（polarization）；以静息电位为基准，膜内外电位差增大（膜内电位负值增大），称为超极化（hyperpolarization）；膜内外电位差减小（膜内电位负值减小），称为去极化（depolarization）；细胞发生去极化后，再恢复到极化状态，称为复极化（repolarization）。极化与静息电位都是细胞处于安静状态的标志。

（二）静息电位产生的机制

为什么细胞在安静状态下膜内外会存在一定的电位差？为什么膜电位又会处于稳定的内负外正状态呢？离子流学说认为，生物电的产生要有两个前提条件：一是细胞膜内外的离子分布不均匀；二是细胞膜对各种离子的通透性不同。表 2-1 为哺乳动物神经细胞在静息状态下，细胞膜内外的主要离子分布及扩散趋势。

表 2-1　哺乳动物静息状态下神经细胞膜内外的主要离子分布及扩散趋势

主要离子	离子浓度（mmol/L）		细胞膜内外浓度比	扩散趋势	膜对离子的通透性
	膜内	膜外			
K^+	140	5	28 ∶ 1	外流	大
Na^+	10	130	1 ∶ 13	内流	很小
Cl^-	4	120	1 ∶ 30	内流	很小
A^-	多	少		外流	无

当细胞处于安静状态时，由于细胞膜内外存在着明显的 K^+ 浓度差，且膜对 K^+ 有较大的通透性，使带正电荷的 K^+ 在浓度差驱动下顺着钾通道，以易化扩散的形式向膜外流动，同时膜内的 A^-（带负电荷的大分子有机物）在正电荷的吸引下也有随 K^+ 外流的趋势，但膜对 A^- 没有通透性，A^- 被阻隔在膜内侧面。随着 K^+ 的不断外流，膜外正电荷逐渐增加，使膜外电位上升；膜内因 A^- 外流受阻，电位下降，这样，在膜两侧便出现了内负外正的电荷分布状态，导致电位差的形成。此电位差随着 K^+ 外流逐渐加大，其形成的电场力便会阻止 K^+ 继续外流。最后，当促使 K^+ 外流的扩散力和阻止 K^+ 外流的电场力达到平衡时，K^+ 的净外流停止，膜两侧的电位差稳定在某一数值，此电位差为 K^+ 平衡电位。安静时细胞膜对 Na^+ 的通透性约为 K^+ 的 1/100 ～ 1/50，另外，细胞膜对 Cl^- 也有一定的通透性。但由于 K^+ 外流造成的膜内负电位阻碍和抵消了膜外 Cl^- 的内流趋势，所以静息电位主要是 K^+ 外流所形成的平衡电位。

生理条件下，细胞内的 K^+ 浓度变动很小，因此，影响静息电位高低的主要因素是细胞外的 K^+ 浓度。当细胞外 K^+ 浓度增高时，使细胞内外 K^+ 浓度差减小，减弱了 K^+ 外流的扩散力，静息电位降低（即膜内外的电位差变小）；反之，静息电位升高（即膜内外的电位差变大）。此外，钠泵对维持细胞内外 Na^+、K^+ 浓度差，对保持稳定的静息电位也有重要的作用。当细胞缺血、缺 O_2 或 H^+ 增多（酸中毒）时，可导致细胞代谢障碍，影响细胞向钠泵提供能量。如果钠泵功能受到抑制或停止活动，K^+ 不能顺利泵回细胞内，将使细胞内外 K^+ 的浓度差减少，结果导致静息电位逐渐减小甚至消失。

二 动作电位及其产生机制

（一）动作电位的概念

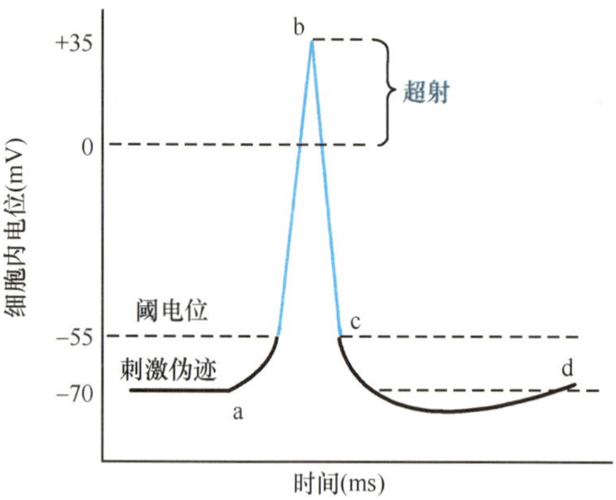

图 2-8 神经纤维动作电位示意图

动作电位是可兴奋细胞受刺激时，在静息电位的基础上发生的一次迅速的可扩布性电位变化。图 2-8 是神经纤维接受一个有效刺激后记录的动作电位示意图。从图中可以看到：安静时静息电位为 -70mV，刺激后立即有一个刺激伪迹，经过短暂的潜伏期后出现一个明显的电位变化，即动作电位（action potential，AP）。它包括以下两种电位。①锋电位（spike potential）：是构成动作电位主要部分的脉冲样变化，历时 0.5 ～ 2ms。上升支膜电位由原来的 -70mV 去极化到 0mV，此期间膜电位为内负外正状态。膜电位再继续变化，由 0mV 达到 +35mV，称为超射（overshoot）。此时，膜电位转变为内正外负状态，出现了反极化（reverse polarization）。下降支膜电位从顶点 +35mV 立即快速下降达到接近 -70mV 的水平，膜内电位由去极化状态又恢复到内负外正的极化状态。②后电位（after potential）：是指膜电位恢复到静息电位之前经历的一段微小而缓慢的电位变化。

总之，动作电位通过锋电位和后电位，使细胞膜状态经历了由极化到去极化再复极化的演变过程，膜电位也随之发生了由内负外正到内正外负再恢复到内负外正的变化，其中锋电位特别是它的上升支，是动作电位的主要成分。

（二）动作电位产生的机制

动作电位与静息电位产生的机制相似，都与细胞的通透性及离子转运有关，因此，也用离子流学说解释。从表 2-1 可知，细胞外 Na^+ 的浓度比细胞内高 13 倍，Na^+ 有跨膜内流的趋势，但 Na^+ 能否流入细胞内是受细胞膜钠通道的状态控制的。当细胞受到刺激时，首先引起膜上少量钠通道开放，Na^+ 顺浓度差和电位差少量内流，使膜内电位负值减小，即产生轻度去极化。当去极化使膜电位负值减小到一定数值时，可引起钠通道大量开放，此时膜对 Na^+ 通透性突然增大，并且超过了膜对 K^+ 的通透性，Na^+ 快速大量内流，导致膜内正电荷迅速增加，使膜内电位急剧上升，结果造成膜内负电位消失（去极化），直至继续内流的 Na^+ 使膜电位发生逆转，形成内正外负的反极化状态。当促使 Na^+ 内流的扩散力和阻止 Na^+ 内流的电场力相等时，Na^+ 净内流停止，这时动作电位达到最大幅值，称为 Na^+ 平衡电位，这是动作电位上升支（去极相）形成的机制。

但是，膜内电位不停留在正电位状态，而是很快出现动作电位的复极化。这是因为钠通道开放的时间很短，很快失活关闭，使膜对 Na^+ 通透性变小。与此同时膜对 K^+ 的通透性增大，于是膜内 K^+ 在浓度差和电位差的推动下快速外流，使膜内电位又从正值向负值转变，直到膜电位基本恢复到静息水平，这是动作电位下降支（即复极相）形成的机制。

细胞每兴奋一次或每产生一次动作电位，跨膜转运的 Na^+、K^+ 的量与静息时细胞内外原有 Na^+、K^+ 的量相比是很微小的，但细胞膜上的钠泵对这种微小的变化却十分敏感，可被激活，加速转运，逆浓度差将流入细胞的 Na^+ 泵出，同时将外流的 K^+ 泵回细胞内，直到后电位结束，使细胞内外的离子分布完全恢复到原来的静息水平，为下一次兴奋作准备。

（三）动作电位的引起与传导

细胞接受刺激可以产生动作电位，但并不是任何刺激都能触发动作电位。

1. 动作电位的引起　如图 2-9A 所示，将刺激电极中的微电极刺入可兴奋细胞（如神经细胞），另一电极置于细胞外，并同一个直流电源相连。当刺入细胞膜内的电极同电源负极相连时，不同强度的电刺激只能引起静息电位（即膜内原有负电位）不同程度的增大，引起膜不同程度的超极化。此时，如图 2-9B 中横轴下方各条曲线所示，即便是刺激电流强度很大，也不能引起可兴奋细胞产生动作电位；反之，如果将刺入细胞膜内的电极接通电源的正极，给以阈下刺激将引起膜的去极化，使细胞膜上一定数量的钠通道开放，产生少量 Na^+ 内流。而当电刺激加强，达到阈刺激时，使膜去极化达到某一临界电位值，就会导致钠通道突然大量开放，产生 Na^+ 大量内流，这种正反馈式的相互促进，使膜迅速、自动去极化，从而爆发动作电位，表现为可兴奋细胞的兴奋。这个使膜上钠通道突然大量开放，触发动作电位的临界膜电位值称为阈电位（threshold potential，TP）。由此可知，静息电位去极化达到阈电位是产生动作电位的必要条件，而动作电位是细胞兴奋的客观标志。

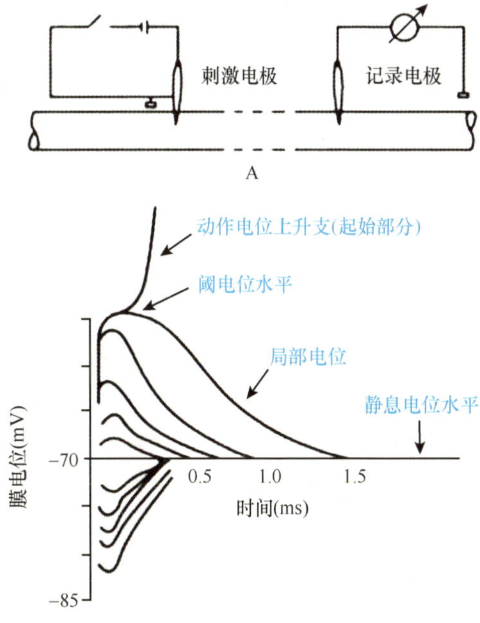

图 2-9　局部电位的测定实验

可兴奋细胞的阈电位和正常静息电位相比，其绝对值要低 10 ～ 20mV。一般说来，细胞兴奋性的高低与细胞静息电位和阈电位的差值呈反变关系，即差值越大，细胞的兴奋性越低；反之，细胞的兴奋性越高。所以，从兴奋性的角度来看，所谓阈刺激，是指能使静息电位降低到阈电位而引发动作电位的最小刺激。而阈上刺激，不论刺激强度有多大，均引发相同幅度的动作电位，这种动作电位的幅值不随刺激强度变化而变化的现象称为“全”；阈下刺激因刺激强度不够，去极化达不到阈电位，不能引发动作电位，称为“无”。可见，动作电位的产生就是可兴奋细胞接受有效刺激达到阈电位并引起进一步去极化的结果，它表现为“全”或“无”的特性。

2. 局部电位　如前所述，阈下刺激引发的去极化未达到阈电位时，钠通道开放导致的少量 Na^+ 内流，只在受刺激的膜局部出现一个较小的去极化，不会触发动作电位。这种局部微小的去极化的电位称为局部电位（local potential）。在局部电位存在的部位，当再接受刺激时，容易达到阈电位，兴奋性增高，产生不能远传的兴奋反应，称为局部兴奋（local excitation）。

局部电位有以下特点。①只限于局部：发生在膜某一处的局部电位只能使邻近膜的静息电位稍有降低，而这种电位变化将随着扩布距离的增加而迅速减小以至消失；②不具有“全”或“无”特性：即去极化的幅度可随刺激的强度增加而增大（图 2-9B 中横轴上方各条曲线所示）；③可以总和：如果在距离很近的两个部位同时各接受一个阈下刺激，它们引起的去极化可以叠加（空间总和），如果细胞膜的某一部位连续接受数个阈下刺激，则数个阈下刺激引起的去极化可以叠加（时间总和）（表 2-2）。局部电位经总和达到阈电位水平时，即可产生扩布性动作电位。

表 2-2　动作电位与局部反应的区别

项目	动作电位	局部反应
刺激强度	阈刺激或阈上刺激	阈下刺激
通道开放的数目	钠通道大量开放	钠通道少量开放
电位幅度	去极化达 ENa	较小的去极化
“全或无”现象	有	无
传导	不衰减传导	电紧张性扩布
总和	有不应期，不能总和	无不应期，可总和

3. 动作电位的传导　细胞膜在任何一处暴发动作电位，该动作电位都可沿着细胞膜向周围传播，直到整个细胞膜都产生动作电位为止。这种动作电位在同一细胞上的传播称为传导（conduction）。如果动作电位是在两个细胞之间进行传播则称为传递（transmission）。

下面以无髓神经纤维为例，说明动作电位在同一细胞上的传导机制。图 2-10A 显示神经纤维的 a 点接受有效刺激产生动作电位，膜出现了内正外负的反极化状态，但与 a 点相邻的点仍处于安静时的极化状态。由于膜两侧的溶液都是导电的，于是在已兴奋点和与它相邻的未兴奋点之间，将由于电位差的存在而产生电荷移动，形成了局部电流（local current）。局部电流的方向：在膜外正电荷由未兴奋点流向兴奋点，在膜内正电荷由兴奋点流向未兴奋点。这样通过局部电流对未兴奋点形成有效刺激，使未兴奋点去极化，当去极化达到阈电位水平时，会激活该处的钠通道大量开放而触发动作电位的产生，使它转变为新的兴奋点。这一新的兴奋点与邻接的未兴奋点之间又存在电位差，产生局部电流的刺激作用，引起又一个未兴奋点去极化产生兴奋（图 2-10B）。这样的过程沿着神经纤维的膜反复连续进行下去，就表现为动作电位（即兴奋）在神经纤维上的传导，称为神经冲动（nerve impulse）。可见，所谓动作电位的传导即兴奋的传导，实际上是局部电流引起的去极化区域的移动及动作电位的逐次产生，完成动作电位在整个细胞的传导。

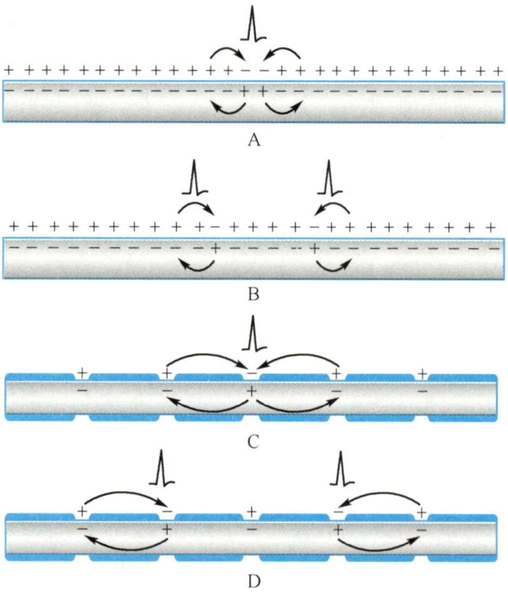

图 2-10　动作电位在神经纤维上的传导

兴奋在有髓神经纤维上的传导与上述过程有所区别。有髓神经纤维在轴突外面包有一层相当厚的髓鞘。髓鞘是间断的，每隔 1 ～ 2mm 就有 1 ～ 2μm 的无髓鞘区，称为郎飞结，该处与细胞外液接触。由于结间髓鞘不允许带电离子通过，因此当某一郎飞结处受刺激产生动作电位时，局部电流只能在相邻的郎飞结之间形成。这一局部电流通过髓鞘外面的组织液对邻近的郎飞结进行刺激，使之兴奋，并沿着每一个郎飞结重复，好像动作电位由一个结区跳跃到另一个结区，称为跳跃式传导（saltatory conduction）（图 2-10C）。这种传导方式使冲动的传导速度大为加快。因此与无髓神经纤维相比，神经冲动在有髓神经纤维的传导速度要快得多。

动作电位的传导有如下特点：①不衰减性，在传导过程中，不因距离增大而减小，这对确保信号的长距离传导有重要意义；②体现“全或无”现象，即达不到刺激强度就不产生动作电位（无），一旦产生就是最大值（全）；③双向传导，如果刺激神经纤维中段，产生的动作电位可沿膜向两端传导。

三 细胞兴奋性的周期性变化

在现代生理学中，兴奋被看作是动作电位的同义语或动作电位的产生过程。受刺激后能产生动作电位的细胞称为可兴奋细胞（excitable cell），一般认为，神经细胞、肌细胞及腺细胞属于可兴奋细胞。它们接受刺激发生兴奋的表现方式不尽一致，如神经细胞兴奋表现为神经冲动的传导，肌细胞兴奋表现为肌纤维的收缩与舒张，腺细胞兴奋表现为腺体分泌，但所有细胞兴奋的本质是一样的，即都有一个共同的、最先出现的反应，即动作电位。

在细胞接受一次刺激而出现兴奋的当时和以后的一个短时间内，它们的兴奋性将经历一系列变化，然后才恢复正常（图 2-11）。在细胞接受刺激发生兴奋的当时及兴奋后最初的一段时间，无论施加多大的刺激也不能使细胞再次兴奋，即兴奋性降低为零，这段时间称为绝对不应期（absolute refractory period）。在绝对不应期之后，细胞的兴奋性逐渐恢复，受刺激后可发生兴奋，但所需的刺激强度要大于阈强度，兴奋性较正常低，这段时间称为相对不应期（relative refractory period）。相对不应期之后，有的细胞还会出现兴奋性的波动，即轻度高于正常水平或低于正常水平，分别称作超常期（supernormal period）和低常期（subnormal period）。绝对不应期大约相当于锋电位持续的时间，所以锋电位不会叠加，而且锋电位产生的最高频率也应低于绝对不应期的倒数。例如，蛙有髓神经纤维的绝对不应期约为 2ms，那么此纤维每秒钟内所能产生的锋电位的次数不可能超过 500 次。相对不应期和超常期大约相当于负后电位出现的时期；低常期相当于正后电位出现的时期。

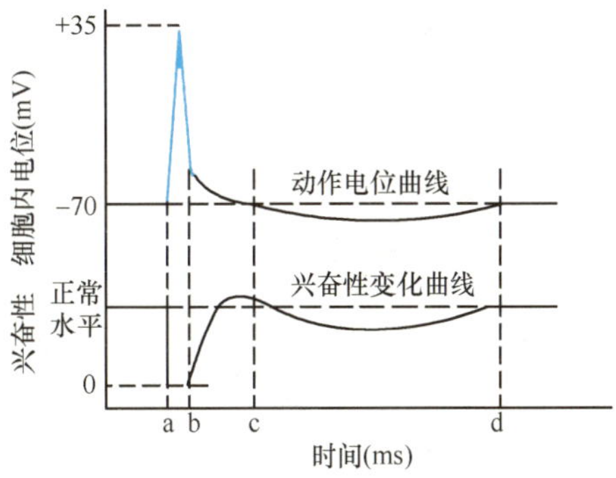

图 2-11 动作电位与兴奋性变化的时间关系

ab：锋电位——绝对不应期；bc：负后电位——相对不应期超常期；cd：正后电位——低常期

细胞兴奋后兴奋性之所以呈周期性变化，主要是由于细胞膜上离子通道的功能状态决定的。例如，细胞膜上的钠通道就有备用、激活和失活三种状态。当细胞膜上的钠通道处于备用状态时，可以接受刺激使其变为激活状态，从而引发动作电位的去极相。激活的钠通道很快失活而关闭。失活的钠通道不可能接受刺激直接变为激活状态，只有等细胞复极恢复到或接近备用状态时才可以再次激活。所以钠通道所具有的备用—激活—失活的周期性循环是细胞兴奋后兴奋性呈周期性变化的根本原因。

第 3 节 骨骼肌细胞的收缩功能

人体的肌细胞分为三种：骨骼肌细胞、平滑肌细胞、心肌细胞。它们虽然在结构和功能上各有特点，但基本功能都是收缩，都有相同的物质基础和收缩原理。人体各种形式的运动主要就是靠肌细胞的收缩活动来完成的。例如，躯体的各种运动和呼吸运动是由骨骼肌的收缩来完成的；心脏射血活动由心肌的收缩来完成；胃肠运动由平滑肌的收缩来完成。骨骼肌是体内最多的组织，约占体重的 40%，本节以骨骼肌为例，介绍肌细胞的收缩功能。

一 神经 – 肌接头处的兴奋传递

（一）神经 – 肌接头的结构

神经系统对肌活动的控制，是靠运动神经末梢将冲动信号通过神经 - 肌接头（neuromuscular junction）处传递到肌细胞的。图 2-12 为神经 - 肌接头的结构示意图，运动神经纤维在到达神经末梢时先失去髓鞘，以裸露的轴突末梢嵌入到称为终板（endplate）的肌细胞膜凹陷中，靠近肌细胞膜的轴突末梢膜称为接头前膜（prejunctional membrane），而与接头前膜相对应的那部分肌细胞膜则称为接头后膜（postjunctional membrane），又称终板膜（endplate membrane），接头前膜与接头后膜之间有约 50nm 的间隙称接头间隙（junctional cleft），间隙内充满细胞外液。终板膜比一般的肌细胞膜略厚，有时它可有规律地再向细胞内凹陷，形成许多皱褶，扩大接头后膜的面积，以容纳较多数目的化学门控通道蛋白。现已证实，这些化学门控通道蛋白是乙酰胆碱（ACh）受体。

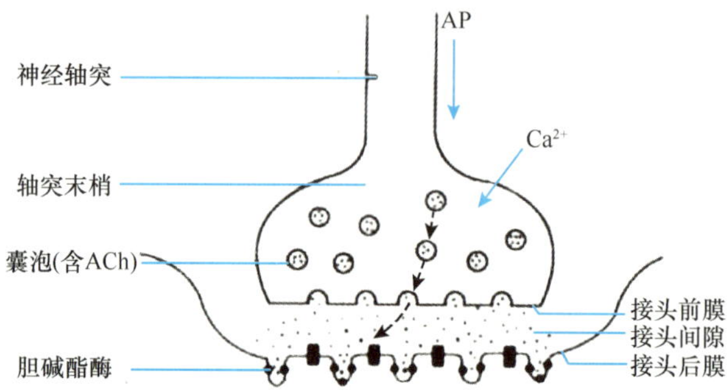

图 2-12 神经 - 骨骼肌接头的结构示意图

（二）神经 – 肌接头处兴奋传递过程

当神经冲动传到神经末梢时，引起接头前膜的电压门控钙通道开放，因为细胞外 Ca^{2+} 浓度比末梢内的 Ca^{2+} 浓度高约 2 万倍，所以 Ca^{2+} 大量内流，促使囊泡向接头前膜侧靠近，并与接头前膜融合，通过出胞的形式将囊泡中的 ACh 释放到接头间隙。一次动作电位引起的 Ca^{2+} 内流，可导致 100 ～ 300 个囊泡几乎同步地在接头前膜释放 ACh。当接头前膜复极化时，钙通道关闭，Ca^{2+} 快速恢复到原来的浓度差。ACh 通过扩散到达终板膜，并与镶嵌于其中的 ACh 受体结合，引起蛋白质内部构象的变化，使通道开放，结果引起终板膜对 Na^+、K^+（以 Na^+ 为主）的通透性增加，出现 Na^+ 内流和 K^+ 外流，导致终板膜静息电位减小，即去极化，这一电位变化称为终板电位（endplate potential）。终板电位不是动作电位，不表现“全或无”，属于局部电位。终板电位以电紧张扩布的形式引起邻近的肌细胞膜去极化达到阈电位水平时，就引发动作电位，从而完成神经纤维和肌细胞之间的信息传递。

正常情况下，一次神经冲动所释放的 ACh 引起的终板电位一般都超过骨骼肌细胞膜阈电位的 3 ～ 4 倍，因此每次神经冲动都能通过接头处传递对应引起一次骨骼肌细胞的有效兴奋和收缩。另外，每次神经末梢释放的 ACh 均能及时地被接头间隙中和接头后膜上的胆碱酯酶水解而终止作用；否则 ACh 在接头间隙中积聚，将使骨骼肌持续地兴奋和收缩而发生痉挛。例如，美洲箭毒可以和 ACh 竞争终板膜上的 ACh 受体，因而可以阻断神经 - 骨骼肌接头处的兴奋传递，临床上将有类似作用的药物称为肌肉松弛剂；有机磷农药和新斯的明对胆碱酯酶有选择性抑制作用，造成 ACh 在接头处和其他部位的大量聚积，引起种种中毒症状。

（三）神经 – 骨骼肌接头兴奋传递的特点

案例 2-1

患者，女，35 岁，农民，2 小时前在田间喷洒农药昏倒在地，被家属送住院。体格检查：呼吸 26 次 / 分、脉搏 116 次 / 分、血压 90/60mmHg、昏迷、角膜反射消失、双瞳孔针尖大小、呼气有蒜味、多汗、流涎，双肺可闻及湿啰音，肌肉间断性颤动。

问题：1. 患者最可能的临床诊断是什么？

2. 患者为什么出现瞳孔缩小、多汗、流涎、双肺湿啰音、肌肉间断性颤动的症状？

神经 - 骨骼肌接头兴奋的传递与单根神经纤维上兴奋传导相比，有以下特点。①单向传递，兴奋只能由接头前膜传向接头后膜而不能反向传递。②时间延搁，神经 - 骨骼肌接头的兴奋传递与单根神经纤维兴奋传导相比，涉及递质释放、扩散及递质与受体的结合等化学过程，这些化学过程耗时较长，所以，兴奋从神经传到肌肉，需要一段时间延搁。③一对一，接头前膜释放的乙酰胆碱并没有进入肌细胞膜内，它只是起到信号传递的作用，并很快被终板膜上的胆碱酯酶水解而失效，从而保证了一次神经冲动仅引起一次肌细胞兴奋，表现为一对一的关系。④易受环境变化的影响，细胞外液的 pH、温度、药物及其他体液性物质都可以影响神经 - 骨骼肌接头的兴奋传递过程。

二 骨骼肌收缩机制

（一）骨骼肌细胞的微细结构

1. 肌原纤维和肌小节　每个骨骼肌细胞（或肌纤维）内都含有大量的直径为 1 ～ 2μm 的肌原纤维，它们平行排列，纵贯肌细胞的全长。每条肌原纤维的全长都呈现规则的明、暗交替的明带和暗带；在暗带的中央，有一段相对透明的区域，称为 H 带；H 带的正中央有一条暗线，称为 M 线；明带中央也有一条暗线，称为 Z 线；位于相邻两条 Z 线之间的区域，称为肌小节（sarcomere），是肌肉收缩和舒张的基本单位。肌原纤维主要由规则排列的粗肌丝和细肌丝组成。粗肌丝是暗带中平行排列的、较粗的丝状结构，它主要由肌球蛋白（myosin，也称肌凝蛋白）组成。一条粗肌丝含有 200 ～ 300 个肌凝蛋白分子，每个分子呈长杆状，一端有膨大的球状结构（图 2-13A）。肌凝蛋白分子的杆状部朝向 M 线而聚集成束，形成粗肌丝的主干，其球状部有规则的裸露于 M 线两侧的粗肌丝表面形成横桥（cross-bridge）（图 2-13B）。横桥在肌丝滑行过程中有重要作用：①在一定条件下，横桥可以和细肌丝上的肌纤蛋白分子呈可逆性结合；②横桥具有 ATP 酶的活性，能分解 ATP，为横桥向 M 线扭动提供能

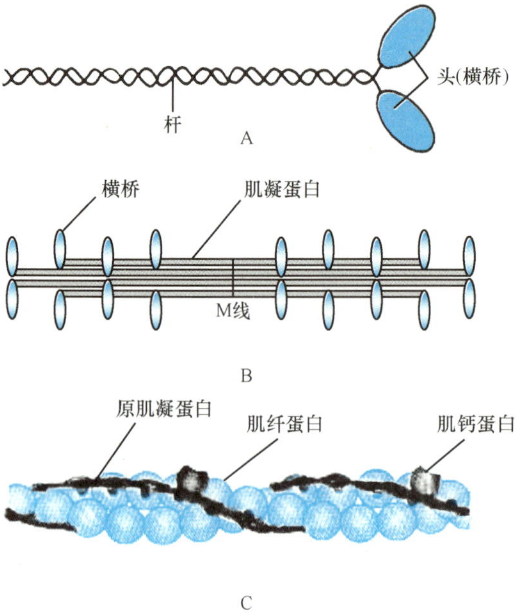

图 2-13 肌丝分子结构示意图

A. 肌凝蛋白；B. 粗肌丝；C. 细肌丝

量，拖动细肌丝向粗肌丝方向滑动，使肌小节变短。细肌丝由肌动蛋白（actin，也称肌纤蛋白）、原肌球蛋白（tropomyosin，也称原肌凝蛋白）和肌钙蛋白（troponin）三种蛋白质组成，是明带中平行排列的、较细的丝状结构。在暗带细肌丝和粗肌丝处于交错和重叠的状态。肌动蛋白约占细肌丝的60%，它由两列球形的肌纤蛋白分子扭缠成双螺旋状态，成为细肌丝的主干；原肌球蛋白呈双螺旋状态，与肌纤蛋白双螺旋并行，但在肌肉安静时，原肌球蛋白的位置正好在肌动蛋白和横桥之间，掩盖了二者相互结合的位点；肌钙蛋白呈球形，以一定间隔分布在原肌球蛋白的双螺旋结构上，对原肌球蛋白起固定作用，以阻止肌动蛋白与横桥的结合（图 2-13C）。肌球蛋白和肌动蛋白是直接参加肌细胞收缩的蛋白质，所以称为收缩蛋白。原肌凝蛋白和肌钙蛋白不直接参加肌细胞收缩，而是对收缩过程起调控作用，故称为调节蛋白。

2. 肌管系统　肌管系统由包绕在每一条肌原纤维周围的膜性囊管状结构，由横管（transverse tubule）和纵管（longitudinal tubule）两个独立的系统组成。一部分肌管的走行方向与肌原纤维相垂直，称为横管系统，简称T管。它是由肌细胞膜内陷而成，因此横管膜是肌细胞膜的延续，其作用是将肌细胞兴奋时膜上出现的电位变化传导到肌细胞的深部。心肌细胞的横管系统较骨骼肌细胞发达，为 Ca^{2+} 通过肌膜扩大了膜性面积。纵管系统是与肌原纤维长轴平行并相互吻合成网状的膜管结构，也称纵行肌质网（longitudinal sarcoplasmic reticulum）。骨骼肌的肌浆网主要包绕在每个肌小节的中间，在靠近横管处管腔膨大，称为终池（terminal cistern）。纵行肌质网膜上有大量的钙泵，能将肌浆中的 Ca^{2+} 泵入肌质网并储存在终池，进而释放，以触发骨骼肌的收缩和舒张。相比之下，心肌细胞的终池不发达，储存的 Ca^{2+} 比骨骼肌少。一个横管与来自两侧肌小节的终池构成三联体。三联体是把肌细胞膜上的电变化和肌细胞的收缩过程偶联起来的关键部位。

（二）骨骼肌细胞的兴奋 - 收缩偶联

肌细胞发生兴奋时，首先在肌膜上出现动作电位，然后才发生肌细胞的收缩反应。这种将以膜的电变化为特征的兴奋和以肌纤维机械变化为基础的收缩联系起来的单介过程称为兴奋 - 收缩偶联（excitation-contraction coupling）。

目前认为，这个过程至少包括以下三个步骤。①电兴奋通过横管系统传向肌细胞深处。②三联管结构处的信息传递。③肌质网对 Ca^{2+} 的释放和回收。当肌细胞兴奋时，动作电位沿横管系统传导到三联管，使终池内 Ca^{2+} 扩散到肌质中，触发肌肉收缩。肌质中 Ca^{2+} 浓度增高，肌质网上 Ca^{2+} 泵被激活，逆浓度差将 Ca^{2+} 重吸摄回到终池内，完成肌肉的舒张（图 2-14）。

由此可见，三联管和 Ca^{2+} 在兴奋 - 收缩偶联过程中具有重要作用。通常将三联管看作兴奋 - 收缩偶联的结构基础，而把 Ca^{2+} 视为兴奋 - 收缩偶联的偶联因子。

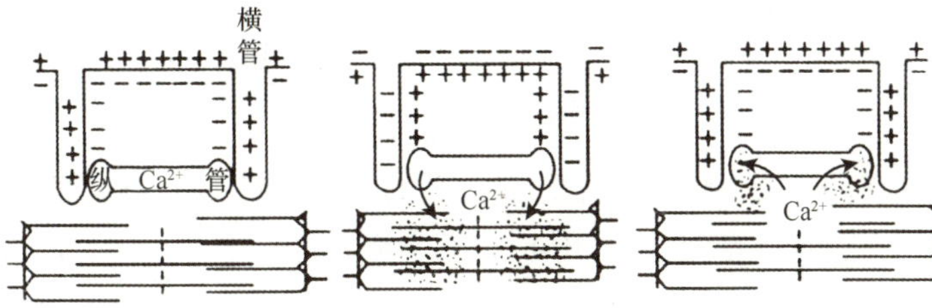

图 2-14 骨骼肌兴奋 - 收缩偶联过程

（三）骨骼肌细胞收缩的分子机制

骨骼肌细胞收缩的机制可用肌丝滑行学说（myofilament sliding theory）来解释。肌丝滑行学说的基本内容：肌细胞收缩时，粗、细肌丝本身并没有缩短或卷曲，只是发生了细肌丝沿着粗肌丝向肌小节中央的相对滑行，明带和 H 带缩短或消失，暗带长度不变，造成肌小节的长度缩短和肌细胞的收缩（图 2-15）。肌肉处于舒张状态时原肌凝蛋白掩盖了肌动蛋白上与横桥的结合位点，横桥无法与位点结合。当肌浆内 Ca^{2+} 浓度升高到时，Ca^{2+} 与肌钙蛋白结合，引起肌钙蛋白分子构象的改变，这种改变又传递给原肌凝蛋白，使后者的构象也发生某些改变，其结果是使原肌凝蛋白的双螺旋结构发生某种扭转，从而解除了它对横桥和肌动蛋白结合的阻碍作用，引发横桥与肌动蛋白的结合。横桥的 ATP 酶活性增强，分解 ATP 释放出能量，供横桥连续作同方向的摆动，拉动细肌丝向 M 线方向滑行，结果是肌小节缩短，肌细胞收缩（图 2-16）。

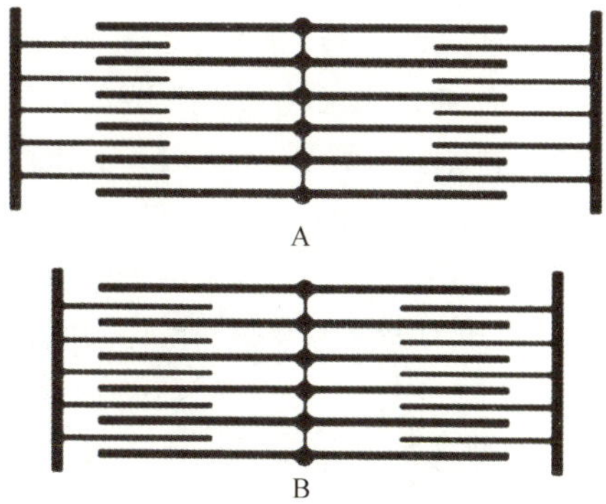

图 2-15 肌丝滑行学说示意图

A. 舒张；B. 收缩

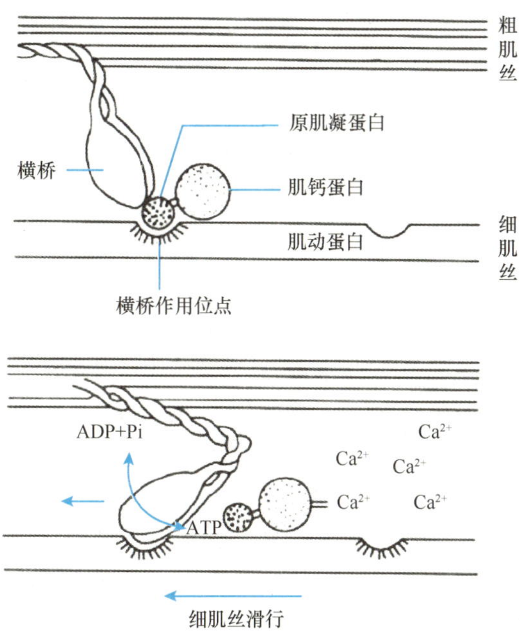

图 2-16 细肌丝滑行机制示意图

当肌浆内 Ca^{2+} 浓度下降时，Ca^{2+} 即与肌钙蛋白分离，原肌凝蛋白构象恢复、复位又遮盖肌动蛋白与横桥结合的位点，使横桥与肌动蛋白分离，横桥停止摆动，细肌丝恢复到收缩前的位置，结果肌小节长度恢复，肌细胞舒张。

三 骨骼肌的收缩形式及主要影响因素

（一）骨骼肌的收缩形式

在体内，骨骼肌的收缩是在躯体运动神经的控制下进行的。骨骼肌收缩时产生两种变化：一是张力的增加，二是长度的缩短。在不同的情况下，肌肉收缩的表现形式不同。

1. 等长收缩与等张收缩　等长收缩（isometric contraction）是指肌肉收缩时只表现为张力的增加而无长度的缩短。因为没有肌肉长度的缩短，即使产生了很大的张力，被肌肉作用的物体也不会发生位移，因此，等长收缩时肌肉并不会对外做功。等长收缩的意义主要是维持人体一定的位置和姿势。例如，人体站立时，为了对抗重力和维持一定的姿势而发生的有关肌肉的收缩主要就是等长收缩。等张收缩（isotonic contraction）是指肌肉在收缩时只表现为长度的缩短而无肌张力的增加。等张收缩的意义是使被作用的物体产生位移，对物体做功。例如，当人匀速拉动地上某一物体时，其手臂上肌肉的收缩就是等张收缩。

通常情况下，骨骼肌的收缩大多数都是混合收缩，也就是既有张力的增加又出现长度的缩短，而且总是张力增加在前，长度缩短在后。当肌张力等于或超过负荷时，肌肉才会出现缩短。

2. 单收缩与强直收缩　肌细胞产生一次动作电位引起一次收缩，称为单收缩（single twitch）。通过实验可记录到单收缩包括三个时期：潜伏期、收缩期和舒张期。强直收缩（tetanus）是指肌细胞连续接受刺激时，肌肉产生收缩的复合。根据刺激的频率不同可分为不完全强直收缩（incomplete tetanus）和完全强直收缩（complete tetanus）。前者是当刺激的频率较低时，后一刺激落在前一次收缩的舒张期内，导致前一次收缩的舒张期还没有结束就发生第二次收缩，表现为舒张不完全，所记录的收缩曲线呈锯齿状。后者是当刺激的频率较高时，后一刺激落在前一次收缩的收缩期内，导致后一次收缩的收缩期与前一次收缩的收缩期叠加，即只有收缩期没有舒张期。此时记录到的收缩曲线顶端呈一平线（图 2-17）。

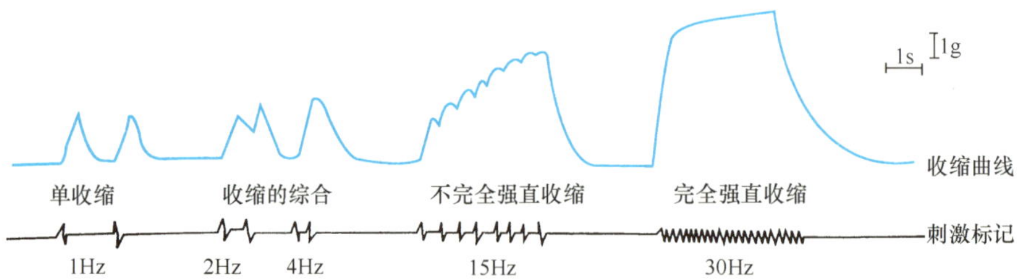

图 2-17　单收缩与强直收缩

（二）影响骨骼肌收缩的主要因素

1. 前负荷（preload）　前负荷是指肌肉在收缩前所承受的负荷。在一定范围内，肌肉的初长度（initial length）与前负荷呈正变关系（图 2-18），所以可以用肌肉的初长度来代表肌肉的前负荷。在一定限度内，肌肉的收缩力与初长度即前负荷呈正变关系，当超过一定限度时则呈反变关系。使肌肉产生最大收缩力时的肌肉初长度称为最适初长度（optimal initial length），此时的前负荷称为最适前负荷。

2. 后负荷（afterload）　后负荷是指肌肉在收缩过程中所承受的负荷。后负荷阻碍肌肉的缩短，是肌肉做功的对象。当后负荷增大时，肌肉的张力增加，但缩短的速度减慢（图 2-19）。当后负荷大于肌肉收缩所能产生的最大收缩力的时候，肌肉收缩不出现长度的缩短，表现为等长收缩。

3. 肌肉收缩能力（contractility）　肌肉收缩能力是指肌肉本身的一种功能状态，与前、后负荷均无关系。在其他因素不变时，肌肉收缩能力与收缩效率呈正变关系。肌肉的收缩能力受到许多因素的影响，如细胞质中的 Ca^{2+} 浓度、肌钙蛋白对 Ca^{2+} 的亲和力、横桥 ATP 酶的活性、肌肉中 ATP 的含量等，某些神经体液因素也可影响肌肉的收缩力。

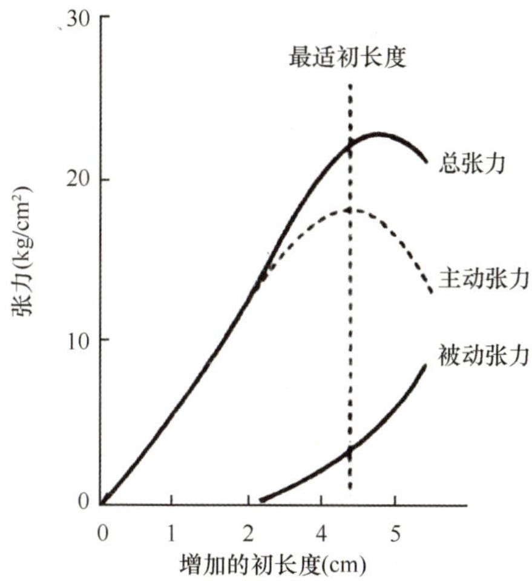

图 2-18 肌肉初长度对肌肉收缩的影响

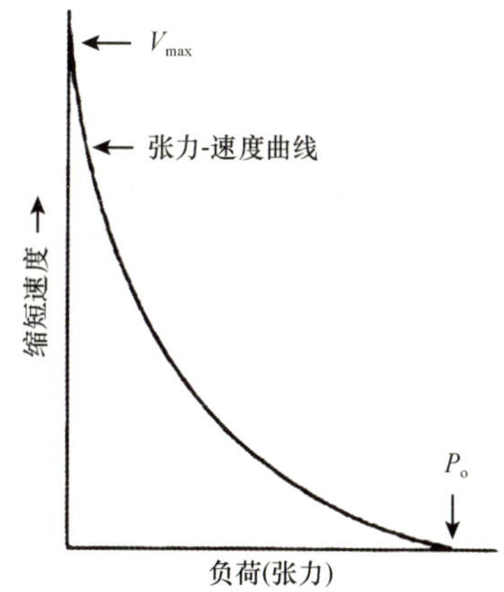

图 2-19 骨骼肌张力 - 速度曲线

目标检测

A_1 型题

1. 人体内 O_2 和 CO_2 跨膜转运的方式是(　　)
   A. 单纯扩散　B. 经通道易化扩散　C. 经载体易化扩散　D. 出胞　E. 主动转运
2. 细胞膜对物质的扩散通常取决于(　　)
   A. 膜两侧电位差
   B. 膜对该物质的通透性
   C. 电 – 化学梯度
   D. 分子量的大小
3. 静息电位的产生机制是由于(　　)
   A. K^+ 外流　B. Cl^- 内流　C. Na^+ 内流　D. Ca^{2+} 内流
4. 动作电位的上升相的形成是由于(　　)
   A. K^+ 外流　B. Cl^- 内流　C. Na^+ 内流　D. Ca^+ 内流
5. 动作电位的下降相的形成是由于(　　)
   A. K^+ 外流　B. Cl^- 内流　C. Na^+ 内流　D. Ca^{2+} 内流
6. 按照滑行理论，安静时阻碍肌纤蛋白同横桥结合的物质是(　　)
   A. 肌凝蛋白　B. 原肌凝蛋白　C. 肌钙蛋白　D. 肌纤蛋白
7. 生理情况下，整体内骨骼肌的收缩形式几乎都属于(　　)
   A. 单收缩　B. 单纯的等长收缩　C. 强直收缩　D. 单纯的等张收缩
8. 神经肌肉接头处兴奋传递的递质是(　　)
   A. 去甲肾上腺素　B. 肾上腺素　C. 5– 羟色胺　D. 乙酰胆碱
9. 兴奋收缩偶联的结构基础是(　　)
   A. 横管　B. 纵管　C. 三联体　D. 终池
10. 兴奋 – 收缩偶联的偶联因子是(　　)
   A. K^+　B. Cl^-　C. Na^+　D. Ca^{2+}

（景　红）

第3章 血 液

血液（blood）是一种存在于心血管系统内的流体组织，在心脏舒缩活动的推动下不断循环流动，灌注全身器官和组织。血液是沟通全身各部分组织液及与外环境进行物质交换的中间环节，在维持机体内环境稳态中发挥重要作用。若体内任何器官的血流量不足，均可能造成组织损伤和器官功能紊乱，严重时将危及生命。很多疾病亦可导致血液组成成分或理化性质发生特征性变化。

第1节 血液的组成与特性

一 血液的组成

人类的血液由血浆（blood plasma）和悬浮于其中的血细胞（blood cell）组成。

（一）血浆

血浆是多种溶质的水溶液。正常成人血浆中水占91%～92%，溶质占8%～9%。溶质包括血浆蛋白、多种电解质、小分子有机物和一些气体。因水、电解质、小分子物质容易透过毛细血管壁与组织液交换，故血浆中的电解质含量和组织液中的电解质含量基本相同（表3-1）。临床通过监测循环血浆中各种电解质的浓度则可大致反映组织液物质浓度。

表3-1 人体各部分体液中电解质的浓度（mmol/L）

正离子	血浆	组织液	细胞内液	负离子	血浆	组织液	细胞内液
Na^+	142	145	12	Cl^-	104	117	4
K^+	4.3	4.4	139	HCO_3^-	24	27	12
Ca^{2+}	2.5	2.4	＜0.001①	$HPO_4^{2-}/H_2PO_4^-$	2	2.3	29
Mg^{2+}	1.1	1.1	1.6①	蛋白质②	14	0.4	54
				其他	5.9	6.2	53.6
总计	149.9	152.9	152.6	总计	149.9	152.9	152.6

①表示游离 Ca^{2+} 和 Mg^{2+} 的浓度；②蛋白质以毫当量浓度（mEq/L）表示，而不是毫摩尔浓度（mmol/L）。

血浆蛋白（plasma proteins）是血浆中蛋白质的总称。血浆蛋白分子相对较大，不容易透过毛细血管壁，故血浆与组织液的主要区别是前者蛋白含量较多。用盐析法可将血浆蛋白分为白蛋白、球蛋白与纤维蛋白原三大类；用电泳法可进一步将球蛋白区分为 α_1- 球蛋白、α_2- 球蛋白、β- 球蛋白、γ- 球蛋白等。正常成年人血浆蛋白含量为 65 ～ 85g/L，其中白蛋白 40 ～ 48g/L，球蛋白为 15 ～ 30g/L，白蛋白 / 球蛋白比值为 1.5 ～ 2.5。除 γ- 球蛋白来自浆细胞外，白蛋白和大多数球蛋白主要由肝脏产生。肝病时常常引起血浆蛋白含量降低，白蛋白 / 球蛋白比值下降甚至倒置。纤维蛋白原含量最少，以溶解的形式存在于血浆中，是参与血液凝固的重要物质。

血浆蛋白的主要生理功能：①形成血浆胶体渗透压，调节血管内外的水平衡，维持正常血容量。②作为载体运输脂质、离子、维生素、代谢废物及一些异物等物质；与激素、正离子等可逆性结合，既可防止它们从肾脏流失，又可使处于游离状态的这些物质在血浆中的浓度保持相对稳定。③参与凝血、抗凝血、纤维蛋白溶解等生理过程。④参与构成免疫抗体和补体，抵御病原微生物的入侵。⑤营养功能，为细胞合成新的蛋白质提供氨基酸。⑥缓冲功能，保持血液 pH 的相对稳定。

（二）血细胞

血细胞可分为红细胞（red blood cell，RBC）、白细胞（white blood cell，WBC）和血小板（platelet）三类，其中红细胞的数量最多，约占血细胞总数的 99%。抗凝血经离心后分三层：上层淡黄色液体为血浆，下层深红色为红细胞，中间灰白色薄层为白细胞和血小板。血细胞在血液中所占的容积百分比称为血细胞比容（hematocrit）。正常成年男性的血细胞比容为 40% ～ 50%，成年女性为 37% ～ 48%，新生儿约为 55%。因血液中白细胞和血小板仅占总容积的 0.15% ～ 1%，故血细胞比容可反映血液中红细胞的相对浓度。血细胞比容受红细胞数量和血浆容量的影响。红细胞在血管系统中分布不均匀，大血管中血液的血细胞比容略高于微血管。

二　血液的功能

1. 运输功能　血液可运输 O_2、营养物质和激素到全身的组织细胞和各器官；运输 CO_2、代谢产物到相应的排泄器官排出体外。

2. 缓冲功能　血液中的多种缓冲物质可缓冲酸性代谢产物引起的血液 pH 的变化。

3. 调节体温　血液在全身循环流动有利于散热和维持体温相对稳定。

4. 防御功能　血液中的中性粒细胞、单核细胞和淋巴细胞等参与机体的免疫反应，抵御病原微生物的入侵。

5. 参与生理性止血　血液中的血小板、凝血因子等参与机体的生理性止血过程。

三　血液的理化特性

（一）血液的相对密度

正常人全血的相对密度为 1.050 ～ 1.060，血液中红细胞数量越多则全血相对密度越大。血浆的相对密度为 1.025 ～ 1.030，血浆中蛋白质含量越多则血浆相对密度越大。血液的相对密度大于血浆，说明红细胞相对密度大于血浆，根据这一特性，可进行血细胞比容、红细胞沉降率测定及红细胞与血浆的分离。

（二）血液的黏滞性

液体的黏滞性来源于液体内部分子或颗粒之间的相互摩擦。通常是在体外测定血液或血浆与水相比的相对黏滞性。若设定水的黏滞性为 1，则血液的相对黏滞性为 4 ～ 5，血浆为 1.6 ～ 2.4。全血的黏滞性主要决定于血细胞比容的高低，血浆的黏滞性主要决定于血浆蛋白质的含量。血液的黏滞性是形成血流阻力和影响微循环正常灌注的重要因素之一。

（三）血浆渗透压

1. 渗透压　溶液渗透压（osmotic pressure）是指溶液中溶质颗粒（分子或离子）吸引或保留水分的能力。渗透压的高低与溶液中溶质颗粒的数目成正比，而与溶质的种类和颗粒的大小无关。溶液的浓度越高，溶质颗粒数目越多，渗透压越高。

2. 血浆渗透压　血浆中含有蛋白质、电解质等溶质颗粒，可产生渗透压。血浆渗透压约为 300mmol/L，相当于 5800mmHg。血浆渗透压由晶体渗透压（crystal osmotic pressure）和胶体渗透压（colloid osmotic pressure）两部分组成。血浆晶体渗透压约为 5775mmHg，血浆胶体渗透压约为 25mmHg。

（1）晶体渗透压：血浆中溶解的电解质（Na^+、K^+、Ca^{2+}、Cl^-）、葡萄糖、尿素等晶体物质产生的渗透压称为晶体渗透压。Na^+ 是形成血浆晶体渗透压的主要物质。由于血浆与组织液中晶体物质的浓度几乎相等，所以它们的晶体渗透压也基本相等。细胞外液中大部分晶体物质不易通过细胞膜，且细胞外液的晶体渗透压保持相对稳定，故晶体渗透压具有维持细胞膜内外水平衡和红细胞正常形态的重要作用。

（2）胶体渗透压：血浆中的蛋白质所产生的渗透压称为胶体渗透压。在血浆蛋白中，白蛋白的分子量小，其分子数目远远高于球蛋白，故血浆胶体渗透压主要来自白蛋白。若白蛋白明显减少，即使球蛋白增加而保持血浆蛋白总含量基本不变，血浆胶体渗透压也将明显降低。血浆蛋白不能自由通过毛细血管壁，血浆胶体渗透压高于组织液胶体渗透压，吸引水分子由组织液进入毛细血管。故血浆胶体渗透压具有调节毛细血管内外水平衡、维持循环血量的重要作用。

链接

等渗溶液与等张溶液

渗透压与血浆渗透压相等的溶液称为等渗溶液（isoosmotic solution），如 0.9%NaCl 溶液（生理盐水）、5% 葡萄糖溶液、1.4% 碳酸氢钠溶液等。悬浮于等渗溶液中的红细胞能够保持正常形态和体积。1.9% 尿素溶液虽然为等渗溶液，但尿素分子可自由通过红细胞膜，并依浓度梯度进入红细胞，引起红细胞内渗透压升高，使水进入红细胞，导致红细胞肿胀破裂而发生溶血。NaCl 不易通过红细胞膜，因而不会发生上述现象。一般把能够使悬浮于其中的红细胞保持正常形态和体积的溶液称为等张溶液（isotonic solution）。等张溶液是不能自由通过细胞膜的溶质所形成的等渗溶液。0.9%NaCl 溶液既是等渗溶液，也是等张溶液；1.9% 尿素溶液虽是等渗溶液，但不是等张溶液。渗透压高于或低于血浆渗透压的溶液则相应地称为高渗溶液或低渗溶液。

（四）血浆 pH

正常人血浆 pH 为 7.35 ～ 7.45。血浆 pH 的相对恒定有赖于血液中的缓冲物质及肺、肾的正常功能。血浆中主要缓冲物质包括 $NaHCO_3/H_2CO_3$、蛋白质钠盐 / 蛋白质、Na_2HPO_4/NaH_2PO_4 三个缓冲对，其中最重要的是 $NaHCO_3/H_2CO_3$。另外，在红细胞内尚有血红蛋白钾

盐 / 血红蛋白，氧合血红蛋白钾盐 / 氧合血红蛋白，Na_2HPO_4/NaH_2PO_4、KH_2PO_4，$KHCO_3/H_2CO_3$ 等缓冲对，参与维持血浆 pH 的恒定。当酸性或碱性物质进入血液时，缓冲物质可有效地减轻其对血浆 pH 的影响，特别是在肺、肾不断地排出体内过多的酸或碱的情况下，通常血浆 pH 的波动范围极小。

在病理情况下，机体内酸性或碱性物质过多，超过了血浆缓冲对及肺、肾的缓冲调节能力，则可导致酸碱平衡失调，血浆 pH 也发生改变，严重者可危及生命。

保持体液酸碱平衡的意义：①保证参与各种代谢的酶活性处于最佳状态；②保持神经系统的正常兴奋性；③维持细胞外液电解质浓度的稳定；④维持心脏的兴奋性和收缩力。

第 2 节　血细胞生理

一　血细胞生成的部位和一般过程

造血中心随个体发育过程不断变迁。造血最早出现在胚胎发育早期的卵黄囊；胚胎第二个月开始转移至肝、脾造血，胚胎第四个月后肝、脾造血活动逐渐减弱，骨髓造血开始并逐渐增强；出生后骨髓为主要的造血场所。在婴幼儿期，骨髓缺乏造血功能储备，当机体造血需要增加时，肝、脾可参与造血以补充骨髓功能的不足，即髓外造血。成人若出现髓外造血，已无代偿意义，而是造血功能紊乱的表现。

各类血细胞均起源于造血干细胞。造血过程也就是各类造血细胞发育和成熟的过程。根据造血细胞的功能和形态特征，一般把造血过程分为造血干细胞、定向祖细胞、形态可辨认的前体细胞三个阶段。造血细胞发育和成熟需要适宜的造血微环境。机体受到物理因素（X 射线、γ 射线等）、化学因素（氯霉素、苯等）、生物因素（如病毒）等损害，可发生造血干细胞异常或造血微环境缺陷，导致造血功能紊乱。

二　红细胞生理

（一）红细胞的形态、数量和功能

1. 形态　正常的成熟红细胞无细胞核，呈双凹圆碟形，平均直径约 8μm，中央较薄，周边稍厚。红细胞从血浆摄取葡萄糖，通过糖酵解产生 ATP，维持细胞膜上钠泵的活动，以保持细胞膜内外 Na^+、K^+ 的正常分布、细胞容积和形态。

2. 数量　红细胞是血液中数量最多的一种血细胞。我国正常成年男性红细胞数量为（4.0 ～ 5.5）$\times 10^{12}$/L，女性为（3.5 ～ 5.0）$\times 10^{12}$/L。新生儿红细胞数量高于成人，为（6.0 ～ 7.0）$\times 10^{12}$/L。红细胞内的蛋白质主要为血红蛋白（hemoglobin，Hb），因而使血液呈红色。我国正常成年男性血红蛋白浓度为 120 ～ 160g/L，女性为 110 ～ 150g/L，新生儿为 170 ～ 230g/L。正常人的红细胞数量和血红蛋白浓度因性别、年龄、生活环境和机体功能状态不同而有差异。若血液中红细胞数量和（或）血红蛋白浓度低于正常值，则称为贫血（anemia）。

3. 功能　红细胞的主要功能是运输 O_2 和 CO_2，血红蛋白是红细胞的主要功能物质。在血液中由红细胞运输的 O_2 约为溶解于血浆的 70 倍；在红细胞参与下，血浆运输 CO_2 的能力约为直接溶解于血浆的 18 倍。O_2 和 CO_2 等脂溶性气体可以自由通过红细胞膜。红细胞运输 O_2

和 CO_2 依靠细胞内的血红蛋白，红细胞破坏后血红蛋白释放到血浆中也就失去了运输 O_2 和 CO_2 的能力。

（二）红细胞的生理特性

红细胞的生理特性与红细胞的形态有关，红细胞具有可塑变形性、悬浮稳定性、渗透脆性等生理特性。

1. 可塑变形性　正常红细胞在外力作用下具有变形的能力，撤消外力后又恢复其正常的双凹圆碟形，称为可塑变形性。可塑变形性是红细胞生存所需的最重要的特性，有利于红细胞通过口径比其直径小的毛细血管和血窦孔隙。红细胞的可塑变形性能力和红细胞表面积与体积比值、细胞膜弹性成正比关系，与红细胞黏度成负变关系。衰老红细胞、球形红细胞及血红蛋白异常等均可使红细胞的可塑变形性能力降低。

2. 悬浮稳定性　红细胞的相对密度大于血浆的相对密度，在垂直静置的抗凝血中红细胞会逐渐下沉。红细胞能够相对稳定地悬浮于血浆中的特性称为悬浮稳定性（suspension stability）。以红细胞在第一小时末下沉的距离表示红细胞的沉降速度，称为红细胞沉降率（erythrocyte sedimentation rate，ESR），简称血沉。正常成年男性红细胞沉降率为 0 ～ 15mm/h，女性为 0 ～ 20mm/h。悬浮稳定性与血沉成反比关系。

红细胞能够相对稳定地悬浮于血浆中，是因为红细胞与血浆之间的摩擦力阻碍红细胞的下沉。红细胞的表面积与体积比较大，摩擦力也较大，故红细胞沉降速度慢。红细胞沉降率与血浆成分的变化有关，而与红细胞本身无关。妇女月经期、妊娠期、老年人等，多因纤维蛋白原的增高而致血沉增快。活动期肺结核、恶性肿瘤、风湿热等疾病时亦可增快。

3. 渗透脆性　红细胞在低渗盐溶液中发生膨胀破裂的特性称为红细胞渗透脆性（osmotic fragility）。红细胞在 0.9%NaCl 溶液中可保持其正常的形态和体积。若将红细胞悬浮于一系列浓度递减的 NaCl 溶液中，水将在渗透压的作用下渗入细胞，红细胞逐渐膨大呈球形，直至破裂溶血。正常人红细胞在 0.42%NaCl 溶液中开始部分发生溶血，在 0.35%NaCl 溶液中全部发生溶血。说明红细胞对低渗溶液具有一定的抵抗能力，且同一个体的红细胞对低渗溶液的抵抗能力不同。生理情况下，衰老红细胞对低渗溶液的抵抗能力低，渗透脆性高；新近成熟的红细胞抵抗能力高，渗透脆性低。某些疾病可影响红细胞渗透脆性，如遗传性球形红细胞增多症患者的红细胞渗透脆性增高。

（三）红细胞的生成和调节

在成年人，骨髓是生成红细胞的唯一场所。红细胞的发育是一个连续而又分阶段的过程。红骨髓内的造血干细胞分化成为红系定向祖细胞，再经过原红细胞、早幼红细胞、中幼红细胞、晚幼红细胞和网织红细胞阶段，成为成熟的红细胞。由原红细胞发育至网织红细胞并释放入血，历时 6 ～ 7 天。

● 案例 3-1

患者，女，35 岁，长期素食。自诉近一年来乏力、头晕、心悸、面色苍白，月经无异常。血常规：红细胞 2.5×10^{12}/L，血红蛋白 65g/L，白细胞及血小板正常；血涂片见红细胞大小不均，以小细胞为主，中央淡染区扩大。

问题： 1. 该患者最可能的诊断是什么？

2. 治疗原则是什么？

分析： 1. 该患者最可能是缺铁性贫血。因该患者长期素食，存在铁摄入不足；且为育龄期女性，月经可致体内铁丢失。结合临床表现和血常规等检查，可明确诊断。

2. 治疗以口服铁剂；调整饮食，摄入富含铁的食物为主。

1. 造血原料　在红细胞发育过程中，需要有足够的蛋白质、铁、叶酸、维生素B_{12}的供应；此外还需要氨基酸、维生素B_2、维生素B_6、维生素C、维生素E和微量元素铜、锰、钴、锌等。

（1）铁：是合成血红蛋白的必需原料。血红蛋白的合成自原红细胞开始持续到网织红细胞阶段。成人每天需要20～30mg铁用于红细胞生成，但每天仅需从食物中吸收1mg以补充排泄的铁，其余95%来自于衰老红细胞破坏释放出的内源性铁。当铁的摄入不足、吸收障碍或长期慢性丢失致机体缺铁时，血红蛋白合成减少，即缺铁性贫血，又称小细胞低色素性贫血。

（2）叶酸和维生素B_{12}：是合成DNA所需的重要辅酶。体内的叶酸在维生素B_{12}的参与下转化成四氢叶酸，进而参与DNA的合成。当叶酸和（或）维生素B_{12}缺乏时，DNA合成减少，幼红细胞分裂增殖减慢，引起巨幼红细胞性贫血。

2. 红细胞生成的调节　正常机体红细胞的生成和破坏保持动态平衡，血液中红细胞数目保持相对稳定。红细胞的生成主要受促红细胞生成素和雄激素的调节。

（1）促红细胞生成素（erythropoie-tin，EPO）：主要作用是促进晚期红系祖细胞的增殖和分化，还可加速幼红细胞的增殖和血红蛋白的合成，促进网织红细胞的成熟与释放。EPO是机体红细胞生成的主要调节物，对红细胞生成呈负反馈调节，从而使血液中红细胞数量保持相对稳定。EPO主要由肾脏产生，组织缺氧、高原环境、失血、贫血等可刺激其合成增多，慢性肾脏疾病时合成减少。

（2）雄激素：一方面作用于肾脏，增加促红细胞生成素的合成，促进红细胞生成；另一方面直接刺激骨髓，使骨髓造血功能增强，红细胞数量增多。因此，男性在青春期后红细胞数量多于女性。

（四）红细胞的破坏

成熟红细胞的平均寿命约为120天。衰老红细胞的脆性增加，容易在脾脏和骨髓被巨噬细胞吞噬，或在血管中因为机械冲击而被破坏。红细胞破坏后释放出血红蛋白，血红蛋白分进一步分解出铁、氨基酸和未结合胆红素；铁和氨基酸可被重新利用，未结合胆红素经肝脏代谢随胆汁排入肠道，最终排出体外。当血管内红细胞大量破坏时即发生溶血，血浆中血红蛋白浓度过高而经肾脏直接排出，出现血红蛋白尿。

链接

贫　血

贫血（anemia）是指人体外周血液红细胞数量、血红蛋白浓度低于正常。贫血临床表现的病理生理基础是血液携氧能力的降低导致组织器官缺氧，乏力是贫血患者最早出现和最常见的症状。红细胞生成不足、破坏过多或失血过多均可引起贫血。

三 白细胞生理

（一）白细胞的分类和数量

白细胞是一类无色、有核的血细胞。白细胞可分为中性粒细胞（neutrophil）、嗜酸粒细胞（eosinophil）、嗜碱粒细胞（basophil）、单核细胞（monocyte）和淋巴细胞（lymphocyte）。

中性粒细胞、嗜酸粒细胞、嗜碱粒细胞因胞质中含有嗜色颗粒，故总称为粒细胞（granulocyte）。正常成年人白细胞总数是（4～10）×10^9/L，其中中性粒细胞占60%、嗜酸粒细胞占0.5%～5%、嗜碱粒细胞占0%～1%、单核细胞占3%～8%、淋巴细胞占30%。白细胞总数因年龄和不同功能状态而存在生理波动：新生儿白细胞总数较成年人高，进食、疼痛、剧烈运动、情绪激动、妊娠等可使白细胞总数显著升高。

（二）白细胞的生理功能

白细胞的主要功能是防御异物的侵入，参与机体的免疫功能。白细胞的变形、游走、趋化、吞噬和分泌等特性是执行防御功能的生理基础。

1. 中性粒细胞　中性粒细胞是血液中主要的吞噬细胞，具有很强的变形游走性和吞噬活性。当细菌侵入机体时，在炎性趋化物（chemoattractants）的作用下，中性粒细胞自毛细血管渗出，游走并聚集到炎症区域吞噬并分解细菌，防止细菌在体内扩散。炎性产物可使骨髓内储存的中性粒细胞大量释放入外周血，有利于更多的中性粒细胞进入炎症区域。中性粒细胞吞噬数十个细菌后即发生自身解体，与被溶解的周围组织混合形成脓液。当外周血中性粒细胞减少至1.0×10^9/L时，机体的抵抗力明显降低，容易发生感染。

2. 嗜碱粒细胞　嗜碱粒细胞的胞质中含有嗜碱性染色的颗粒，能合成并释放组胺、肝素、过敏性慢反应物质、嗜酸粒细胞趋化因子A等。组胺和过敏性慢反应物质可使毛细血管通透性增加，引起局部充血水肿，并使支气管平滑肌收缩而引起荨麻疹、哮喘等过敏反应；肝素有很强的抗凝血作用，有助于血管保持通畅。此外，嗜碱粒细胞还可参与机体的脂肪低谢和抗寄生虫免疫应答。

3. 嗜酸粒细胞　嗜酸粒细胞缺乏溶菌酶，仅有较弱的吞噬能力而无杀菌能力，故在防御细菌感染中不起主要作用。但可限制肥大细胞和嗜碱粒细胞在过敏反应中的作用，并参与对蠕虫的免疫反应。在寄生虫感染、过敏反应时，常伴有嗜酸粒细胞增多。

4. 单核细胞　从骨髓进入血液的单核细胞是尚未成熟的细胞，在血液中停留2～3天后转移组织中，继续发育成巨噬细胞（macrophage），体积不断增大，具有比中性粒细胞更强的吞噬能力，可吞噬更多更大的细菌和颗粒。巨噬细胞大量存在于肝和脾、淋巴结、骨髓等器官，通过以下方面实现机体防御功能：①吞噬并杀灭侵入机体的病原微生物；②清理衰老的红细胞、血小板、坏死组织及变性的血浆蛋白；③参与特异性免疫应答的诱导和调节；④合成和释放一些能促进内皮细胞和平滑肌细胞生长的因子；⑤在炎症周围能进行细胞分裂并包围异物。

5. 淋巴细胞　淋巴细胞在免疫应答过程中起核心作用。根据细胞生长发育的过程和功能的不同，将淋巴细胞分成T淋巴细胞、B淋巴细胞和自然杀伤细胞（natural killer，NK）三大类。T淋巴细胞主要与细胞免疫有关；B淋巴细胞主要与体液免疫有关；自然杀伤细胞是构成机体天然免疫的重要防线，对杀伤肿瘤细胞有重要作用。

（三）白细胞的生成和调节

白细胞起源于骨髓中的造血干细胞。造血干细胞分化形成粒-单核系祖细胞和淋巴系祖细胞，再进一步发育成可识别的前体细胞，最后成为具有各种细胞功能的成熟白细胞。粒细胞的分化和增殖受集落刺激因子（colony stimulating factor，CSF）的调节。粒细胞抑素、乳铁蛋白和转化生成因子β等，可抑制粒细胞的增殖和生长，与白细胞生成刺激因子共同维持正常的粒细胞生成过程。淋巴细胞在骨髓和胸腺发育成熟，在骨髓中发育的称为B淋巴细胞，在胸腺中发育的称为T淋巴细胞。淋巴细胞在成熟过程中受白细胞介素的调节，T淋巴细胞还接受胸腺激素的作用。

（四）白细胞的破坏

由于白细胞主要在组织中发挥作用，淋巴细胞还可往返于血液、组织液及淋巴之间，并能增殖分化，故白细胞的寿命较难准确判断。中性粒细胞一般在循环血液中停留 8 小时左右即进入组织，4 ～ 5 天后衰老死亡。单核细胞在血液中停留 2 ～ 3 天后进入组织发育成巨噬细胞，在组织中可生存 3 个月左右。

四 血小板生理

（一）血小板的数量

正常成年人的血小板数量为（100 ～ 300）$\times 10^9$/L。血小板数量可有 6% ～ 10% 的生理波动范围，如午后较清晨高，冬季较春季高，剧烈运动后和妊娠中晚期可升高，静脉血中血小板数量较毛细血管血中高。

（二）血小板的生理特性

1. 黏附　血小板黏着于非血小板的表面称为血小板黏附。血小板不能黏附于正常内皮细胞的表面。当血管损伤暴露出内膜下的胶原纤维时，在血小板膜上的糖蛋白、内皮下成分和血浆 von Willebrand 因子的参与下，血小板黏附于内皮下的胶原纤维上。黏附是血小板发挥止血作用的第一步。血小板的黏附功能受损时，可能发生出血倾向。

2. 释放　血小板受到刺激后将储存在致密体、α- 颗粒或溶酶体内的物质排出的现象称为血小板释放（platelet release）或血小板分泌（platelet secretion）。释放的主要物质有二磷酸腺苷（ADP）、5- 羟色胺（5-HT）、Ca^{2+}、血小板因子（PF4、PF5）、血栓素 A_2（TXA_2）等，它们可促进血小板的活化和聚集，促进小血管收缩、血小板血栓形成和血液凝固，加速止血过程。

3. 聚集　血小板和血小板之间的相互黏着称为血小板聚集（platelet aggregation）。血小板聚集有两个时相：第一时相为可逆性聚集，发生较快，由组织受损后释放的 ADP 触发；第二时相为不可逆性聚集，发生缓慢，由血小板释放的内源性 ADP 引起。能引起血小板聚集的因素称为致聚剂。生理性致聚剂有 ADP、肾上腺素、5-HT、组胺、胶原纤维、TXA_2 等；病理性致聚剂有细菌、病毒、免疫复合物、药物等。致聚剂还能引起血小板释放反应，且使血小板的黏附、释放和聚集几乎同时发生。

4. 收缩　血小板具有收缩能力。血小板活化后，胞质内 Ca^{2+} 浓度增高引起血小板的收缩反应，使血凝块回缩。血小板数量减少或功能减退时，血块回缩不良。临床可根据体外血块回缩情况判断血小板的数量和功能。

5. 吸附　血小板表面可吸附血浆中多种凝血因子。当血管内皮破损时，血小板随即在破损局部黏附和聚集，吸附大量凝血因子，使破损局部凝血因子浓度显著升高，有利于血液凝固和生理性止血。

（三）血小板的生理功能

1. 维持血管内皮的完整性　血小板可黏附并融合到血管内皮中，以填补内皮细胞脱落留下的空隙，及时修补血管壁，从而维持血管内皮的完整性。血小板还可释放血管内皮生长因子和血小板源生长因子，促进内皮细胞、平滑肌细胞和成纤维细胞增殖，有利于受损血管修复。

当血小板降至 $50 \times 10^9/L$ 时，毛细血管脆性增高，微小的创伤或仅血压升高就可使血管破裂而出现小的出血点。

2. 参与生理性止血　正常情况下，小血管受损后引起的出血可在几分钟内自行停止的现象称为生理性止血。生理性止血主要包括血管收缩、血小板血栓形成和血液凝固三个过程。血小板的止血功能与其黏附、释放、聚集等生理特性密切相关，具体为：①释放 5-HT、组胺、TXA_2 等引起血管收缩，使破损口减小，出血速度减慢；②血小板黏附聚集在血管受损出的胶原纤维，形成血小板血栓，堵塞伤口，达到初步的止血作用；③吸附血浆中的凝血因子，加速血液凝固，实现有效止血。临床通过测定出血延续的时间判断生理性止血功能的状态。

3. 促进凝血　血小板内含有一系列与血液凝固过程相关的因子，因而具有较强的促进血液凝固的作用。较为肯定的血小板因子（PF）有纤维蛋白原激活因子（PF_2）、血小板磷脂表面（PF_3）、抗纤溶因子（PF_6）等。

（四）血小板的生成和调节

血小板是从骨髓成熟的巨核细胞胞质裂解脱落下来的具有生物活性的小块胞质。造血干细胞首先分化生成巨核系祖细胞，然后再分化为原始巨核细胞，经过巨幼核细胞最后发育为成熟巨核细胞。巨核细胞增殖、分化受巨核系集落刺激因子（M-CSF）和血小板生成素（TPO）的调节。临床实验显示，重组人血小板生成素可有效促进血小板的生成。

（五）血小板的破坏

血小板进入血液后，寿命为 7 ～ 14 天，但只在最初两天具有生理功能。实验证明血小板的破坏随血小板的衰老而增多。衰老的血小板在脾、肝和肺组织中被吞噬。此外，在生理止血活动中，血小板自身将解体，故还可在发挥其生理功能时被消耗。

案例 3-2

患者，女，18 岁，发热伴鼻黏膜出血、皮肤紫癜 2 周。查体：舌尖可见血疱，双下肢可见瘀斑，肝脾及浅表淋巴结未触及，胸骨无压痛。血常规：血红蛋白 52g/L，白细胞 $2.0 \times 10^9/L$，分类中性粒细胞 24%，淋巴细胞 75%，嗜碱粒细胞 1%，血小板 $22 \times 10^9/L$，网织红细胞 0.1%。胸部 X 线片显示右下肺炎。

问题：1. 该患者最可能的诊断是什么？

2. 为明确诊断需要的检查是什么？

分析：1. 该患者最可能是再生障碍性贫血。因该患者主要临床表现为贫血、出血、感染；血常规显示全血细胞减少，网织红细胞减少。结合临床表现和血常规等检查，可作出初步诊断。

2. 为明确诊断需要的检查是骨髓穿刺涂片。骨髓穿刺涂片是血液性疾病诊断最可靠的依据。

第 3 节　血液凝固与纤维蛋白溶解

一　血液凝固

血液由流动的液体状态变成不能流动的凝胶状态的过程称为血液凝固（blood

coagulation），简称凝血。血液凝固的实质是血浆中的可溶性纤维蛋白原转变成不溶性的纤维蛋白的过程。纤维蛋白交织成网，并网罗血细胞而形成血凝块。血液凝固是一系列复杂的酶促反应过程，需要多种凝血因子的参与。

（一）凝血因子

血浆与组织中直接参与凝血的物质，统称为凝血因子（coagulation factor）。目前已知的凝血因子主要有14种，其中已按国际命名法按发现的先后顺序用罗马数字编号的有12种（表3-2），即凝血因子Ⅰ-ⅩⅢ（简称FⅠ-FⅩⅢ，其中FⅥ是血清中活化的FV$_a$，已不再被视为一个独立的凝血因子）；此外，还有前激肽释放酶、高分子激肽原等。

表3-2　按国际命名法编号的凝血因子

编号	同义名	编号	同义名
因子Ⅰ	纤维蛋白原	因子Ⅷ	抗血友病因子
因子Ⅱ	凝血酶原	因子Ⅸ	血浆凝血激酶
因子Ⅲ	组织凝血激素	因子Ⅹ	Stuart-Prower 因子
因子Ⅳ	Ca^{2+}	因子Ⅺ	血浆凝血激酶前质
因子Ⅴ	前加速素	因子Ⅻ	接触因子
因子Ⅶ	前转变素	因子ⅩⅢ	纤维蛋白稳定因子

凝血因子的特征：①除FⅣ为Ca^{2+}外，其余已知的凝血因子均为蛋白质，且FⅡ、FⅦ、FⅨ、FⅩ、FⅪ、FⅫ及前激肽释放酶都是丝氨酸蛋白酶，激活后能对特定的肽链进行水解；②除FⅢ（组织因子）外，其他凝血因子均存在于血浆中，且大多数在肝脏合成，其中FⅡ、FⅦ、FⅨ、FⅩ的合成必须有维生素K参与，故它们又称维生素K依赖性凝血因子；③具有酶特性的凝血因子在正常情况下以无活性的酶原形式存在，必须在激活后才能具有活性，通常在凝血因子代号的右下角标“a”表示激活的因子，如FⅠ$_a$、FⅡ$_a$；④FⅢ、FⅤ、FⅧ和高分子激肽原在凝血反应中起辅助因子的作用，可使丝氨酸蛋白酶凝血因子的催化速率增快成千上万倍。

（二）凝血过程

凝血过程是凝血因子按一定的顺序相继激活而形成的连锁反应，最终结果是纤维蛋白原变为纤维蛋白。因此，凝血过程可分为凝血酶原酶复合物的形成、凝血酶原的激活和纤维蛋白的生成三个基本步骤（图3-1）。

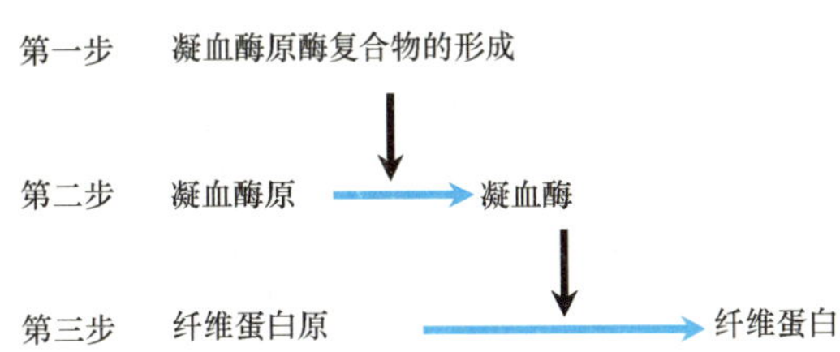

图3-1　凝血过程的三个基本步骤

1. 凝血酶原酶复合物的形成　根据启动方式和参与的凝血因子不同，将凝血酶原酶复合物的形成途径分为内源性凝血途径（intrinsic pathway）和外源性凝血途径（extrinsic pathway）。两条途径中的某些凝血因子可以相互激活，故两者之间并不各自完全独立，而是相互密切联系。

（1）内源性凝血途径：参与凝血的因子均来自血液。通常因血液与带负电荷的异物表面（体内为胶原纤维，体外为玻璃、棉纱、金属等）接触而启动。内源性凝血途径从因子Ⅻ的激活开始。一般是FⅫ接触血管内膜下胶原纤维而被激活为FⅫ$_a$；此外，FⅫ$_a$还可激活前激肽释放酶成为激肽释放酶，后者反过来又能激活FⅫ生成FⅫ$_a$，形成内源性凝血途径的正反馈效应。FXII_a的主要功能是激活FXI成为FXI_a。从FXII结合于异物表面到FXI_a的形成过程称为表面激活。高分子激肽原在表面激活过程中起着辅助因子的作用。

表面激活形成的FXI_a在Ca^{2+}存在的情况下激活FIX成为FIX_a。FXI_a、FVIII_a、Ca^{2+}在血小板膜磷脂表面结合形成因子X酶复合物（tenase complex），进一步激活FX成为FX_a。FIX_a是FX真正的激活物，血小板提供了相互作用的表面，FVIII_a为辅助因子，使FIX_a对FX的激活速度提高20万倍。先天性缺乏FVIII、FIX、FXI时，因子X酶复合物形成障碍，凝血过程非常缓慢，微小创伤就可引起出血不止，分别称为甲型、乙型、丙型血友病，其中甲型血友病最常见。

（2）外源性凝血途径：由来自血液之外的组织因子即FIII与血液接触而启动的凝血过程，又称组织因子途径。组织因子广泛存在于血管外组织中，尤其在脑、肺和胎盘组织中特别丰富。当血管损伤时，暴露出的组织因子在Ca^{2+}存在的情况下，与FVII_a结合形成FVII_a-组织因子复合物，迅速激活FX生成FX_a。在此过程中：Ca^{2+}的作用是将FVII与FX都结合在FIII所提供的磷脂上，以便FVII_a催化FX生成FX_a；生成的FX_a可反过来激活FVII，促使更多的FX被激活，形成外源性凝血途径的正反馈效应；FIII又作为辅助因子，使FVII_a催化FX生成FX_a的效力提高1000倍。此外，FVII_a-组织因子复合物在Ca^{2+}的参与下还能激活FIX生成FIX_a，FIX_a能与FVII_a结合激活FX生成FX_a。因此，FVII_a-组织因子复合物的形成，使内源性凝血途径和外源性凝血途径相互联系、相互促进，共同完成凝血过程。由于外源性凝血途径所涉及的凝血因子和反应步骤相对较少，故激活生成FX_a的速度比内源性凝血途径快。

在生理情况下，直接与循环血液接触的血细胞和内皮细胞不表达组织因子。在病理状态下，细菌内毒素、补体、免疫复合物、肿瘤坏死因子等均可刺激血管内皮细胞和单核细胞表达组织因子，从而启动凝血过程。

由内源性凝血途径和外源性凝血途径生成的FX_a，在Ca^{2+}存在的情况下与FV_a连接在血小板磷脂膜表面形成FX_a-FV_a-Ca^{2+}-磷脂复合物，即凝血酶原酶复合物，其作用在于激活凝血酶原。

2. 凝血酶原的激活和纤维蛋白的生成　凝血酶原（FII）在凝血酶原酶复合物的作用下激活成为凝血酶（FII_a）。凝血酶原酶复合物中的FV_a为辅助因子，可使FX_a激活凝血酶原的速度提高10 000倍。凝血酶是一种多功能凝血因子，主要作用：①催化纤维蛋白原脱下四段小肽，转变成为纤维蛋白单体；②激活FXIII生成FXIII_a，后者在Ca^{2+}的作用下使纤维蛋白单体聚合形成不溶于水的交联纤维蛋白多聚体；③激活FV、FVIII、FIX，形成凝血过程中的正反馈机制；④活化血小板，为凝血因子提供带负电荷的磷脂表面，从而加速凝血过程。

凝血是凝血因子相继激活的酶促反应，每一步反应均有放大效应，故整个凝血过程呈现出巨大的放大现象。凝血过程可概括表达于图3-2。

二 抗凝

正常情况下，循环血液不会凝固，即使组织损伤发生生理性止血时，产生的止血栓也仅限于受损的局部，不会扩展到全身，这表明在体内诸多因素综合作用下使生理性凝血过程受到严格的控制。生理性抗凝物质有以下几种。

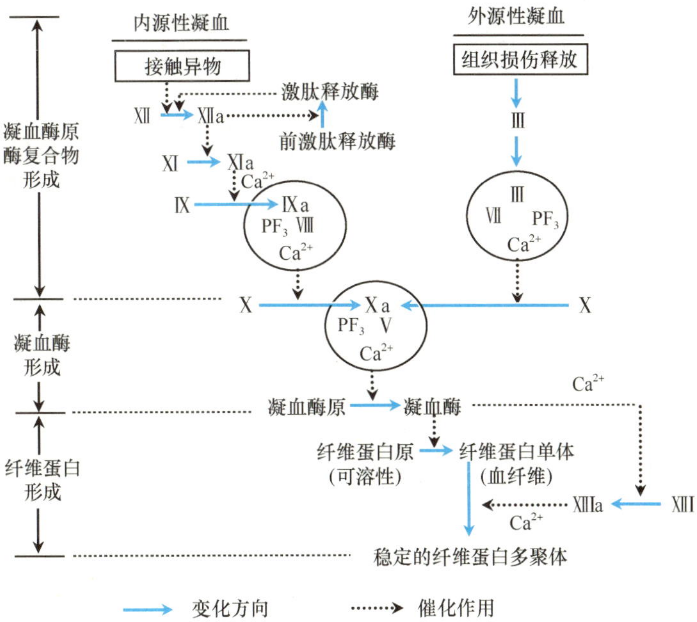

图 3-2 凝血过程示意图

1. 抗凝血酶Ⅲ 由肝细胞和血管内皮细胞合成，是丝氨酸蛋白酶抑制物，能够与内源性凝血途径产生的FII_a、FVII、FIX_a、FX_a、FXII_a结合形成复合物，从而抑制凝血活性。

2. 组织因子途径抑制物 主要由血管内皮细胞产生，是外源性凝血途径的特异性抑制剂。其作用是直接抑制FX_a活性，在Ca^{2+}存在的情况下灭活FVII_a-组织因子复合物，以负反馈方式抑制外源性凝血途径。

3. 蛋白质C 由肝细胞合成，其合成需维生素K的参与，以酶原的形式存在于血浆中。被凝血酶激活的蛋白质C可使FVIII_a、FV_a水解灭活，抑制FX和FⅡ的激活；此外，蛋白质C还有促进纤维蛋白溶解的作用。

4. 肝素 主要由肥大细胞和嗜碱粒细胞产生，通过增强抗凝血酶Ⅲ的活性而间接发挥抗凝作用。肝素还可抑制凝血酶原的激活，抑制血小板的黏附、聚集和释放，刺激血管内皮细胞释放组织因子抑制物。因此，肝素在体内、外均有很强的抗凝作用，临床常作为抗凝剂防止血管内凝血和血栓形成。

链接

抗凝措施和促凝措施

临床工作或实验中常常需要采取各种措施保持血液不发生凝固或加速血液的凝固。阻断或延缓血液凝固过程的措施称为抗凝；加速血液凝固的过程称为促凝。①降低温度至10℃以下时，参与血液凝固的酶活性降低，可延缓血液凝固；适当升高温度（40℃以下），可增强酶的活性，促进血液凝固。②光滑的表面可减少血小板的黏附和聚集，减弱凝血过程的触发和凝血酶的形成；而粗糙表面可激活FⅦ、加速血小板的解体，起到促凝作用，故临床手术中用温热生理盐水纱布压迫止血。③Ca^{2+}参与血液凝固的多个环节，去除血浆中的Ca^{2+}可防止血液凝固。④多种凝血因子的合成依赖维生素K的参与，新生儿补充维生素K可促进凝血因子合成，预防出血症的发生。

三 纤维蛋白溶解

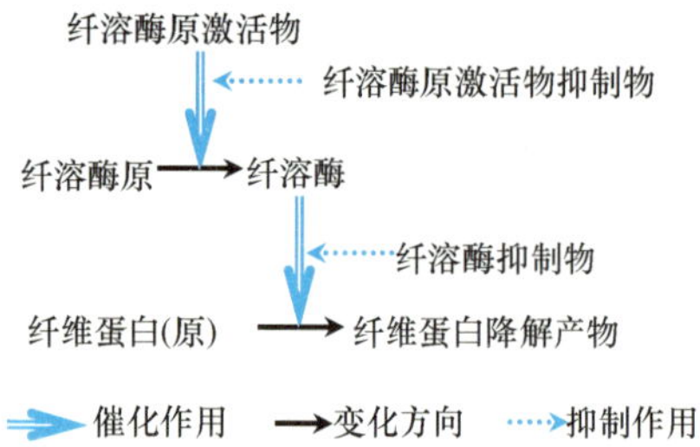

图 3-3 纤维蛋白溶解系统激活与抑制示意图

血块中的纤维蛋白被分解、液化的过程称为纤维蛋白溶解，简称纤溶（fibrinolysis）。纤维蛋白溶解使生理性止血过程中产生的血凝块在发挥止血作用后即被溶解，防止血栓形成，保证血液畅通，并有利于组织修复和血管再生。止血栓的溶解主要依赖于纤维蛋白溶解系统，简称纤溶系统。纤溶系统包括纤溶酶原、纤溶酶、纤溶酶原激活物、纤溶抑制物。纤溶过程分为纤溶酶原的激活与纤维蛋白的降解两个阶段（图 3-3）。

1. 纤溶酶原的激活　纤溶酶原主要在肝、骨髓、嗜酸粒细胞及肾脏合成。正常情况下，血浆中的纤溶酶原不具有活性，只有在纤溶酶原激活物的作用下激活成为纤溶酶后才能发挥作用。根据纤溶酶原激活物的分布部位，将其分为三类。①血管激活物：由血小板内皮细胞合成并释放入血，能特异性地结合纤维蛋白。当血管内出现血凝块时，刺激血管内皮细胞释放大量激活物，激活物结合于血凝块的纤维蛋白上，发挥局部溶栓作用，保持血流通畅。②组织激活物：广泛存在于多种组织中，通过激活纤溶酶原而发挥溶栓作用。肾释放的尿激酶是组织激活物，临床上常被用作溶栓剂；子宫、甲状腺、肺等含组织激活物较多，在创伤后常有出血不易凝固或术后易有渗血现象；子宫内膜组织含激活物多，故月经血不凝固。③依赖于FⅦ$_a$的激活物：FⅦ$_a$使前激肽释放酶激活成为激肽释放酶，后者可激活纤溶酶原，促进纤维蛋白溶解，且该类激活物可使血液凝固和纤维蛋白溶解保持动态平衡。

2. 纤维蛋白与纤维蛋白原的降解　纤溶酶是一种活性很强的蛋白水解酶，能将纤维蛋白或纤维蛋白原分解成许多可溶性的小肽片段，该类小肽片段称为纤维蛋白降解产物。纤维蛋白降解产物不再发生凝固，而且部分小肽还具有抗凝作用。此外，纤溶酶还能水解FⅡ、FⅤ、FⅧ和FⅫ，当纤溶亢进时，可因凝血因子被大量分解和纤维蛋白降解产物的抗凝作用而发生出血或出血倾向。

第 4 节　血量、血型和输血原则

一 血量

血量（blood volume）是指全身血液的总量，即血浆和血细胞的总和。正常成人的血量占体重的 7% ～ 8%，即每公斤体重有 70 ～ 80ml 血液。全身血液的大部分在心血管系统中快速循环流动，称为循环血量；小部分血液滞留在肝、肺、腹腔静脉及皮下静脉丛内，流动缓慢，称为储存血量。在运动或大出血等情况下，储存血量可被动员释放出来，以补充循环血量。正常情况下，由于神经、体液的调节作用，体内血量保持相对恒定。人体一次失血不超过 10%（约 500ml），血量可很快恢复，不会对机体造成影响；若急性失血超过 20%，可引起血量不足，机体各种生命活动将受到影响；若急性失血超过 30%，可危及生命。

二 血型

血型（blood group）通常是指红细胞膜上特异性抗原的类型。除红细胞外，白细胞、血小板和组织细胞也存在特异性抗原。例如，人类白细胞抗原是引起器官移植后免疫排斥反应最重要的抗原，血小板抗原与输血后血小板减少有关。因此，血型的研究具有重要意义。

（一）ABO 血型系统

1. ABO 血型系统的分型　ABO 血型系统中有两种不同的抗原，即 A 抗原和 B 抗原。根据红细胞膜上是否存在这两种抗原将血型分为 4 种：红细胞膜上只含有 A 抗原者为 A 型，只含有 B 抗原者为 B 型，同时含有 A、B 两种抗原者为 AB 型，两种抗原均无者为 O 型。血型抗原在人群中的分布因地域和民族的不同而有差异。在我国汉族人群中，ABO 血型的分布为 A 型、B 型、O 型各约占 30%，AB 型约占 10%。

血型抗体有天然抗体和免疫性抗体两类。ABO 血型系统存在天然抗体，即抗 A 抗体和抗 B 抗体（表 3-3）。不同血型的人血清中含有不同的抗体，但不会含有与红细胞自身抗原相结合的抗体。在 A 型血的血清中只含抗 B 抗体；B 型血的血清中只含抗 A 抗体； AB 型血的血清中既无抗 A 抗体，也无抗 B 抗体；O 型血的血清中同时含抗 A、抗 B 两种抗体。

ABO 血型还有亚型，其中最重要的是 A 型中 A_1 和 A_2 亚型。A_1 亚型红细胞膜上含有 A 抗原和 A_1 抗原，血清中只含有抗 B 抗体；A_2 亚型红细胞膜上只含有 A 抗原，血清中含有抗 A_1 抗体和抗 B 抗体。同理，AB 型也有 A_1B 和 A_2B 两种主要亚型（表 3-3），故在输血时应注意 A 亚型的存在。

表 3-3　ABO 血型系统的抗原和抗体

血型	亚型	红细胞膜上的抗原	血清中的抗体
A 型	A_1	$A+A_1$	抗 B
	A_2	A	抗 B+ 抗 A_1
B 型	B 型	B	抗 A
AB 型	A_1B	$A+A_1+B$	无
	A_2B	A+B	抗 A_1
O 型	O 型	无 A 无 B	抗 A+ 抗 B

若将血型不相容的两个人的血液滴在玻片上混合，其中的红细胞立即凝集成簇，该种现象称为红细胞凝集（agglutination）。在补体的作用下，可引起凝集的红细胞破裂发生溶血。当人体输入血型不相容的血液时，在血管内可发生同样的凝集、溶血情况，甚至危及生命。红细胞凝集的本质是抗原抗体反应。红细胞膜上的特异性抗原为凝集原（agglutinogen），能与凝集原发生反应的特异性抗体称为凝集素（agglutinin）。

2. ABO 血型的遗传　血型是先天遗传的。ABO 血型系统的遗传由 9 号染色体上的 A、B、O 三个等位基因控制。

3. ABO 血型的鉴定　正确鉴定血型是保证输血安全的基础。常规 ABO 血型的定型包括正向定型和反向定型。正向定型是用已知的血清抗体（抗 A 抗体或抗 B 抗体）与待鉴定的红细胞相混合，根据是否发生凝集反应来判断待鉴定红细胞膜上的抗原类型。反向定型是用已知血型的红细胞与待鉴定的血清相混合，根据是否发生凝集反应来判断待鉴定血清中所含的抗体类型。

（二）Rh 血型系统

1. Rh 血型系统的发现与分布　Rh 抗原最早发现于恒河猴（Rhesus monkey）的红细胞，故命名为 Rh 抗原。人类红细胞上可存在与恒河猴红细胞相同的 Rh 抗原，把存在 Rh 抗原的血型称为 Rh 阳性血型，不存在 Rh 抗原的血型称为 Rh 阴性血型。我国汉族人群中，约 99%

的人为 Rh 阳性血型，约 1% 的人为 Rh 阴性血型；但在有些少数民族人群中，Rh 阴性血型所占比例较大，如塔塔尔族约有 15.8%，苗族约有 12.3%。

2. Rh 血型系统的抗原　Rh 血型系统是红细胞血型系统中最复杂的一个系统。目前已经发现 40 多种 Rh 抗原，与临床关系密切的是 D、E、C、c、e 五种抗原，其中 D 抗原的抗原性最强，故临床意义最为重要。医学上通常将红细胞上含有 D 抗原者称为 Rh 阳性，不含有 D 抗原者称为 Rh 阴性。Rh 抗原只存在于红细胞，出生时已发育成熟，其他组织和细胞尚未发现存在 Rh 抗原。

3. Rh 血型系统的抗体及临床意义　Rh 血型系统不存在天然的抗 Rh 抗体。只有当 Rh 阴性者在接受 Rh 阳性血液后才会通过体液免疫产生抗 Rh 抗体。输血后 2 ～ 4 个月后血清中抗 Rh 抗体的水平达到高峰，故 Rh 阴性受血者在第一次接受 Rh 阳性血液时一般不发生明显的输血反应，但在第二次或多次输入 Rh 阳性血液时，即可发生抗原 - 抗体反应，输入的红细胞将被破坏而发生溶血。

抗 Rh 抗体主要为 IgG，分子较小，容易透过胎盘。妊娠时母亲与胎儿 Rh 血型不合可以引起胎儿红细胞发生溶血，造成新生儿溶血症：Rh 阴性的母亲孕育 Rh 阳性的胎儿，胎儿红细胞上的 D 抗原可随胎盘绒毛脱落进入母体，刺激母体产生抗 Rh 抗体。当母亲再次孕育 Rh 阳性胎儿时，母亲体内的抗 Rh 抗体可通过胎盘进入胎儿血液，使红细胞发生凝集和溶血，造成新生儿溶血症，严重者可致胎儿死亡。故 Rh 阴性母亲生育第一胎后，需及时输注特异性抗 D 免疫球蛋白，以中和进入母亲体内的 D 抗原，防止 Rh 阳性胎儿红细胞对母体的致敏作用，预防新生儿溶血症的发生。

人类白细胞抗原存在于人类白细胞的细胞膜上，又称主要组织相容性抗原（human leukocyte antigen，HLA）。他们和血型抗原一样，也由遗传决定，受染色体上的基因控制。HLA 系统由数量众多的抗原组成，是一个极为复杂的抗原系统。不同的个体（同卵双生者除外）其组织细胞的组织相容性抗原绝大多数不完全相同，因此，在同种异体进行器官移植时，常因供者移植物中存在受者所没有的抗原成分，刺激受者产生对移植物的免疫反应，导致移植物受到排斥而坏死。无关个体之间 HLA 完全相同的概率极低，所以 HLA 的分型也是法医学上用于鉴定个体或亲子关系的重要手段之一。

三 输血的原则

输血是临床上抢救伤员、治疗疾病和保证某些手术顺利进行的重要措施。如果输入的血型不合会发生严重的溶血反应，甚至危及生命。为做到安全输血，必须遵守输血的原则。

输血前首先必须鉴定血型，保证供血者和受血者的 ABO 血型相合。对于育龄期女性和需要反复输血的患者，还必须使供血者和受血者的 Rh 血型相合，以避免受血者在被致敏后产生抗 Rh 抗体。

即使在 ABO 血型相同的人之间进行输血，输血前也必须进行交叉配血试验（cross-match test）。即把供血者的红细胞与受血者的血清相混合，称为交叉配血主侧；把受血者的红细胞和供血者的血清相混合，称为交叉配血次侧。交叉配血试验既能检验血型鉴定是否有误，又能发现供血者和受血者的红细胞或血清中是否还存在其他不相容的血型抗原或抗体。如果试验的两侧均无凝集反应，称为配血相合，可以输血；如果主侧有凝集反应，称为配血不合，无论次侧是否凝集都不能输血；如果主侧无凝集反应，次侧有凝集反应，称为配血基本相合，在紧急情况下必须输血时可以缓慢、少量输入血液，并密切观察受血者的情况，如发生输血反应，应立即停止输血。配血基本相合者应避免反复输血。

输血反应是输血或血液制品引起的不良反应，由供者、受者之间血细胞表面同种异型抗原型别不同所致，常见于红细胞ABO血型不合导致的溶血反应。除了溶血反应还有非溶血性反应，如过敏反应、发热反应等。

以往O型血的人曾被称为“万能供血者”，认为O型血的红细胞膜上无A抗原和B抗原，他们的血液输给其他血型的人时，其红细胞不会与受血者的血清抗体发生反应。但当输入血量较多时，供血者血清中的抗体未被受血者的血浆足够稀释时，将引起受血者的红细胞广泛凝集，故把O型血的人称为“万能供血者”是不可取的。同理，把AB型血的人称为“万能受血者”也是不可取的。

随着医学和科学的进步，血液成分分离技术的广泛应用及成分血质量的不断提高，输血疗法已经从原来的单纯输血发展为成分输血（transfusion of blood components）。成分输血就是把人血中的各种有效成分如红细胞、白细胞、血小板和血浆，分别制备成高纯度或高浓度的制品，根据不同患者的需求进行输注。临床工作中由于异体输血可能传播肝炎、艾滋病等，故自体输血疗法发展迅速。

目标检测

一、选择题

A_1 型题

1. 血细胞比容是指红细胞（　　）
   A. 与血浆容积之比
   B. 与血管容积之比
   C. 与白细胞容积之比
   D. 在血液中所占的容积百分比
2. 正常人血液的pH为（　　）
   A. 7.15～7.25　　B. 7.25～7.35
   C. 7.35～7.45　　D. 7.45～7.55
3. 肝硬化患者容易发生凝血障碍，主要是由于（　　）
   A. 血小板减少
   B. 某些凝血因子合成减少
   C. 维生素K减少
   D. 抗凝血酶Ⅲ减少
4. 肝肾疾病时可导致血浆蛋白减少，引起水肿的原因是（　　）
   A. 血浆晶体渗透压下降
   B. 血浆胶体渗透压下降
   C. 毛细血管通透性增加
   D. 淋巴液回流减少
5. 构成血浆晶体渗透压的主要成分是（　　）
   A. NaCl　　B. KCl
   C. $CaCl_2$　　D. $MgCl_2$
6. 构成血浆胶体渗透压的主要成分是（　　）
   A. α-球蛋白　　B. β-球蛋白
   C. γ-球蛋白　　D. 白蛋白
7. 红细胞沉降率变快主要是由于（　　）
   A. 红细胞比容增大
   B. 血浆白蛋白含量增多
   C. 血浆球蛋白含量增多
   D. 血浆纤维蛋白原增多
8. 下列哪种物质是制造血红蛋白必需的（　　）
   A. 维生素B_{12}　　B. 铁
   C. 叶酸　　D. 维生素K
9. 促红细胞生成素主要由人体的哪个器官产生（　　）
   A. 肝脏　　B. 肺脏
   C. 肾脏　　D. 心脏

10. 在生理情况下，使血小板聚集的最重要的物质是（　　）
A. 外源性 ADP
B. 血小板释放的内源性 ADP
C. 血小板内的 cAMP
D. 血小板释放的 5-HT

11. 某人的红细胞与 B 型血的血清发生凝集，其血清与 B 型血的红细胞也发生凝集，此人的血型是（　　）
A. A 型　　B. B 型
C. AB 型　　D. O 型

二、简答题

1. 简述血浆渗透压的形成和生理意义。
2. 简述血液的功能。
3. 根据红细胞的生成过程和调节机制分析哪些原因可引起贫血。

（王荣德）

第4章 血液循环

血液循环（blood circulation）是指血液在心脏和血管内按一定方向周而复始地流动。心脏是血液循环的动力器官，血管是输送血液、分配血量的管道和物质交换的场所。血液循环的主要功能是完成体内的物质运输，包括运输营养物质、代谢产物，以维持内环境稳态和保证机体新陈代谢的正常进行；运输内分泌激素和其他体液物质，实现机体的体液调节等。血液循环一旦停止，生命也将随之终止。

第1节 心脏生理

心脏的主要功能是通过心肌的节律性收缩和舒张完成泵血，是以心肌细胞的生物电活动为基础的。掌握心肌的生物电活动规律，对于理解心肌的生理特性有着十分重要的意义。

一 心肌的生物电现象

心肌细胞可分为两类：一类是工作细胞，包括心房肌和心室肌，具有收缩功能；另一类是自律细胞，构成心脏特殊传导系统，包括窦房结、房室交界、房室束及左右束支、浦肯野纤维，具有自动产生节律性兴奋的能力（结区细胞除外）。

（一）心室肌细胞的生物电现象

1. 静息电位心室肌细胞的静息电位约为 -90mV，产生机制与骨骼肌细胞和神经纤维相似，是由 K^+ 外流形成的 K^+ 电 - 化学平衡电位。

2. 动作电位心室肌细胞的动作电位比较复杂，持续时间较长。包括去极化和复极化两个过程，可分为 0、1、2、3、4 共五期（图 4-1）。

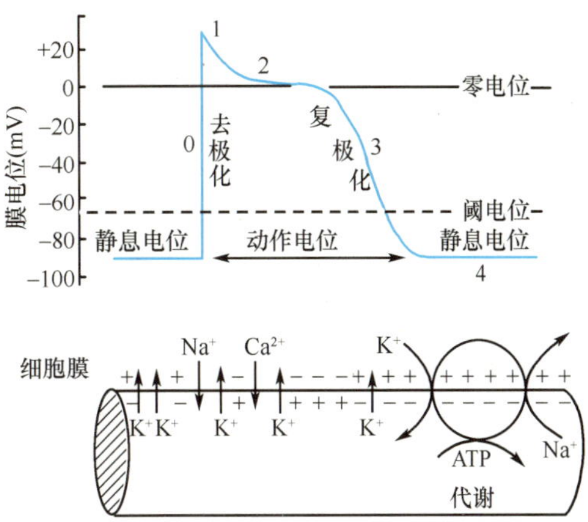

图 4-1 心室肌细胞动作电位和主要离子跨膜转运示意图

（1）0 期（去极化过程）：心室肌细胞兴奋时，膜内电位由静息时的 -90mV 迅速上升到 +30mV 左右，构成动作电位的上升支。0 期去极化的时间短（1 ～ 2 毫秒），速度快，但去极化幅度很大（约 120mV）。其产生机制和骨骼肌、神经纤维基本相同，是细胞膜上的钠通道开放，大量Na^+快速内流形成的Na^+电-化学平衡电位。

（2）1期（快速复极初期）：在复极化初期，膜内电位由+30mV快速降到0mV左右，历时约10毫秒。1期是由于钠通道失活关闭，Na^+内流停止，而钾通道开放，K^+快速外流所致。

（3）2期（平台期）：此期复极化过程变得非常缓慢，膜内电位基本保持在零电位水平，动作电位的波形平坦，故称为平台期，历时100～150毫秒。此期的形成主要是由于细胞膜上钙通道开放，Ca^{2+}缓慢内流，同时仍有少量K^+继续外流，两种方向相反的离子流处于平衡状态的结果。平台期是心室肌细胞动作电位持续时间长的主要原因，也是心室肌细胞区别于骨骼肌细胞、神经纤维动作电位的主要特征。

（4）3期（快速复极末期）：此期复极化速度加快，膜内电位由0mV左右迅速下降到-90mV，历时100～150毫秒。3期的形成是由于2期末Ca^{2+}内流停止而K^+外流增加所致。

（5）4期（静息期）：此期膜电位已恢复并稳定在静息电位水平，故称为静息期。由于在动作电位产生过程中，有一定量的Na^+、Ca^{2+}内流和K^+外流，使细胞内、外原有的离子浓度发生改变，这种改变激活了细胞膜上的离子泵，将Na^+、Ca^{2+}迅速泵出，将K^+泵入，从而恢复膜内外正常离子浓度，以保持心室肌细胞正常的兴奋性。

（二）心肌自律细胞的生物电现象

与心室肌细胞相比，自律细胞生物电的主要区别在于动作电位4期的不同。心室肌细胞4期膜电位稳定在静息电位水平，而自律细胞4期膜内电位不稳定。当3期复极达到最大值（最大复极电位）后，4期的膜电位并不稳定于这一水平，而是立即开始自动去极化，当去极化达阈电位水平时即刻爆发一次新的动作电位。如此周而复始，动作电位按一定的节律不断地产生。因此，4期自动去极化是自律细胞产生自动节律性兴奋的基础，也是自律细胞与非自律细胞的主要区别。不同类型的自律细胞，其4期自动去极化的速度不同，形成机制也有差异。

1. 窦房结P细胞　窦房结P细胞的动作电位与心室肌细胞和浦肯野细胞明显不同，具有以下特征：①0期去极化幅度小（约70mV），速度慢，膜内电位仅上升到0 mV左右。此期是当自动去极化到达阈电位水平时，膜上慢钙通道被激活开放，Ca^{2+}缓慢持久内流引起的。②无明显的1期和2期，只有3期。3期是由于钙通道失活，Ca^{2+}内流停止，K^+外流增加所致。③4期膜内电位不稳定，当膜电位复极达-70mV时，钾通道失活，K^+外流逐渐减少，Na^+内流逐渐增强，以及钙通道开放内流，膜内电位缓慢上升，出现4期自动去极化，达到阈电位水平时爆发新的动作电位（图4-2）。其自动去极化速度快，故窦房结P细胞的自律性最高，是控制心脏活动的正常起搏点。

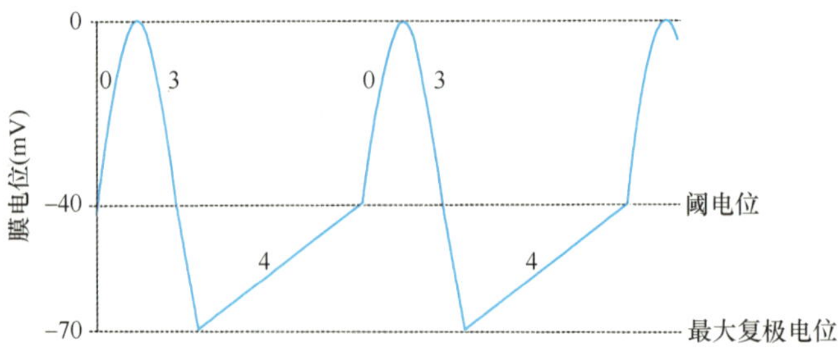

图4-2　窦房结P细胞动作电位示意图

2. 浦肯野细胞　浦肯野细胞主要分布在房室束及其分支，其动作电位的形态、产生机制与心室肌细胞相似，不同的是4期膜电位不稳定，可缓慢自动去极化。其4期自动去极化的主要机制包括进行性增强的 Na^+ 内流和进行性衰减的 K^+ 外流（以前者为主）。浦肯野细胞 4 期自动去极化速度很慢，其自律性较低。

二 心肌的生理特性

心肌组织具有兴奋性、自律性、传导性和收缩性四种生理特性。其中前三者以心肌细胞的生物电活动为基础，属于电生理特性。后者以心肌细胞内收缩蛋白的功能活动为基础，属于机械特性。心肌组织的这些生理特性共同决定着心脏的活动。

（一）心肌的兴奋性

心肌细胞具有接受刺激产生兴奋的能力或特性，称为兴奋性。

1. 心肌兴奋性的周期性变化　心肌细胞每产生一次兴奋，其兴奋性可发生一系列周期性的变化。现以心室肌细胞为例来说明（图 4-3）。

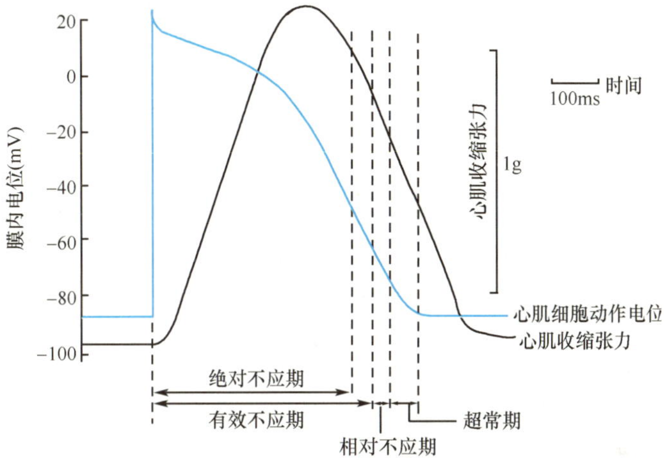

图 4-3　心室肌细胞兴奋性的周期性变化及其与机械收缩的关系

（1）有效不应期：从心室肌细胞动作电位的 0 期去极化开始到 3 期复极化达 -60mv 这段时期，对任何强度的刺激都不能产生动作电位，称为有效不应期。有效不应期包括绝对不应期和局部反应期。绝对不应期是指从动作电位 0 期去极化开始到 3 期复极化达 -55mV 这段时期，钠通道失活，心肌细胞兴奋性为零，对任何强度的刺激均不产生反应。局部反应期是指从 3 期复极化膜内电位从 -55mV 到 -60mV 这段时期，少量钠通道开始复活，如果给予足够强度的刺激，可发生局部去极化反应，但不能引起动作电位。

（2）相对不应期：从 3 期复极化 -60mv 至 -80mv 的这段时期，给予阈上刺激才能使心室肌细胞产生动作电位，称为相对不应期。在此期内，大部分钠通道已逐渐复活，但开放能力尚未完全恢复，因此心肌的兴奋性逐渐恢复，但仍低于正常。

（3）超常期：从 3 期复极化 -80mv 至 -90mv 的这段时期，由于膜内电位接近阈电位，给予阈下刺激即可引起动作电位，表明此期心肌的兴奋性高于正常，称为超常期。超常期后，膜电位恢复到正常静息水平，兴奋性也恢复正常。

2. 心肌兴奋性变化的特点　人体内骨骼肌的收缩运动主要依赖于稳定的强直收缩，心肌则不同，其兴奋性周期性变化的最大特点是有效不应期特别长（200 ～ 300 毫秒），相当于整个机械收缩过程的收缩期和舒张早期，在此期间任何刺激都不能引起心肌产生新的兴奋和收缩。因此，心肌不会发生完全强直收缩，而是始终保持收缩和舒张活动的交替进行，从而有利于心室的射血和充盈，保证心脏实现泵血功能。

3. 期前收缩与代偿间歇　正常情况下，心脏按窦房结的节律跳动。如果在有效不应期之后，下一次窦房结的兴奋到达之前，心房或心室接受一个额外刺激，就可提前产生一次兴奋和收缩，称为期前收缩，临床上称为早搏。期前收缩也有自己的有效不应期。当下一次窦房结传来的兴奋正好落在期前收缩的有效不应期内，则不会引起心肌的兴奋和收缩，必须等窦房结再一次传来兴奋，才能引起心肌的兴奋和收缩。因此，在一次期前收缩之后往往出现一段较长时间的心舒期，称为代偿间歇（图 4-4）。

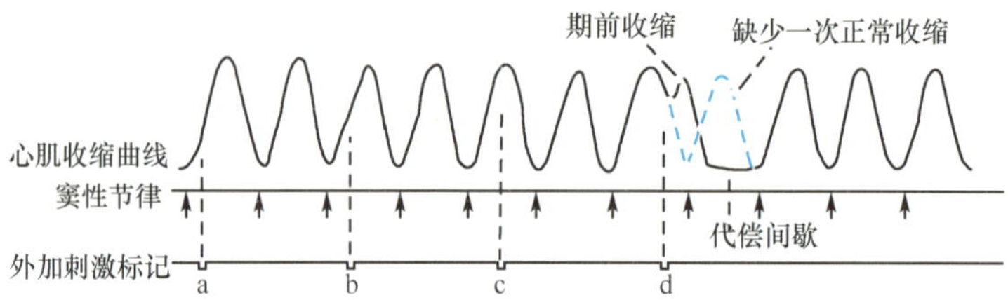

图 4-4　期前收缩和代偿间歇

（二）心肌的自律性

心肌在没有外来刺激的情况下，仍能自动地产生节律性兴奋和收缩的特性称为自动节律性（autorhythmicity），简称自律性。心肌的自律性来源于自律细胞，4 期自动去极化是自律性形成的基础。心脏各部位自律细胞的 4 期自动去极化速度不同，因此，其自律性的高低不等。窦房结自律性最高，约 100 次 / 分；房室交界次之，约 50 次 / 分；浦肯野细胞自律性最低，约 25 次 / 分。

正常心脏的节律活动受自律性最高的窦房结控制，所以，窦房结是引起整个心脏搏动的正常起搏点。以窦房结为起搏点的心脏节律称为窦性心律。其他自律细胞因其自律性较低，正常情况下受窦房结节律性兴奋的控制，自身的自律性不能表现出来，只起到传导兴奋的作用，称为潜在起搏点。在某些病理情况下，潜在起搏点的自律性异常升高、窦房结的自律性降低或兴奋下传受阻时，潜在起搏点的自律性就可表现出来，称为异位起搏点，由异位起搏点控制的心跳节律，称为异位心律。

链接

人工心脏起搏器

心脏起搏器是一种电子治疗仪器，主要由脉冲发生器和电极导线组成。植入体内后，脉冲发生器能定时发放一定频率和振幅的脉冲电流，通过导线和电极传输到电极所接触的心肌（心房或心室），使局部心肌细胞受到外来电刺激而产生兴奋，并通过细胞间的传播，导致整个心房或心室兴奋并进而产生收缩活动。因此，当心脏起搏点功能失常或心脏传导系统有严重病变时，心脏起搏器能替代心脏的起搏点，使心脏恢复跳动。其适应证主要为严重的房室传导阻滞、窦房结功能障碍等缓慢性心律失常。自 1958 年第一台心脏起搏器植入人体以来，起搏器制造技术和工艺便快速发展，功能也日趋完善。

（三）心肌的传导性

心肌细胞具有传导兴奋的能力，称为传导性。其传导兴奋的机制与神经纤维相同。相邻心肌细胞之间以闰盘相连接。闰盘上有较多的缝隙连接，构成细胞间的通道。因此，兴奋可以局部电流的形式在细胞间迅速传播，使左右心房或左右心室各自形成一个功能性合胞体，实现同步活动。但心房和心室之间分布有纤维结缔组织环，将二者分隔开，因此，房室交界是兴奋由心房传向心室的唯一通道。

正常情况下，窦房结发出的兴奋通过心房肌直接传到左右心房，引起两心房同步兴奋和收缩。同时兴奋由心房肌内的“优势传导通路”迅速传到房室交界区，由房室交界区经房室束、左右束支和浦肯野纤维网传到心室肌，引起左右心室同步兴奋和收缩（图 4-5）。房室交界区细胞的传导速度缓慢，兴奋经过此处将出现一个时间延搁（约 0.1 秒），称为房 - 室延搁。其生理意义在于使心室在心房收缩完毕之后才开始收缩，避免了心室和心房收缩重叠的现象，有利于心室的充盈和射血。由于这一特点，也使其成为传导阻滞的好发部位，房室传导阻滞是临床上极为常见的一种心律失常。

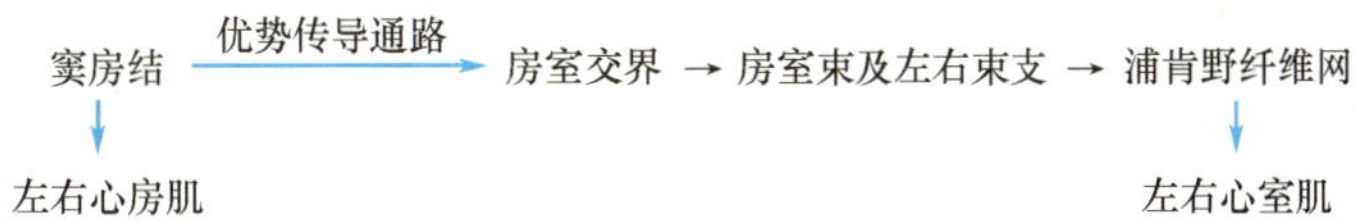

图 4-5　心脏内兴奋的传播

（四）心肌的收缩性

心肌细胞在动作电位的触发下产生收缩反应的能力称为心肌的收缩性。心肌细胞的收缩机制与骨骼肌相似，但与之相比，又有其自身的特点。

1. 同步收缩　心肌细胞之间借闰盘相连，使兴奋可在细胞间迅速传播，因而可将整个心房或整个心室分别看作两个“功能合胞体”。加上心脏特殊传导系统传导兴奋的速度快，使兴奋几乎同时到达心房肌或心室肌，从而引起整个心房或心室肌细胞几乎同步收缩即“全或无”式收缩。

2. 对细胞外液 Ca^{2+} 依赖性大　心肌细胞的终池不如骨骼肌发达，Ca^{2+} 储备量少，其兴奋 - 收缩偶联所需的 Ca^{2+} 要依赖细胞外 Ca^{2+} 的内流来补充。在一定范围内，细胞外液 Ca^{2+} 浓度升高，心肌收缩力增强；细胞外液 Ca^{2+} 浓度降低，心肌收缩力减弱。当细胞外液 Ca^{2+} 浓度显著降低时，心肌可兴奋，但不能发生收缩，称为兴奋 - 收缩脱偶联。

3. 不发生强直收缩　如前所述，心肌细胞兴奋的有效不应期特别长，相当于整个收缩期和舒张早期（图 4-3），在此期内任何强大的刺激均不能引起心肌的再一次兴奋和收缩。因此心肌始终保持收缩与舒张交替进行，不会发生强直收缩，使心脏的充盈和射血得以正常进行。

三　心脏的泵血功能

心脏收缩时将血液射入动脉，舒张时接纳由静脉回流的血液。心脏这种节律性的舒缩活动给血液流动提供了动力，其活动原理与水泵相似，故又称为心脏泵血。

（一）心动周期和心率

1. 心率　每分钟心脏跳动的次数称为心率（heart rate，HR）。正常成人安静时心率为 60 ～ 100 次 / 分，平均 75 次 / 分。心率可因年龄、性别和生理状况不同而有差异。新生儿心率可达 130 次 / 分以上，随着年龄增长，心率逐渐减慢，至青春期时接近成人水平。成年女性心率稍快于男性。同一机体，在运动或情绪激动时心率加快，而安静和睡眠时心率较慢。经常进行体育锻炼或从事体力劳动的人，安静时心率较慢。

2. 心动周期　心房或心室一次收缩和舒张构成的一个机械活动周期称为心动周期（cardiac cycle），即一次心跳。在一个心动周期中，心房和心室的活动是按一定顺序交替进行的。表现为两心房先收缩，继而舒张；当心房进入舒张期后，两心室收缩，随后舒张。由于心室在心脏泵血活动中起主要作用，故心动周期通常指心室的活动周期。

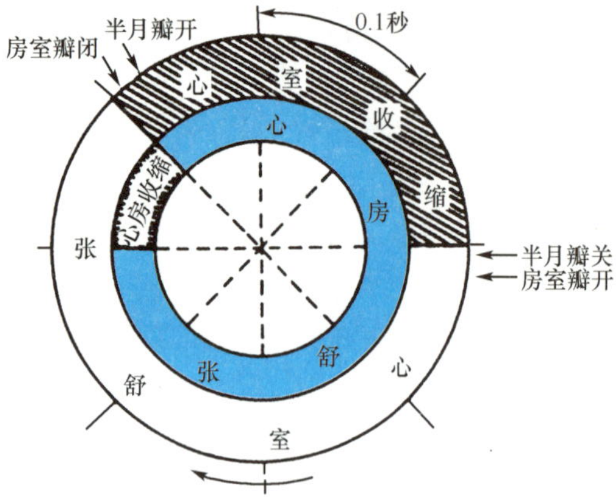

图 4-6　心动周期中心房与心室的活动

心动周期的长短与心率有关（心动周期=60s/HR）。若按成年人平均心率 75 次 / 分计算，则一个心动周期为 0.8 秒。其中两心房先收缩，持续约 0.1 秒，继而舒张，持续约 0.7 秒；心房进入舒张期后，心室开始收缩，持续约 0.3 秒，随后舒张，持续约 0.5 秒。在心室舒张的前 0.4 秒期间，心房也处于舒张期，即心房和心室都处于舒张状态，称为全心舒张期（图 4-6）。可见，在心动周期中，无论是心房还是心室其舒张期均长于收缩期，这既能保证心室有足够的时间充盈血液，也能让心肌得到充分的休息，从而有利于心脏的泵血和持久工作。

心动周期与心率呈反比关系。当心率加快时，心动周期将缩短，此时，收缩期和舒张期均缩短，但舒张期缩短的程度更大。故心率加快时，由于心脏的充盈和心肌的休息时间缩短，将不利于心脏的充盈和持久活动。

（二）心脏泵血的过程

心脏在泵血过程中左、右心室的活动基本一致，射血量也基本相等。现以左心室为例，说明心室在泵血过程中的各种变化（图 4-7）。

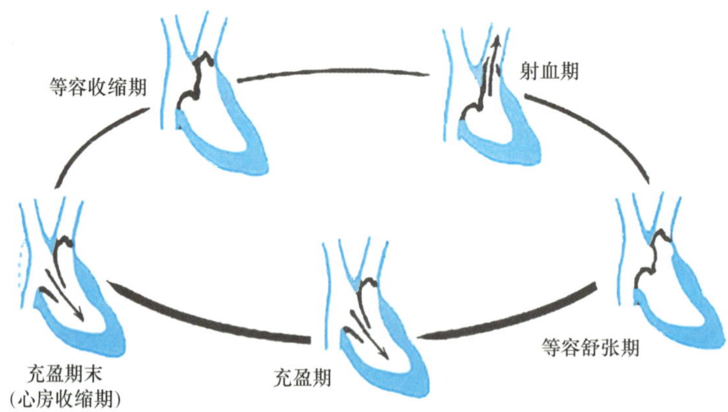

图 4-7　心脏的泵血过程

1. 心室收缩与射血过程

（1）等容收缩期：心室开始收缩后，室内压迅速升高，当超过房内压时，推动房室瓣使之关闭，防止血液逆流入心房；但此时室内压仍低于主动脉压，故动脉瓣仍处于关闭状态。此期内动脉瓣和房室瓣均关闭，心室容积不变，称为等容收缩期，历时约 0.05 秒。在此期内，由于心室肌的持续收缩，使室内压急剧上升。

（2）射血期：随着心室肌继续收缩，室内压升高并超过主动脉压，动脉瓣被推开，血液由心室迅速射入动脉，心室容积随之缩小，称为射血期，历时约 0.25 秒。其中，在射血期的前 0.1 秒内，射血速度快，射血量大（约占总射血量的 70%），称为快速射血期。由于大量血液射入主动脉，使动脉压升高，同时心室肌收缩强度逐渐减弱，使室内压逐渐下降，射血速度逐渐减慢，称为减慢射血期，约持续 0.15 秒，射血量占总射血量 30%。

2. 心室的舒张与充盈过程

（1）等容舒张期：心室开始舒张，室内压下降，当室内压低于主动脉压时，主动脉内血液反流，推动动脉瓣关闭；但此时室内压仍高于房内压，故房室瓣仍处于关闭状态。从动脉瓣关闭到房室瓣开放之前的这段时期，心室再次成为一个封闭的腔，心室肌继续舒张但心室容积不变，称为等容舒张期，历时 0.06 ～ 0.08 秒。此期内心室肌持续舒张，室内压急剧下降。

（2）充盈期：随着心室继续舒张，室内压进一步下降到低于房内压时，房室瓣开放，因心室舒张、室内压低产生的“抽吸”作用，血液由静脉和心房快速流入心室，心室容积迅速增大，称为快速充盈期，历时约 0.11 秒，此期流入心室的血量约占总充盈量的 70%。随着心室充盈量增多，心室与心房、大静脉之间的压力差逐渐减小，血液流入心室的速度减慢，称为减慢充盈期，历时约 0.22 秒。在心室舒张的最后 0.1 秒，进入心房收缩期，心房肌开始收缩，使房内压升高，进一步将血液挤入心室，使心室继续得到充盈。

可见心室的舒缩活动是心脏泵血的原动力。心室的收缩与舒张造成了室内压的变化，形成心房和心室及心室和动脉之间的压力差，而压力差又决定了瓣膜的开闭和血液的流动方向，保证了血液循环的正常进行（表 4-1）。

表 4-1　心动周期中心腔内压力、瓣膜活动、血流方向及容积变化表

心动周期分期	心腔内压力比较			瓣膜开闭		血流方向	心室容积
	心房	心室	动脉	房室瓣	动脉瓣		
等容收缩期	房内压	＜室内压	＜动脉压	关闭	关闭	无血液进出心室	不变
射血期	房内压	＜室内压	＞动脉压	关闭	开放	心室→动脉	减小
等容舒张期	房内压	＜室内压	＜动脉压	关闭	关闭	无血液进出心室	不变
充盈期	房内压	＞室内压	＜动脉压	开放	关闭	心房→心室	增大

链接

房颤与室颤的危害

心房纤维性颤动，简称房颤，是临床上常见的一种心律失常，发生率随着年龄的增长而不断增加。心室纤维性颤动，简称室颤，则是临床上最严重的一种心律失常，也是猝死的常见原因之一。房颤、室颤分别表现为心房肌或心室肌不协调的快速乱颤。由于心脏泵血过程中，心室活动起主导作用，因此发生房颤时，心房虽不能正常收缩，心室充盈的血量有所减少，但对心室的整体充盈和射血功能影响不是很大，一般不会危及生命。但若发生室颤，心脏泵血功能将即刻停止，若得不到及时抢救，将严重危及生命。可见室颤的危险性要比房颤大得多。

● 案例 4-1

患者，男性，41 岁，因心悸、呼吸急促及发热 1 周入院。患者 2 年前开始于劳动时自觉心悸气短，近半年来症状加重，同时出现下肢水肿。半个月前曾有夜间睡梦中惊醒，气喘不止，经急诊抢救好转。近 1 周来，出现怕冷怕热，咳嗽，痰中时有血丝，心悸、气短加重。

体检：体温 39.8℃，脉搏 160 次 / 分，呼吸 32 次 / 分，血压 110/80mmHg。口唇青紫，半卧位，嗜睡。颈静脉怒张。心界向两侧扩大，心尖区可听到明显的收缩期及舒张期杂音，肺动脉瓣区第二心音亢进。两肺有广泛的湿啰音。腹膨隆，有移动性浊音。肝在肋下 6cm，有压痛，脾在肋下 3cm。下肢明显凹陷性水肿。

入院后立即给予抗生素、洋地黄和利尿药治疗。于次日夜晚忽然出现呼吸困难，患者烦躁不安，从口鼻涌出粉红色泡沫样液体，经抢救无效死亡。

问题：1. 患者的原发疾病是什么？引起死亡的直接原因和诱因是什么？

2. 患者发生了哪类心衰？有何根据？

3. 根据病情分析水肿的发病机制。

分析：1. 患者的原发疾病是扁桃体炎后引起的风湿性心脏病、风湿性心瓣膜病（二尖瓣关闭不全、二尖瓣狭窄）；引起心力衰竭的直接原因是肺动脉高压；诱因是肺部继发感染。

2. 患者发生的是充血性心力衰竭（右心衰），依据是右心扩大、低位水肿、肝充血肿大、腹水。

3. 水肿的发生机制：右心衰致使中心静脉压升高，静脉回流障碍，导致毛细血管血压逆行性升高，有效滤过压增加，引起水肿。

（三）心脏泵血功能的评价

心脏的主要功能是泵血，其泵血量的多少是评价心脏功能的重要指标，常用的有以下几种。

1. 每搏输出量和射血分数　一侧心室每收缩一次射出的血量称为每搏输出量（strokevolume），简称搏出量。左、右心室的搏出量基本相等。正常成人在安静状态下左心室的搏出量为 60 ～ 80ml。搏出量占心室舒张末期容积的百分比，称为射血分数（ejection fraction）。正常成人在安静状态下，左心室舒张末期容积约为 125ml，射血分数为 55% ～ 65%。在心室功能减退、心室代偿性扩大的患者，其搏出量可能与正常人无明显差异，但射血分数会明显下降。因此，与搏出量相比，射血分数能更准确地反映心脏的泵血功能，对心脏泵血功能异常的早期发现具有重要意义。

2. 每分输出量和心指数　一侧心室每分钟射出的血量，称为每分输出量（minute volume），简称心输出量。左右心室的心输出量基本相等。心输出量等于搏出量乘以心率。如果心率以 75 次 / 分计算，正常成年人安静时心输出量为 4 ～ 6L/min，平均约 5L/min。由于心输出量与机体代谢水平相适应，不同个体的心输出量可因性别、年龄及其他生理情况而有较大差异，因此，只用心输出量来衡量不同个体的心功能是不全面的。正常人在安静时心输出量与体表面积成正比，因而提出了用心指数来评价不同个体的心功能。以单位体表面积（m^2）计算的心输出量称为心指数（cardiac index）。我国中等身材的成年人体表面积为 1.6 ～ 1.7m^2，安静时心输出量以 5L/min 计算，则心指数为 3.0 ～ 3.5L/（min · m^2）。心指数是分析评价不同个体心脏功能的常用指标。

3. 心输出量的影响因素　心输出量等于搏出量和心率的乘积，因此，凡能影响搏出量和心率的因素均可影响心输出量。

（1）前负荷：是指肌肉收缩前遇到的负荷，心肌的前负荷是指心室舒张末期的充盈量，相当于静脉回心血量与心室射血后的剩余血量之和，在多数情况下，静脉回心血量的多少是决定其大小的主要因素。当静脉回心血量在一定范围内增加时，心室舒张末期充盈量增加，心肌前负荷增大，收缩前心肌纤维的长度（初长度）被拉得越长，其收缩力越强，搏出量也就越多；反之，则搏出量减少。心脏这种不需要神经、体液因素的参与，而是通过心肌初长度的改变来调节心肌收缩力的调节方式，称为异长自身调节。与骨骼肌不同的是，正常心室肌具有较强的抵抗被过度延伸的特性，当前负荷超过最适水平之后，能及时阻止心肌纤维继续被拉长，以防发生搏出量和做功能力的下降。但在有些慢性心脏病患者，由于心肌的收缩功能已严重受损，若前负荷过大，如静脉血快速大量地流回心脏，使心脏被过度扩张时，心肌收缩力反而减弱，造成搏出量减少。因此在静脉输血或补液时，应严格控制其速度和量，以防发生急性心力衰竭。

（2）后负荷：是指肌肉收缩开始时才遇到的负荷。心室收缩时必须克服大动脉血压的阻力，才能推开动脉瓣，将血液射入动脉，因此心室肌的后负荷是指大动脉血压。在其他因素不变时，动脉血压升高，心肌后负荷增大，心室收缩时遇到的阻力增大，将使动脉瓣开放延迟，等容收缩期延长而射血期缩短，心肌缩短程度和速度减小，导致搏出量减少。若动脉血压持续保持较高水平，心室肌只能通过增强心肌收缩力来克服后负荷，以维持正常的心输出量，因而逐渐发生肥厚、心室扩大，导致心功能减退，甚至心力衰竭。

（3）心肌收缩力：是指心肌细胞本身的功能状态，与前、后负荷均无关。心肌收缩力增强，搏出量增加；心肌收缩力减弱，则搏出量减少。这种与心肌初长度无关，通过改变心肌收缩力而对搏出量的调节，称为等长自身调节。心肌收缩力可受神经、体液因素及药物等多种因素的影响，如心交感神经兴奋、血中肾上腺素增加、某些强心药物（如洋地黄）及体育锻炼等都能增强心肌收缩力，使搏出量增加；而心迷走神经兴奋、血中乙酰胆碱浓度增加及缺氧、酸中毒等，均可使心肌收缩力减弱，搏出量减少。

（4）心率：在一定范围内，心率加快可使心输出量增加。但当心率过快（超过 180 次 / 分），由于心动周期缩短，特别是心舒期过短，使心室充盈不足，导致搏出量明显减少，心输出量也随之下降。当心率过慢（低于 40 次 / 分），虽然舒张期延长，但心室充盈已达到极限，不能再继续增加充盈量，也可致心输出量减少。

（四）心脏泵血功能的储备

心输出量可随机体代谢需要而增加的能力，称为心脏泵血功能储备，简称心力储备。其包括心率储备和搏出量储备。

1. 心率储备　假如搏出量保持不变，使心率在一定范围内加快，当心率增加到 160 ～ 180 次 / 分，心输出量可增加至安静时的 2 ～ 2.5 倍，称为心率储备。但心率过快（大于 180 次 / 分），由于舒张期过短导致心室充盈不足，可导致搏出量和心输出量减少。

2. 搏出量储备　搏出量储备包括收缩期储备和舒张期储备两部分。前者是通过增强心肌收缩力和提高射血分数来实现的，而后者则是通过增加舒张末期容积获得。左心室收缩末期容积约为 55ml，而增强心肌收缩力、增加射血后，心室剩余血量可不足 20ml，因此，动用收缩期储备可使搏出量增加 35 ～ 40ml。安静时心室舒张末期容积约为 125ml，由于心肌具有较强的抗过度延伸的特性，因此心肌容积不能过度扩大，一般只能达到 140ml 左右，故舒张期储备仅 15ml 左右，比收缩期储备小。

通过合理的体育锻炼可增加心力储备。一个训练有素的运动员，最大心输出量可达 35ml，为安静时的 7 倍左右。

四 心音和心电图

（一）心音

在每一个心动周期中，由心肌舒缩、瓣膜开闭、血流撞击心室壁及大动脉壁引起的机械振动等因素而产生的声音，称为心音（cardiac sound）。可在胸壁一定部位用听诊器听取心音，也可用心音图仪描记成心音图。正常情况下每一个心动周期可产生四个心音，一般情况下，用听诊器只能听到两个心音，即第一心音和第二心音。某些健康青年和儿童可听到第三心音，40 岁以上的健康人可出现第四心音。患某些心脏疾病时，可出现心脏杂音。因此，听取心音对于某些心血管疾病的诊断具有重要价值，这也是临床医生需要掌握的重要基本技能之一。

1. 第一心音　发生在心缩期，标志着心室收缩期的开始。其特点是音调低而持续时间长。第一心音的产生与心室肌收缩、房室瓣关闭及射出的血液撞击动脉壁引起的振动有关，其中房室瓣关闭引起的振动是主要原因。第一心音在左胸壁锁骨中线第 5 肋间稍内侧（心尖部）最清晰。其强弱可反映心室肌的收缩能力和房室瓣的功能状态。

2. 第二心音　发生在心舒期，标志着心室舒张期的开始。其特点是音调高而持续时间短。其形成原因主要是心室舒张时动脉瓣迅速关闭及血液冲击动脉根部引起的振动有关。第二心音在主动脉瓣听诊区和肺动脉瓣听诊区最清晰。其强弱可反映动脉血压的高低和动脉瓣的功能状态。

（二）心电图

将心电图机的测量电极放置在人体表面的一定部位记录出来的心脏电变化曲线，称为心电图（ECG）。心电图可反映整个心脏兴奋的产生、传导和恢复过程中生物电的变化，对某些心脏疾病的诊断具有重要参考价值。

正常心电图波形由 P 波、QRS 波群和 T 波及各波间线段组成，有时在 T 波后还出现一个小 U 波（图 4-8）。随着引导电极位置的不同，各波的形态、幅度均有差异。正常典型心电图的波形及重要间期或时段的生理意义如下。

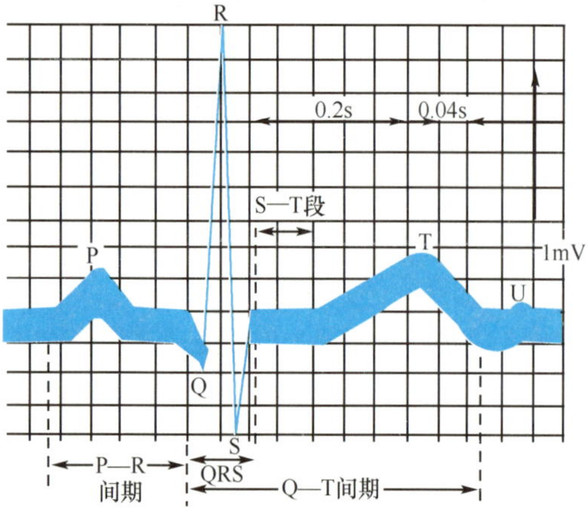

图 4-8　正常人体心电模式图

1. P 波　P 波反映左、右两心房的去极化过程中的电位变化。其波形小而圆钝，波幅不超过 0.25mV，历时 0.08 ～ 0.11 秒。

2. QRS 波群　QRS 波群反映左、右两心室的去极化过程。典型的 QRS 波群包括 3 个紧密相连的电位波：向下的 Q 波、向上的 R 波、向下的 S 波。QRS 波群的起点标志心室兴奋的开始，终点表示心室已全部兴奋。正常 QRS 波群历时 0.06 ～ 0.10 秒，代表心室肌兴奋扩布所需的时间。

3. T 波　T 波反映左右两心室复极过程中

的电位变化。起点标志心室复极化的开始，终点表示心室复极化已全部完成。波幅一般为 0.1 ～ 0.8mV，历时 0.05 ～ 0.25 秒。在 R 波为主的导联中 T 波不应低于同导联 R 波的 1/10。T 波的方向应与 QRS 波群的主波方向一致。

4. U 波　U 波指在 T 波后 0.02 ～ 0.04 秒有时会出现一个低而宽的波，方向与 T 波一致，波宽 0.1 ～ 0.3 秒，波幅大多在 0.05mV 以下。U 波的意义和成因均不十分清楚。

5. P-R 间期　P-R 间期是指从 P 波起点到 QRS 波群起点之间的时程，历时 0.12 ～ 0.20 秒。P-R 间期代表由窦房结产生的兴奋经由心房、房室交界和房室束到达心室并引起心室开始兴奋所需要的时间，故也称为房室传导时间。P-R 间期延长，提示有房室传导阻滞。

6. Q-T 间期　Q-T 间期指从 QRS 波群起点到 T 波终点的时间，代表心室开始去极化至完全复极化所经历的时间。

7. ST 段　ST 段指从 QRS 波群终点到 T 波起点之间与基线平齐的线段。它代表心室全部处于去极化状态，各部分之间无电位差。若 ST 段异常压低或抬高，常提示有心肌缺血或损伤等病变。

第 2 节　血管生理

一　血流量、血流阻力和血压

血液在心血管系统中流动时，涉及一系列血流动力学问题，其中最基本的是血流量、血流阻力和血压及它们之间的关系。

（一）血流量

血流量（Q）是指单位时间内流过血管某一横截面的血量，也称容积速度，其单位通常以 L/min 来表示。血液中的一个质点在血管内移动的线速度，称为血流速度。血液在血管中流动时，血流速度与血流量成正比，而与血管的横截面积成反比。根据液体在管道系统内流动的规律，单位时间内液体的流量（Q）可用公式 $Q=\Delta P/R$ 表示。ΔP 为管道两端的压力差，R 为管道对液体的阻力。由于循环系统是一个封闭的系统，对体循环而言，各个横截面的血流量都应该等于心输出量，R 则为体循环的血流阻力，也称为外周阻力，ΔP 为主动脉压与右心房的压力差，基本接近于主动脉压（P），那么上式可写为 $Q=P/R$。

（二）血流阻力

血流阻力（R）是指血液在血管内流动时所遇到的阻力。它主要来自血液流动时内部各成分间的摩擦及血液与血管壁间的摩擦。血液流动过程中克服阻力不断消耗能量，故压力逐渐降低。根据流体力学规律，血流阻力可以用公式 $R=8\eta L/\pi r^4$ 来计算。此公式表明，血流阻力（R）与血管的长度（L）和血液的黏滞度（η）成正比，而与血管半径（r）的 4 次方成反比。由于血管的长度变化很小，因此血流阻力主要由血管口径和血液黏滞度决定。对于一个器官来说，如果血液黏滞度不变，则血流阻力主要取决于该器官的血管口径。血管口径增大时，血流阻力降低，血流量就增多；反之，血管口径缩小，血流阻力增大，器官血流量就减少。机体对循环功能的调节，就是通过控制各器官阻力血管的口径来调节各器官之间的血流分配的。

（三）血压

血压（blood　pressure）指血管内血液对单位面积血管壁的侧压力，即压强。在不同血管内分别被称为动脉血压、毛细血管血压和静脉血压。常用毫米汞柱（mmHg）或千帕（kPa）表示，1 mmHg = 0.133kPa。在整个血管系统中存在着一定的压力差，即动脉血压＞毛细血管血压＞静脉血压，这个压力差是推动血液流动的基本动力；压力差的产生是由于血液从大动脉流经毛细血管、静脉流向心房的过程中需不断克服阻力，消耗能量，势能不断转化成动能，故血压逐渐降低。在机体处于安静状态时，体循环中小动脉和微动脉部分因阻力最大，故血压降落的幅度最大，血液流至腔静脉、右心房时压力已接近于零（图 4-9）。

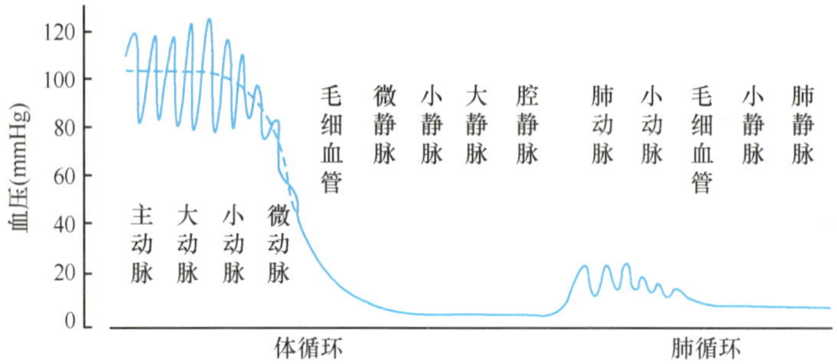

图 4-9　血管各段血管血压

二 动脉血压和动脉脉搏

（一）动脉血压

1. 动脉血压的概念及其正常值　一般所说的动脉血压是指主动脉内的血压。因为大动脉血压降落很小，故通常将上臂肱动脉压代表主动脉压。在一个心动周期中，动脉血压随心室收缩与舒张发生规律性的波动。心室收缩时，动脉血压升高，所达到最高值，称为收缩压（systolic pressure）。心室舒张时，动脉血压下降，所降到的最低值称为舒张压（diastolic pressure）。收缩压和舒张压的差值称为脉搏压，简称脉压，可反映动脉血压波动的幅度。在心动周期中，动脉血压的平均值，称为平均动脉压。平均动脉压大约等于舒张压加上 1/3 脉压。临床上动脉血压的习惯记录方法是“收缩压 / 舒张压”。

我国健康青年人安静状态下的收缩压为 100 ～ 120mmHg，舒张压为 60 ～ 80mmHg，脉压为 30 ～ 40mmHg。若收缩压持续超过 140mmHg 和（或）舒张压持续超过 90mmHg，可视为高血压。

在生理情况下，动脉血压除存在个体差异外，还有性别和年龄的差异。在性别方面，女性在更年期前动脉血压比同龄男性低，更年期后动脉血压升高。男性和女性的动脉血压都随年龄的增长而逐渐升高，收缩压的升高比舒张压的升高更为显著。新生儿血压较低，收缩压仅为 40mmHg 左右，出生后第 1 月末约可达到 80mmHg。以后随年龄增长而升高，至 60 岁时，收缩压约为 140mmHg。此外体位改变，血压随之变化。直立或坐位时的血压常比卧位时略低。运动、劳动、兴奋和恐惧时血压可明显升高。肥胖者的血压一般也偏高。

正常人动脉血压保持相对稳定具有重要生理意义。一定水平的动脉血压对于推动血液循环、保证各器官足够的血流量等方面非常重要。若血压过低，器官血流量供应不足，尤其是心、脑重要器官供血不足时，轻者可有头晕症状，严重者可导致休克；若血压过高，会增加心肌收缩的后负荷，久之可导致心室肥厚、心室扩大，甚至发生心力衰竭。此外，血压过高，血管壁容易损伤，发生病理改变，如脑血管受损，可造成脑出血。

2. 动脉血压的形成　动脉血压形成的前提条件是心血管系统内有足够的血液充盈。循环系统中血液充盈的程度用循环系统平均充盈压来表示。当心脏停止搏动时，血液会均匀地分布在心血管系统中，此时测得各处的压力相等，这个压力值即为循环系统平均充盈压，在用狗做的动物实验中，循环系统平均充盈压约为 7mmHg。人的循环系统平均充盈压估计接近这一数值。它的高低取决于循环血量和血管容积之间的相对关系。如果循环血量增多，或血管容积缩小，则循环系统平均充盈压就升高；反之，如果循环血量减少或血管容积增大，则循环系统平均充盈压就降低。

动脉血压形成的两个根本因素是心脏射血和外周阻力。心室肌收缩时所释放的能量在有外周阻力的情况下，转化为两部分，一部分为推动血液流动的动能；另一部分为血液对血管壁的侧压，并使血管壁扩张，这部分是势能（即压强能），表现为血压。假如不存在外周阻力，心室射出的血液将全部流至外周，进入毛细血管，即心室收缩释放的能量可全部表现为血流的动能，因而对动脉血管壁的侧压不会增加，也就不能形成动脉血压。可见，动脉血压的形成是心室收缩射血的动力和外周血管的阻力两者相互作用的结果。外周阻力主要来自小动脉和微动脉对血流产生的阻力。一般情况下，左心室每次收缩射入主动脉内 60 ～ 80ml 血液，由于小动脉和微动脉对血流有较高的阻力，在心缩期内大约只有 1/3 血液流至外周，其余约 2/3 被暂时储存在主动脉和大动脉内，主动脉压也就随之升高。

动脉血压的形成还有一个必不可少的重要因素，那就是大动脉管壁的弹性。心室收缩射血时主动脉和大动脉发生弹性扩张，这样心室收缩时释放的能量有一部分以势能的形式储存在大动脉的管壁中。心室舒张时，被扩张的弹性储器血管发生弹性回缩，减小血管容积，将在心缩期储存的那部分血液继续推向外周，并使动脉压在心舒期仍能维持在较高的水平。可见由于大动脉弹性储器作用，使左心室间断的射血变为动脉内连续的血流；同时调节脉压，使其变小。

总之，足够的血量充盈心血管系统是形成动脉血压的前提；心脏射血和外周阻力是形成动脉血压的两个根本因素；大动脉的弹性储器作用能缓冲收缩压，维持舒张压，保持血管内血液连续的流动。

3. 影响动脉血压的因素　上述形成动脉血压的任何因素发生变化，都会影响动脉血压。

（1）搏出量：主要影响收缩压。在其他条件不变时，搏出量增大，动脉血压的升高主要表现为收缩压的升高，舒张压升高不多，故脉压增大。这是由于心缩期射入主动脉的血量增多，动脉血压升高，血流速度加快，则大动脉内增多的血液可在心舒期迅速流至外周，到舒张期末，大动脉内存留的血量增加并不多。反之，当搏出量减少时，收缩压降低，脉压减小。一般情况下，收缩压的高低主要反映搏出量的多少。

（2）心率：在其他因素不变时，如果心率适度加快，心输出量相应增多，动脉血压升高，主要是舒张压升高。因为在一般情况下，心脏每次射入主动脉内的血量，约 2/3 在心舒期流至外周。当心率加快时，心动周期缩短，心舒期缩短更显著，在心舒期内流至外周的血液减少，存留的血量增多，故舒张压升高明显，脉压减小。相反，心率减慢时，舒张压降低的幅度比收缩压降低的幅度大，故脉压加大。

（3）外周阻力：是影响舒张压的最重要因素。如果心输出量不变而外周阻力加大，则心舒期血液向外周流动的速度减慢，心舒期末存留在大动脉中的血量增多，故舒张压升高。在心缩期，由于动脉血压升高使血流速度加快，因此收缩压的升高不如舒张压的升高明显，故脉压减小。一般情况下，舒张压的高低主要反映外周阻力的大小。

（4）主动脉和大动脉的弹性储器作用：由于主动脉和大动脉的弹性储器作用，可以减小脉压，故动脉血压的波动幅度明显小于心室内压的波动幅度。老年人的大动脉管壁硬化，大动脉弹性储器作用减弱，收缩压增大，舒张压减小，脉压增大。但是老年人往往有不同程度的中小动脉硬化，导致外周阻力增大，舒张压升高，所以老年人的血压表现为收缩压和舒张压均升高，但升高的幅度，舒张压不如收缩压明显。

（5）循环血量和血管容积的比例：循环血量和血管容积相适应，才能使血管系统有足够的充盈，产生一定的体循环平均充盈压。在正常情况下，循环血量和血管容积是相适应的，血管系统充盈程度的变化不大。失血后，循环血量减少，如果血管的容积改变不大，则体循环平均充盈压必然降低，使动脉血压降低。如果循环血量不变而血管容积增大时，也会造成动脉血压下降。临床上使用扩血管药物降压就是在循环血量不变的情况下，增大血管容积，动脉血压下降。

上述影响动脉血压的各种因素，都是在假设其他因素不变的前提下，分析某一因素发生变化时对动脉血压可能发生的影响。实际上，在各种生理情况下，上述影响动脉血压的因素可同时发生改变。因此某种生理情况下动脉血压的变化，往往是各种因素相互作用的综合结果（表 4–2）。

表 4-2　各种因素对动脉血压的影响

影响因素	变化情况	收缩压	舒张压	脉压
搏出量	增加	显著升高	升高	增大
	减少	显著降低	降低	减小
心率	加快	升高	显著升高	减小
	减慢	降低	显著降低	增大
外周阻力	增大	升高	显著升高	减小
	减小	降低	显著降低	增大
大动脉弹性储器	下降	升高	降低	增大
循环血量	增多	显著升高	升高	增大
	减少	显著降低	降低	减小

（二）动脉脉搏

动脉血压随心室收缩和舒张活动而发生周期性波动。这种周期性压力变化所引起动脉血管搏动的现象称为动脉脉搏（arterial pulse）。用手指可在身体浅表部位摸到动脉搏动，桡动脉是临床上最常用的检测部位。

动脉脉搏波首先在主动脉根部产生，然后沿着动脉管壁向外周血管传播。脉搏波的传播速度比血流速度快得多。脉搏波的传播与动脉管壁的弹性呈反比关系。主动脉的弹性最大，脉搏波的传播最慢，传播速度为 3 ～ 5m/s，在大动脉为 7 ～ 10m/s，到小动脉段可加快到 15 ～ 35m/s。老年人的动脉血管弹性降低，故其脉搏波的传播速度较青年人为快。

用脉搏描记仪记录到的浅表动脉脉搏的波形称为脉搏图（图 4-10）。动脉脉搏的波形可因描记方法和部位不同而有差异，但一般都包括以下几个组成部分。

1. 上升支　在心室的快速射血期，动脉血压迅速上升，管壁被扩张，形成脉搏波形中的上升支。上升支的斜率和幅度受心输出量、射血速度和外周阻力等因素的影响。心输出量少，射血速度慢，外周阻力大，则上升支的斜率小，幅度也低；反之，则上升支的斜率大，幅度也大。

2. 下降支　在心室减慢射血期，射血速度减慢，射入动脉的血量少于从大动脉流出的血量，故动脉血压开始下降，被扩张的大动脉回缩，形成脉搏波下降支的前段。随后，心室舒张，动脉血压继续下降，形成下降支的其余部

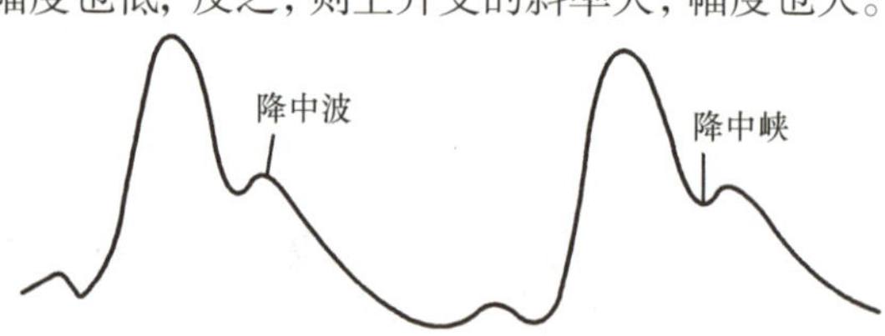

图 4-10　正常颈总动脉脉搏波形

分。在主动脉脉搏图中，其下降支上有一个切迹，称为降中峡，发生在主动脉瓣关闭的瞬间。随着心室的舒张，心室内压迅速下降，主动脉内的血液向心室方向反流，反流的血液将主动脉瓣关闭，并撞击在闭合的主动脉瓣上被弹回，使动脉血压再次稍有上升，管壁又稍有扩张，因此在降中峡的后面形成一个短暂向上的小波，称为降中波。动脉脉搏波形中下降支的形状可大致反映外周阻力的高低。外周阻力高，脉搏波降支的下降速率较慢，降中峡的位置较高；外周阻力较低，则下降支的下降速率较快，降中峡位置较低，其后的下降支坡度小且较为平坦。

三 静脉血压和静脉回心血量

静脉血管在功能上不仅是引流血液回心的通道，而且起着血液储存库的作用。静脉系统的容量很大，在安静状态下，60% ～ 70% 的循环血量容纳在静脉中，静脉容易被扩张，又能够收缩，静脉的口径发生较小变化时，静脉内容纳的血量就可发生很大的变化，在生理学中将静脉称为容量血管。静脉的收缩或舒张可有效地调节回心血量和心输出量，使循环功能能够适应机体在各种生理状态时的需要。

（一）静脉血压

血液在血管内流动时，要不断克服阻力，消耗能量，流到微静脉时血压下降至 15 ～ 20mmHg。右心房作为体循环的终点，血压最低，接近于零。

1. 中心静脉压　通常将右心房和胸腔大静脉内的血压称为中心静脉压（central venous pressure，CVP）。中心静脉压的正常变动范围为 4 ～ 12cmH_2O 。中心静脉压的高低取决于心脏射血能力和静脉回心血量两方面。如果心脏射血能力较强，能及时地将回流入心脏的血液射入动脉，中心静脉压降低；反之，心脏射血能力减弱时，中心静脉压就升高。另一方面，如果静脉回流速度加快，静脉回心血量增多，中心静脉压就升高。因此中心静脉压是反映心血管功能的又一指标。临床上休克患者在输液治疗时，除须观察动脉血压变化外，也要观察中心静脉压的变化。如果中心静脉压偏低或有下降趋势，提示输液量不足；如果中心静脉压高于正常并有进行性升高的趋势，则提示输液量过多、过快或心脏射血功能不全。

2. 外周静脉压　各组织器官静脉的血压称为外周静脉压。通常以人体平卧时肘静脉压为代表，正常值为 5 ～ 14cmH_2O，当心脏射血功能减弱而使中心静脉压升高时，静脉回流减少，较多的血液滞留在外周静脉内，使外周静脉压升高。故外周静脉压同样可以作为判断心功能的参考。

（二）影响静脉回心血量的因素

单位时间内的静脉回心血量取决于外周静脉压和中心静脉压的差，以及静脉对血流的阻力。静脉对血流的阻力很小，仅占整个体循环总阻力的 15%。故凡能影响外周静脉压、中心静脉压及静脉阻力的因素，都能影响静脉回心血量。

1. 体循环平均充盈压　体循环平均充盈压是反映血管系统充盈程度的指标。实验证明，血管系统内血液充盈程度越高，静脉回心血量也就越多。当血量增加或容量血管收缩时，体循环平均充盈压升高，静脉回心血量增多；反之，血量减少或容量血管舒张时，体循环平均充盈压降低，静脉回心血量减少。

2. 心脏收缩力　心脏收缩时将血液射入动脉，舒张时从静脉“抽吸”血液。如果心脏收缩力强，射血时心室排出血液较多，在心舒期室内压较低，对心房和大静脉内血液的抽吸力较大，回心血量增多。右心衰竭时，射血力显著减弱，心舒期右心室内压较高，血液淤积在

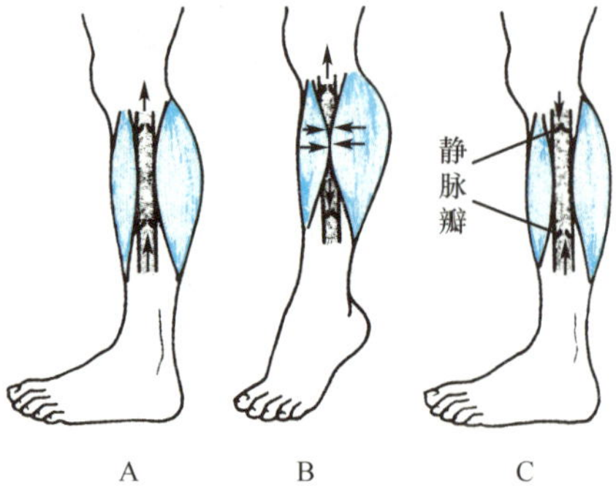

图 4-11　肌肉收缩与静脉回流

A. 静息时；B. 节律性收缩时；C. 节律性舒张时

右心房和大静脉内，回心血量大大减少，患者可出现颈外静脉怒张、肝脾肿大、下肢浮肿等体循环淤血体征。左心衰竭时，左心房压和肺静脉压升高，造成肺淤血和肺水肿等症状。

3. 骨骼肌的挤压作用　肌肉收缩时可挤压肌肉内和肌肉间的静脉，使静脉血流加快。由于静脉内有瓣膜存在，使静脉内的血液只能向心脏方向流动而不能倒流，这样骨骼肌和静脉瓣膜一起，对静脉回流起着“泵”的作用，称为“肌肉泵”。下肢肌肉进行节律性舒缩活动时，肌肉泵的作用就能很好地发挥，因为肌肉收缩时，可促使静脉内的血液流回心脏，当肌肉舒张时，静脉内压力降低，有利于微静脉和毛细血管内的血液流入静脉，使静脉充盈（图 4-11）。肌肉泵的这种作用，对于直立位时降低下肢静脉压和减少血液在下肢静脉内淤积有十分重要的生理意义。但是，若肌肉不是做节律性的舒缩活动，而是维持在紧张性收缩状态，则静脉持续受压，静脉回流反而减少。

4. 重力和体位的影响　血管系统内的血液因受地心引力的影响，产生一定的静水压。由于静脉血管管壁较薄，管壁中弹性纤维和平滑肌都较少，重力对静脉的影响远比对动脉的影响大。当人体从卧位转变为立位时，因为静水压变化，身体低垂部分静脉扩张，容量增大，使回心血量减少。故下肢静脉瓣膜受损的人，常不能长久站立。即使在正常人，如长久站立不动，也会导致回心血量减少，动脉血压降低。在高温环境中，皮肤血管舒张，容纳的血量增多，因此，人在高温环境中长久站立不动，回心血量就会明显减少，导致心输出量减少和脑供血不足，可引起头晕甚至晕厥。这种变化在正常人因神经系统的迅速调节而表现不很明显。长期卧床的患者，静脉管壁的紧张性较低，可扩张性较高，另外腹腔和下肢肌肉的收缩力量减弱，对静脉的挤压作用减小，因此由平卧位突然站起来时，大量血液积滞在下肢，回心血量过小而发生晕厥。

5. 呼吸运动　呼吸运动也能影响静脉回流。由于胸膜腔内压是负压，使胸腔内大静脉的跨壁压较大，右心房和胸腔大静脉呈扩张状态。在吸气时，胸腔容积加大，胸膜腔负压值增大，使胸腔内的大静脉和右心房更加扩张，压力也进一步下降，因此有利于外周静脉内的血液回流入右心房。由于回心血量增加，心输出量也相应增加。呼气时，胸膜腔负压值减小，由静脉回流入右心房的血量也相应减少。可见，呼吸运动对静脉回流也起着“泵”的作用。

四 微循环

（一）微循环的组成和血流通路

微循环是指微动脉和微静脉之间的血液循环。通过微循环实现血液和组织之间的物质交换，使得组织液不断更新，内环境稳态得以维持，组织细胞的新陈代谢才能正常进行。各器官、组织的结构和功能不同，微循环的结构也不同。人手指甲皱皮肤的微循环形态比较简单，微动脉和微静脉之间仅由呈袢状的毛细血管相连。骨骼肌和肠系膜的微循环形态则比较复杂。典型的微循环由微动脉、后微动脉、毛细血管前括约肌、通血毛细血管、真毛细血管网、动-静脉吻合支和微静脉七个部分组成。如图 4-12 是一个典型的微循环单元。

微循环有三条血流的通路：

1. 迂回通路　迂回通路指血液流经微动脉、后微动脉、毛细血管前括约肌、真毛细血管网到微静脉的通路。真毛细血管管壁薄、通透性好，穿插于细胞间隙中，相互交错成网，迂回曲折，血流缓慢，血管交替开闭，是血液与组织细胞进行物质交换的主要场所，故又称为营养通路。

2. 直捷通路　直捷通路指血液从微动脉流经后微动脉和通血毛细血管进入微静脉的通路。通血毛细血管是后微动脉的直接延伸，其管壁平滑肌逐渐稀少以至消失。直捷通路在骨骼肌组织的微循环中较为多见，经常处于开放状态，血流速度较快，其主要功能是使一部分血液能迅速通过微循环进入静脉而回心，不能实现物质交换作用。

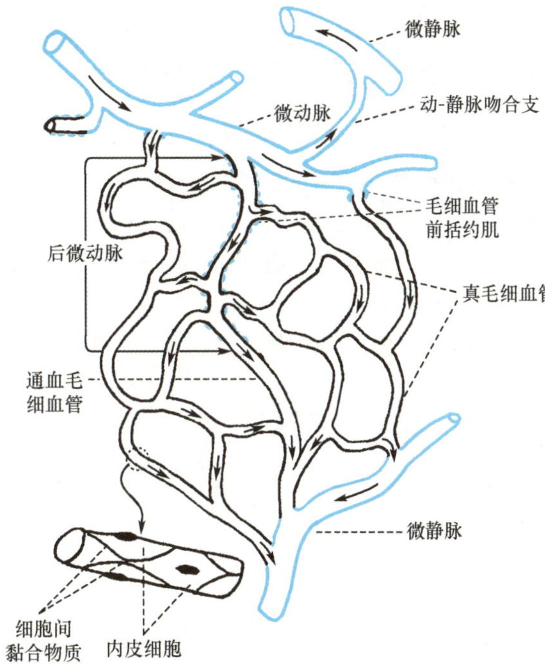

图 4-12　微循环模式图

3. 动 - 静脉短路　动 - 静脉短路是吻合微动脉和微静脉之间的通道，其管壁结构类似微动脉。在人体某些部位的皮肤和皮下组织，特别是手指、足趾、耳郭等处，这类通路较多见。动 - 静脉吻合支在功能上不能进行物质交换，而是在体温调节中发挥重要作用。当环境温度升高时，动 - 静脉吻合支开放，皮肤血流量增加，皮肤温度升高，有利于散发身体热量。环境温度降低时，动 - 静脉短路血管关闭，皮肤血流量减少，有利于保存体热。动 - 静脉短路开放，会相对地减少组织对血液中氧的摄取。在某些病理状态下，如感染性或中毒性休克时，动 - 静脉短路大量开放，可加重组织的缺氧。

（二）微循环血流量的调节

微循环中微动脉、后微动脉、毛细血管前括约肌和微静脉均有平滑肌。通过平滑肌的舒缩，可以改变血管阻力，进而影响血流量。微动脉的收缩和舒张，控制着与其相连的整个微循环的血流量，故微循环有“总闸门”之称。后微动脉和毛细血管前括约肌的收缩和舒张，可改变真毛细血管网的血流量，故在微循环中起着“分闸门”的作用。它们的舒缩状态决定着毛细血管的前阻力和血流量；微静脉位于微循环的末端，其舒缩状态决定着毛细血管的后阻力，影响血液从微循环流出，起着“后闸门”的作用。

微动脉、微静脉受交感缩血管神经的支配。当交感神经兴奋时，微动脉、微静脉收缩，使微循环血流量减少。同时这些血管也受全身性缩血管活性物质（如血管紧张素、去甲肾上腺素等）及 CO_2 等局部舒血管活性物质的调节。

后微动脉和毛细血管前括约肌主要受体液因素调节。一般情况下，毛细血管前括约肌在全身性缩血管物质如去甲肾上腺素等影响下，产生一定程度的紧张性收缩，使真毛细血管关闭。此时，随着新陈代谢进行，局部代谢产物如乳酸、CO_2 等物质聚积，当其浓度增加到一定程度时，即可引起该处毛细血管前括约肌舒张，相应的毛细血管网开放。随着局部代谢产物被血流带走，毛细血管前括约肌在全身性缩血管物质的作用下又收缩，使毛细血管网关闭。如此反复，使不同部位的毛细血管网交替开放与关闭。骨骼肌在安静状态下，同一时间内只有 20% 左右的真毛细血管处于开放状态，每分钟交替开放 5 ～ 10 次。当组织代谢增强时，开放的真毛细血管可增多。因此，微循环的血流量与组织的代谢水平是相适应的。

总之，微循环除受神经和全身性缩血管物质调节外，更重要的是受局部代谢产物的调节。

五 组织液和淋巴液的生成与回流

组织细胞间隙的细胞外液称为组织液，是组织细胞直接生活的环境。绝大部分组织液呈胶冻状，不能自由流动，因此不会因重力作用而流至身体的低垂部位。组织液中有极小一部分呈液态，可以自由流动。组织液中除蛋白质浓度明显低于血浆外，其他各种成分与血浆相同。

（一）组织液生成与回流

组织液是血浆透过毛细血管壁滤到组织间隙而形成的。液体通过毛细血管壁的滤过和重吸收取决于四个因素，即毛细血管血压、组织液静水压、血浆胶体渗透压和组织液胶体渗透压。其中，毛细血管血压和组织液胶体渗透压是促使液体由毛细血管内向血管外滤过的力量，而血浆胶体渗透压和组织液静水压是将液体从血管外重吸收入毛细血管内的力量。滤过的力量和重吸收的力量之差，称为有效滤过压。可用下式表示：有效滤过压 =（毛细血管血压 + 组织液胶体渗透压）-（血浆胶体渗透压 + 组织液静水压）。以图 4-13 所见的各种压力数值为例，在毛细血管动脉端有效滤过压为 +13mmHg，液体滤出毛细血管生成组织液，而在毛细血管静脉端有效滤过压力为 -5mmHg，故液体被重吸收回血管，即组织液回流。总的来说，流经毛细血管的血浆在毛细血管动脉端以滤过的方式进入组织间隙，在静脉端约有 90% 被重吸收回血液，其余约 10% 进入毛细淋巴管生成淋巴液，再经淋巴系统回流入血液。

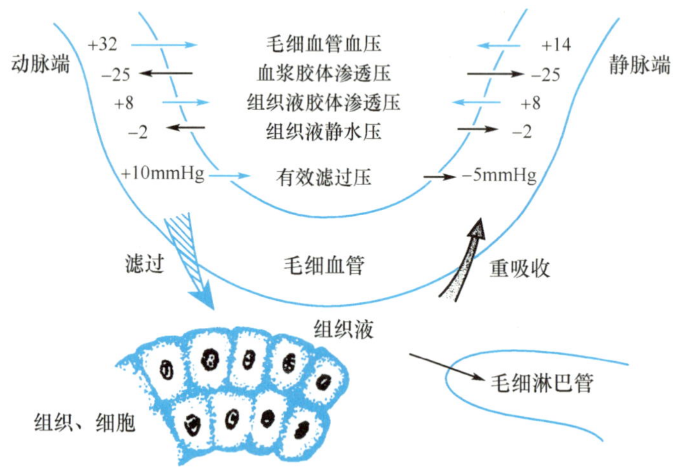

图 4-13 组织液生成与回流示意图

（二）影响组织液生成与回流的因素

正常情况下组织液不断生成，又不断回流，保持着动态平衡，故血量和组织液量能维持相对稳定。如果这种动态平衡遭到破坏，发生组织液生成过多或重吸收减少，组织间隙中就有过多的液体潴留，形成组织水肿。凡能影响有效滤过压和毛细血管壁通透性及淋巴循环的因素，都能影响组织液的生成与回流。

1. 毛细血管壁通透性　正常情况下，蛋白质难以通过毛细血管壁，所以血浆胶体渗透压明显高于组织液胶体渗透压。但某些病理情况下，如过敏反应时，局部释放大量组胺，使毛细血管壁的通透性升高，血浆中的蛋白质大量进入组织液，导致局部组织液胶体渗透压升高，有效滤过压升高，组织液生成增多，产生局部水肿。

2. 毛细血管血压　毛细血管血压的高低取决于毛细血管前阻力和毛细血管后阻力的比值。当微动脉舒张（如炎症）使毛细血管前阻力下降，或者微静脉回流受阻（如右心衰竭）使毛细血管后阻力升高，都可使毛细血管血压升高，有效滤过压升高，组织液生成增多，形成水肿。

3. 血浆胶体渗透压　血浆胶体渗透压一般为 25mmHg。但在病理情况下，如营养不良，机体摄入蛋白质不足；或者某些疾病如肝硬化时白蛋白合成减少或肾炎时机体丢失蛋白质过多，都可使血浆胶体渗透压降低，有效滤过压升高，组织液生成增多而回流减少，形成水肿。

4. 淋巴回流　正常情况下约有 10% 的组织液是经过淋巴管回流入血的。若淋巴管受压（如恶性肿瘤）或阻塞时（如丝虫病）导致淋巴回流障碍，其远端的组织间隙内组织液积聚，导致水肿。

（三）淋巴循环

组织液进入毛细淋巴管，即成为淋巴液。淋巴液在淋巴系统内流动称为淋巴循环，是组织液向血液回流的一个重要辅助系统。

1. 淋巴液的生成　在毛细淋巴管起始端，管壁由单层内皮细胞构成，内皮细胞的边缘像瓦片般互相覆盖，形成向管腔内开启的单向活瓣，管壁外无基膜。另外，当组织液积聚在组织间隙内时，组织中的胶原纤维和毛细淋巴管之间的胶原细丝可以将互相重叠的内皮细胞边缘拉开，使内皮细胞之间出现较大的缝隙。因此，组织液包括其中的蛋白质分子、血细胞、脂肪微粒可以自由地进入毛细淋巴管。因是单向活瓣，故淋巴液不能流入组织液。正常成人每天生成的淋巴液总量为 2 ～ 4L，大致相当于全身血浆总量。组织液和毛细淋巴管内淋巴液的压力差是组织液进入毛细淋巴管的动力。组织液压力升高时，能加快淋巴液的生成速度。

2. 淋巴液的回流及影响因素　毛细淋巴管汇合形成集合淋巴管。后者的管壁中有平滑肌，可以收缩。淋巴管壁平滑肌的收缩活动和瓣膜共同构成“淋巴管泵”，能推动淋巴液流动。

第 3 节　心血管活动的调节

心血管系统的功能活动，能随着内外环境的变化而随时发生相应的变化。人体在不同的生理状态下，各器官组织的代谢水平不同，对血流量的需求不同。机体可通过神经和体液调节机制对心脏和血管的活动进行调节，从而适应各器官组织在不同情况下对血流量的需要，协调地分配各器官的血流。

一　神经调节

心肌和血管平滑肌接受自主神经支配。机体对心血管活动的神经调节是通过各种心血管反射实现的。

（一）心脏和血管的神经支配及作用

1. 心脏的神经支配　心脏接受心交感神经和心迷走神经的双重支配（图 4-14）。

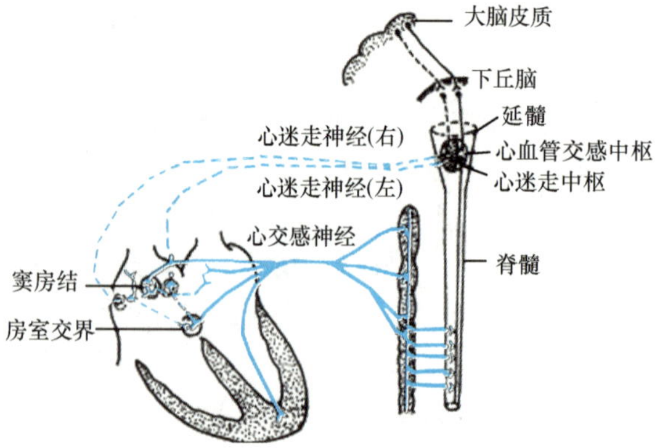

图 4-14　心脏的神经支配

（1）心交感神经及其作用：心交感神经的节前神经元来自脊髓胸段 $T_{1\sim5}$ 中间外侧柱，其节后纤维分布心脏各个部分，包括窦房结、房室交界、房室束、心房肌和心室肌。两侧心交感神经对心脏的支配有所差别，右侧心交感神经主要支配窦房结，而左侧心交感神经主要支配房室交界。故在功能上，右侧心交感神经兴奋时以引起心率加快的效应为主，而左侧心交感神经兴奋则以加强心肌收缩能力的效应为主。

心交感节后神经末梢释放的神经递质是去甲肾上腺素，主要与心肌细胞膜上的 β_1 肾上腺素能受体结合，可导致心率加快，心肌收缩力加强，房室交界传导加快，分别称为正性变时作用、正性变力作用、正性变传导作用。去甲肾上腺素主要通过作用于心肌细胞膜上的 β_1 肾上腺素能受体，激活腺苷酸环化酶，使细胞内 cAMP 的浓度升高，继而激活蛋白激酶和细胞内蛋白质的磷酸化过程，使心肌膜上的钙通道激活，增加 Ca^{2+} 内流，细胞内肌浆网释放的 Ca^{2+} 也增加，使心肌收缩力增强，搏功增加。β 受体阻断剂如普萘洛尔可阻断心交感神经对心脏的兴奋作用。

（2）心迷走神经及其作用：支配心脏的副交感神经——迷走神经节前纤维起自延髓的迷走神经背核和疑核，其节后神经纤维分布在窦房结、心房肌、房室交界、房室束及其分支。心室肌也有少量迷走神经支配。两侧心迷走神经对心脏的支配也有差别，右侧迷走神经对窦房结的影响占优势；左侧迷走神经对房室交界的作用占优势。但不如两侧心交感神经支配的差别显著。

心迷走神经节后纤维末梢释放的神经递质是乙酰胆碱，作用于心肌细胞膜上的 M 型胆碱能受体，可导致心率减慢，心房肌收缩力减弱，心房肌不应期缩短，房室传导速度减慢，即具有负性变时作用、负性变力作用、负性变传导作用。刺激迷走神经时也能使心室肌收缩减弱，但其效应不如心房肌明显。迷走神经抑制心肌收缩力的机制是由于其末梢释放的乙酰胆碱作用于 M 胆碱能受体后，提高心肌细胞膜上钾通道的开放概率，增加 K^+ 的外流，同时还可抑制膜上的钙通道的开放，减少 Ca^{2+} 的内流，其结果是心肌的自律性、收缩性、传导性都降低。阿托品是 M 型胆碱能受体阻断剂，能阻断心迷走神经对心脏的抑制作用。

除了上述两种神经，心脏还存在肽能神经的支配，其末梢释放肽类递质，如神经肽 Y、阿片肽、血管活性肠肽等，它们与单胺、乙酰胆碱共同存在于同一神经元内，兴奋时一起释放。血管活性肠肽可舒张冠状动脉，增加心肌收缩力；降钙素基因相关肽能加快心率。总之，心脏的活动是多种神经因素共同参与调节的。

2. 血管的神经支配及作用　除真毛细血管外，血管壁内都有平滑肌分布。不同血管的平滑肌生理特性有所不同，绝大多数血管平滑肌都受自主神经支配。支配血管平滑肌的神经纤维可分为缩血管神经纤维和舒血管神经纤维两大类。

（1）缩血管神经纤维：都属于交感神经，故一般称为交感缩血管神经纤维，其节前神经元位于脊髓胸、腰段的中间外侧柱内。节后神经元位于椎旁和椎前神经节内，末梢释放去甲肾上腺素。血管平滑肌上有 α 和 β_2 两类肾上腺素能受体。去甲肾上腺素与 α 肾上腺素能受体结合，导致血管平滑肌收缩；与 β_2 肾上腺素能受体结合，则导致血管平滑肌舒张。去甲肾上腺素与 α 受体结合的能力较与 β_2 受体结合的能力强，故交感缩血管神经纤维兴奋时引起缩血管效应。机体多数血管只接受交感缩血管神经纤维的单一神经支配。在安静状态下，交感缩血管神经纤维持续发放 1 ～ 3 次 / 秒的低频冲动，称为交感缩血管紧张，这种紧张性活动使血管平滑肌保持一定程度的收缩状态。当交感缩血管紧张增强时，血管平滑肌进一步收缩；交感缩血管紧张减弱时，血管平滑肌收缩程度降低，血管舒张。在不同生理状况下，交感缩血管神经纤维的放电频率在每秒低于 1 次至每秒 8 ～ 10 次的范围内变动。这一变动范围足以使血管口径在很大范围内发生变化，从而调节不同器官的血流阻力和血流量。

体内绝大多数血管都受交感缩血管神经纤维支配，但不同部位的血管中缩血管神经纤维分布的密度不同。皮肤血管中缩血管神经纤维分布最密，骨骼肌和内脏的血管次之，冠状血管和脑血管中分布较少。在同一器官中，动脉中缩血管神经纤维的密度高于静脉，微动脉中密度最高，但毛细血管前括约肌中神经纤维分布很少。

（2）舒血管神经纤维：体内有一部分血管除接受缩血管神经纤维支配外，还接受舒血管神经纤维支配。

舒血管神经纤维主要有以下几种。①交感舒血管神经纤维：主要分布于骨骼肌微动脉中。交感舒血管神经纤维末梢释放乙酰胆碱，与血管平滑肌上的M受体结合，引起骨骼肌血管舒张，阿托品可阻断其效应。交感舒血管神经纤维在平时没有紧张性活动，只有在情绪激动和做剧烈运动时才发放冲动，使骨骼肌血管舒张，血流量增多。②副交感舒血管神经纤维：分布于少数器官如脑膜、唾液腺、胃肠外分泌腺和外生殖器等。副交感舒血管神经纤维末梢释放乙酰胆碱，与血管平滑肌 M 型胆碱能受体结合，引起血管舒张。副交感舒血管神经纤维的活动只对器官组织局部血流起调节作用，对循环系统总的外周阻力的影响很小。③脊髓背根舒血管神经纤维：皮肤伤害性感觉传入神经纤维在外周末梢处可发生分支。当皮肤受到伤害性刺激时，感觉冲动一方面沿传入神经纤维向中枢传导，另一方面可在末梢分支处沿其他分支到达受刺激部位邻近的微动脉，使微动脉舒张，局部皮肤出现红晕。这种仅通过轴突外周部位完成的反应，称为轴突反射。这类神经纤维也称背根舒血管神经纤维，其所含递质尚不十分确定，根据相关的实验研究，有人认为是降钙素基因相关肽。

（二）心血管中枢

中枢神经系统内与控制心血管活动有关的神经元相对集中的部位称为心血管中枢。这些神经元分布在从脊髓到大脑皮质的各个水平上，它们各自具不同的功能，又互相密切联系，使整个心血管系统的活动协调一致，并与完整机体的活动相适应。动物实验结果显示：在延髓上缘横断脑干后，动物的血压并无明显的变化，刺激坐骨神经引起的升血压反射也仍存在；但如果将横断水平逐步移向脑干尾端，则动脉血压就逐渐降低，刺激坐骨神经引起的升血压反射效应也逐渐减弱。当横断水平下移至延髓闩部时，血压降低大约 40mmHg。这些结果说明，心血管活动的基本中枢位于延髓，因为只要保留延髓及其以下中枢部分的完整，就可以维持心血管正常的紧张性活动，并完成一定的心血管反射活动。

延髓心血管中枢　延髓存在心血管交感中枢和心迷走中枢。

（1）心血管交感中枢：位于延髓腹外侧头端。刺激该处，可引起心血管活动增强的效应：心率加快、心肌收缩力增强、血管平滑肌收缩，血压升高。延髓心血管交感中枢神经元的轴突下行与脊髓交感节前神经元相联系，通过心交感神经和交感缩血管神经调节心血管活动。

（2）心迷走中枢：延髓中的疑核和迷走神经背核，是心迷走中枢的部位。刺激该处，可出现心活动抑制效应：心率减慢、心肌收缩力减弱和房室传导减慢。心迷走中枢通过迷走神经传出纤维支配心，起抑制作用正常人在安静时，心迷走中枢紧张性较高，因而心率较窦房结自身的兴奋频率慢，维持在每分钟 75 次左右；在情绪激动或运动时，心血管交感中枢紧张性占优势，心率加快，血压升高。

（三）心血管反射

当机体处于不同的生理状态如运动、变换姿势、睡眠时，或当机体内、外环境发生变化时，可引起各种心血管反射，使心输出量和各器官的血管收缩状况发生相应的改变，动脉血压亦可发生变动。其生理意义在于使循环功能和机体当时所处的状态或环境的变化相适应。

1. 颈动脉窦和主动脉弓压力感受性反射　当动脉血压升高时，可引起压力感受性反射，其反射效应是使心率减慢，外周血管舒张，阻力降低，血压回降，这一反射也称为降压反射。

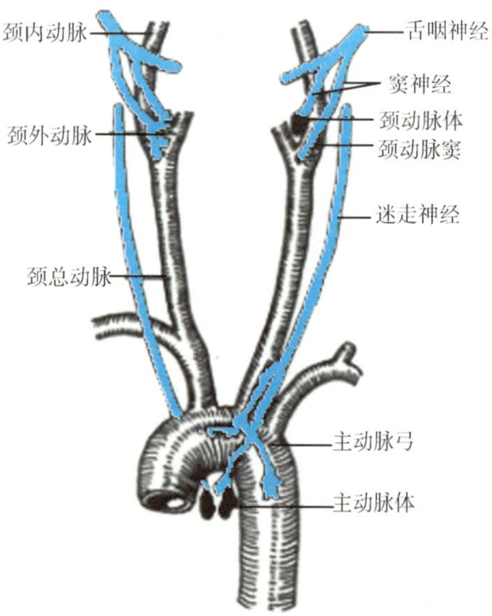

图 4-15　颈动脉窦与主动脉弓压力感受器与化学感受器

（1）压力感受器：颈内动脉靠近颈总动脉分叉处略膨大的部分称颈动脉窦。在颈动脉窦和主动脉弓血管壁的外膜下，有丰富的感觉神经末梢，其末梢膨大呈卵圆形，对机械牵张刺激敏感，分别称为颈动脉窦和主动脉弓压力感受器（图 4-15）。压力感受器并不能直接感受血压的变化，而是感受血管壁的机械牵张程度。当动脉血压升高时，动脉管壁被牵张的程度升高，压力感受器感受刺激增强，发放的传入神经冲动增多。在一定范围内，压力感觉器的传入冲动频率与动脉管壁扩张程度成正比。另外，在同一血压水平，颈动脉窦和主动脉弓压力感受器对波动性压力刺激比持续性压力刺激更为敏感。在一个心动周期内，随着动脉血压的波动，窦神经和迷走神经的传入冲动频率也发生相应的变化。

（2）传入神经和中枢联系：颈动脉窦压力感受器的传入神经纤维为窦神经，窦神经汇入舌咽神经进入延髓，和孤束核的神经元发生突触联系。主动脉弓压力感受器的传入神经纤维行走于迷走神经干内，然后进入延髓到达孤束核。家兔主动脉弓压力感受器的传入神经纤维自成一束，与迷走神经伴行，称为减压神经。压力感受器的传入神经冲动到达孤束核后，可通过延髓内的神经通路使延髓头端腹外侧部的血管运动神经元抑制，从而使交感神经紧张性活动减弱。孤束核神经元还与延髓内其他神经核团及脑干其他部位如脑桥、下丘脑等的一些神经核团发生联系，其效应也是使交感神经紧张性活动减弱。另外压力感受器的传入冲动到达孤束核后还与迷走神经背核和疑核发生联系，使迷走神经的活动加强。

（3）反射效应：动脉血压突然升高时，对颈动脉窦和主动脉弓压力感受器刺激增强，窦神经及迷走神经传入延髓的冲动增多，通过中枢机制，使心迷走紧张加强，心交感紧张和交感缩血管紧张减弱，心迷走神经传出冲动增多、心交感神经和交感缩血管神经纤维传出冲动减少，导致效应器心脏和血管的活动改变，心率减慢，心缩力减弱，心输出量减少，外周血管舒张，阻力降低，故动脉血压下降。反之，当动脉血压降低时，压力感受器传入延髓冲动减少，使迷走紧张减弱，交感紧张加强，于是心率加快，心输出量增加，外周血管阻力增高，血压回升。可见降压反射是负反馈调节，可对血压进行双相的调节。

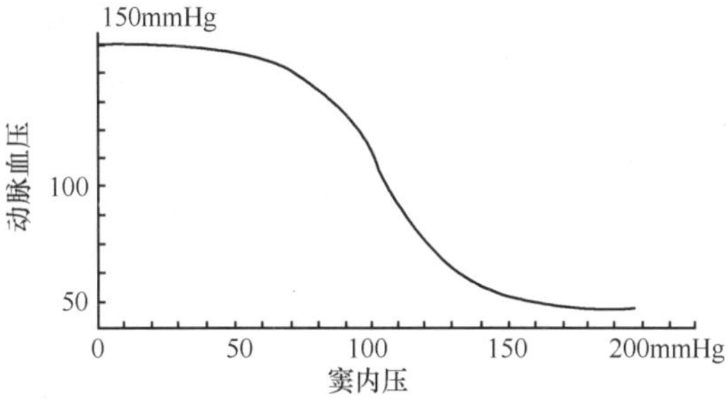

图 4-16 压力感受器反射功能曲线

在动物实验中可将颈动脉窦区和循环系统其余部分隔离开来，但仍保留它通过窦神经与中枢的联系。在这样的制备中，人为地改变颈动脉窦区的灌注压，就可引起体循环动脉压的变化，并画出压力感受性反射功能曲线（图 4-16）。当灌注压在 80 ～ 160mmHg 范围内波动时，动脉血压的变化接近于线性，即动脉血压随灌注压升高而降低；当灌注压超过 180mmHg 时，动脉血压不再下降，灌注压接近 60mmHg 时，动脉血压不再升高。因此，压力感受性反射功能曲线的中间部分较陡，向两端渐趋平坦，这说明当窦内压在正常平均动脉压水平（大约 100mmHg）的范围内发生变动时，压力感受性反射最为敏感，纠正偏离正常水平的血压的能力最强，动脉血压偏离正常水平越远，压力感受性反射纠正异常血压的能力越低。

（4）压力感受性反射的生理意义：压力感受性反射属于负反馈调节，其生理意义在于维持动脉血压相对稳定，不至于发生过大波动。在心输出量、外周血管阻力、血量等突然发生变化的情况下，对动脉血压进行快速调节的过程中起重要的作用，尤其在动脉血压降低时的缓冲作用更为重要，使动脉血压不致发生过大的波动，维持动脉血压相对稳定，保证重要器官的血供。因此在生理学中将压力感受器的传入神经称为缓冲神经。在动物实验中可看到，正常狗 24 小时内动脉血压的变化范围一般在平均动脉压（约 100mmHg）上下 10 ～ 15mmHg 以内；而在切除两侧缓冲神经的狗，血压经常出现很大的波动，其变动范围可超过平均动脉压上下各 50mmHg。一天中动脉血压的平均值并不明显高于正常水平，因此认为压力感受性反射在动脉血压的长期调节中并不起重要作用。压力感受性反射对动脉血压的调节设置一定的调定点，作为调节动脉血压的参照水平。在慢性高血压患者或实验性高血压动物中，压力感受性反射功能曲线向右移位，这种现象称为压力感受器反射的重调定，即在较正常高的血压水平上进行工作，并不能降到正常血压水平。压力感受性反射重调定的机制较为复杂。重调定可发生在感受器的水平，也可发生在反射的中枢部分。

2. 颈动脉体和主动脉体化学感受性反射　在颈总动脉分叉处和主动脉弓区域，存在颈动脉体和主动脉体化学感受器（图 4-15），当血液的某些化学成分发生改变时，如缺氧、CO_2 分压升高、H^+ 浓度升高等，可以刺激这些化学感受器，其感觉信息分别由窦神经和迷走神经传入至延髓孤束核，使延髓内呼吸神经元和心血管活动神经元的活动发生改变。化学感受性反射的效应主要引起呼吸加深加快，对心血管活动的效应是冠状动脉舒张，骨骼肌、内脏和皮肤血管收缩，外周血管阻力增大，血压升高。

化学感受性反射在平时对心血管活动并不起明显的调节作用，只有在低氧、窒息、失血、动脉血压过低和酸中毒情况下才发生作用。故此反射的生理意义主要是参与机体应急状态下的循环功能调节，维持血压，实现血流的再分配。

3. 心肺感受器引起的心血管反射　在心房、心室和肺循环大血管壁存在许多感受器，总称为心肺感受器，其传入神经纤维行走于迷走神经干内。引起心肺感受器兴奋的适宜刺激有两大类。一类是血管壁的机械牵张。当心房、心室或肺循环大血管中压力升高或血容量增多而使心脏或血管壁受到牵张时，这些机械或压力感受器就发生兴奋。另一类心肺感受器的适宜刺激是一些化学物质，如前列腺素、缓激肽等，有些药物如藜芦碱等也能刺激心肺感受器。大多数心肺感受器受刺激时引起的反射效应是交感紧张降低，心迷走紧张加强，导致心率减慢，心输出量减少，外周血管阻力降低，血压下降。心肺感受器的传入冲动可抑制血管升压素的释放，影响肾脏对水的重吸收。这表明心肺感受器引起的反射在血量及体液的量和成分的调节中有重要的生理意义。

4. 其他感受器对心血管的影响　扩张肺、胃、肠、膀胱等空腔器官，挤压睾丸等，常可引起心率减慢和外周血管舒张等效应。刺激躯体传入神经时可以引起各种心血管反射。反射的效应取决于感受器的性质、刺激的强度和频率等因素。用低至中等强度的低频电脉冲刺激骨骼肌传入神经，常可引起降血压效应；而用高强度高频率电刺激皮肤传入神经，则常引起升血压效应。在平时，肌肉活动，皮肤冷、热刺激及各种伤害性刺激都能引起心血管反射活动。中医针刺治疗某些心血管疾病的生理基础，就在于激活肌肉或皮肤的一些感受器传入活动，通过中枢神经系统内复杂的机制，使异常的心血管活动得到调整。

二 体液调节

体液调节指血液和组织液中的一些化学物质对心脏和血管平滑肌的活动发生的调节作用。这些体液因素中，有些是通过血液可广泛作用于心血管系统；有些则在组织中主要作用于局部的血管，对局部组织的血流起调节作用。

（一）全身性体液因素

1. 肾上腺素和去甲肾上腺素　肾上腺素和去甲肾上腺素均属于儿茶酚胺。循环血液中的肾上腺素和去甲肾上腺素主要来源于肾上腺髓质的分泌，其中肾上腺素约占 80%，去甲肾上腺素约占 20%。肾上腺素能纤维末梢释放的去甲肾上腺素也有一小部分进入血液循环。

血液中的肾上腺素和去甲肾上腺素对心脏和血管的作用既有共同之处，又各有特点。因为两者对不同的肾上腺素能受体的结合能力不同。肾上腺素与 α 和 β 两类肾上腺素能受体结合的能力均较强；去甲肾上腺素与 α 肾上腺素能受体结合的能力最强，与 β 肾上腺素能受体，尤其是 β_2 肾上腺素能受体结合的能力较弱。在心肌细胞膜有 β_1 肾上腺素能受体，肾上腺素与其结合后，产生正三变作用，使心率加快、心肌收缩力加强、房室传导加快，心输出量增加。在血管，肾上腺素的作用取决于血管平滑肌上 α 和 β 肾上腺素能受体的分布情况。在皮肤、肾、胃肠血管平滑肌上，α 肾上腺素能受体在数量上占优势，肾上腺素的作用是使这些器官的血管收缩；在骨骼肌和肝脏血管，β_2 肾上腺素能受体占优势，小剂量的肾上腺素常以兴奋 β_2 肾上腺素能受体的效应为主，引起血管舒张，大剂量时也兴奋 α 肾上腺素能受体引起血管收缩。去甲肾上腺素主要激活 α 和 β_1 受体，而与 β_2 受体结合的能力较弱，故对血管的作用与肾上腺素不同，它可使全身血管广泛收缩，动脉血压升高；血压升高又使压力感受性反射活动加强，压力感受性反射对心脏的效应超过去甲肾上腺素对心脏的直接效应，故心率减慢。因此临床上常用肾上腺素作为强心药，而去甲肾上腺素作为缩血管的升压药。

2. 血管紧张素　肾素是由肾脏近球细胞合成和分泌的一种酸性蛋白酶，经肾静脉进入血液循环。血管紧张素原主要来源于肝脏，在肾素的作用下逐步水解，先后产生血管紧张素Ⅰ、Ⅱ、Ⅲ，如图 4-17 所示。

对体内多数细胞、组织来说，血管紧张素Ⅰ不具有活性。血管紧张素系统中最重要的是血管紧张素Ⅱ和Ⅲ。血管紧张素Ⅱ的作用：①使全身微动脉收缩，血压升高；也可使静脉收缩，回心血量增多。②作用于交感缩血管神经纤维末梢上的血管紧张素受体，使交感神经末梢释放递质增多。③作用于中枢神经系统内第四脑室后缘区的血管紧张素受体，使交感缩血管紧张加强。④强烈刺激肾上腺皮质球状带细胞合成和释放醛固酮。⑤引起或增强渴觉，并导致饮水行为。血管紧张素Ⅲ的缩血管效应仅为血管紧张素Ⅱ的10%～20%，但刺激肾上腺皮质球状带合成和释放醛固酮的作用较强。醛固酮可促进肾小管对 Na^+ 和水的重吸收，使细胞外液和循环血量增加，血压升高。

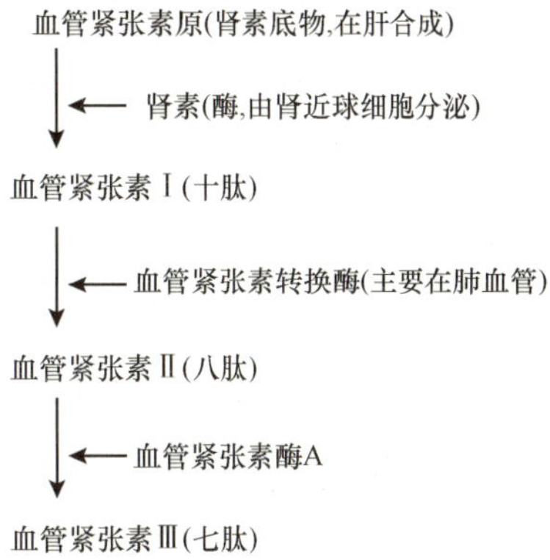

图 4-17　肾素 - 血管紧张素系统

由于肾素、血管紧张素和醛固酮三者关系密切，所以经常将其联系起来合称为肾素 - 血管紧张素 - 醛固酮系统（RAAS）。在某些病理情况下，如失血、Na^+ 浓度降低时，肾素 - 血管紧张素系统的活动加强，并对循环功能的调节起重要作用。

3. 血管升压素　血管升压素是下丘脑视上核和室旁核神经元合成分泌的，经下丘脑 - 垂体束运输到垂体后叶，其末梢释放的血管升压素作为垂体后叶激素进入血液循环。血管升压素可提高肾脏远曲小管和集合管上皮细胞对水的通透性，使水的重吸收增加，故又称为抗利尿激素。血管升压素作用于血管平滑肌的相应受体，引起血管平滑肌收缩，是已知的最强的缩血管物质之一。在正常情况下，血浆中血管升压素浓度升高时首先出现抗利尿效应；只有当其血浆浓度明显高于正常时，才引起血压升高。这是因为血管升压素能提高压力感受性反射的敏感性，故能缓冲升血压效应。血管升压素对体内细胞外液量的调节起重要作用。在禁水、失水、失血等情况下，血管升压素释放增加，不仅对保留体内液体量，而且对维持动脉血压，都起重要的作用。

（二）局部性体液因素

组织细胞在活动时产生的某些物质，如激肽、组胺、前列腺素等，能使局部微血管扩张，血流量增加。

1. 激肽　常见的激肽有缓激肽和血管舒张素两种。它们是激肽原（血浆中的一些蛋白质）在血浆或组织中的激肽释放酶的作用下生成的，这两种物质对血管都具有强烈的舒张作用，使局部血流量增加。此外，它们还能增加毛细血管壁的通透性。循环血液中的缓激肽和血管舒张素也参与对动脉血压的调节，使血管舒张，血压降低。

2. 组胺　组胺是组氨酸脱羧生成的，广泛存在于皮肤、肺、胃肠黏膜的肥大细胞中。当上述组织受到损伤，发生炎症或过敏反应时，均能引起组胺的释放。组胺具有强烈的舒张血管作用，并能使毛细血管和微静脉管壁的通透性增加，导致血浆漏入组织，形成局部水肿。

3. 前列腺素　前列腺素主要是由花生四烯酸在相关酶的作用下生成的一族含二十碳的不饱和脂肪酸。全身各部的组织几乎都含有前列腺素的前体及生成前列腺素的酶，因此都能产生前列腺素。由于分子结构的差异，前列腺素可分为多种类型，其作用也各不相同。前列腺素 E_2 具有强烈的舒血管作用，前列腺素 $F_{2\alpha}$ 则使静脉收缩。前列环素（PGI_2）是在血管组织中合成的一种前列腺素，有强烈的舒血管作用。

第4节 器官循环

根据血流动力学的一般规律，机体各器官的血流量取决于该器官的动、静脉压力差和血流阻力。由于各器官的结构和功能各异，故血流量的调节也有其各自的特殊规律。本节主要介绍心、肺、脑的血液循环。

一 冠状动脉循环

冠状动脉循环是指心脏的血液循环。心肌的血液由左、右冠状动脉供应。冠状血管起自主动脉根部，使冠状动脉循环压力高、途径短、流速快。

链接

冠状动脉循环的解剖特点

冠状动脉的主干和大分支行走于心脏的表面，小分支则常以垂直于心脏表面的方向穿入心肌，沿途发出分支，最后在心内膜下层分支成网。这种分支方式使冠状动脉血管在心肌收缩时容易受到压迫。冠状动脉的毛细血管网分布极为丰富，毛细血管数和心肌纤维数的比例为 1 ∶ 1，因此心肌和冠脉血液之间的物质交换可以迅速进行。冠状动脉的侧支较细小，血流量少。故当冠状动脉突然阻塞时，不易很快建立有效的侧支循环而导致心肌梗死；但若冠脉阻塞较缓慢时，则侧支可逐渐扩张，建立有效的侧支循环，发挥一定的代偿作用。

（一）冠状动脉血流的特点

1. 血压高，血流量大　冠状动脉直接开口于主动脉根部，加上冠状动脉的血流途径短，血流阻力小，故血流量大，血压维持在较高水平。在安静状态下，中等体重的人冠状动脉血量流量约为 225ml/min，占心输出量的 4% ～ 5%。当剧烈运动时，心肌活动加强，冠状动脉血流量可增加 4 ～ 5 倍，以适应心脏工作量大、耗氧多的需要。

2. 摄氧率高，耗氧量大　心肌富含肌红蛋白，具有较强的摄氧能力。在安静状态下，动脉血流经心脏后，其中 70% 左右的 O_2 被心肌摄取，远高于其他器官组织，从而满足心肌对氧的需求。因此，血液流经冠脉毛细血管后，冠状静脉血液中的氧含量较低。当机体活动增强、耗氧量增多时，心肌依靠从血液中提高摄取氧的潜力已较小，主要依赖扩张冠状动脉血管、增加血流量来满足心肌对 O_2 的需求。心肌对缺血、缺氧很敏感，由于心肌的耗氧量多，一旦冠状动脉供血不足，极易使心肌缺血、缺氧而引起心绞痛。

3. 血流量受心肌收缩影响大　由于冠状动脉血管的分支大部分深埋于心肌组织中，使冠状动脉血管在心肌收缩时极易受压，从而影响冠状动脉血流量，尤其左冠状动脉血流量影响更为明显。在左心室等容收缩期，由于心肌收缩的压迫，使左冠状动脉血流阻力增大，引起血流量急剧减少甚至逆流。在射血期，主动脉压升高，冠状动脉血压也随之升高，使血流量有所增加。在心室舒张期，心肌对冠状动脉的压迫减弱或解除，血流阻力明显减小，故冠状动脉血流量迅速增加。一般而言，左心室在收缩期的冠状动脉血流量只有舒张期的 20% ～ 30%。当心肌收缩加强时，心缩期血流量所占比例更小。右心室肌比较薄弱，收缩时对右冠状动脉的压迫作用较小，因此右冠状动脉血流量在心动周期中的变化不大。可见，冠状动脉的供血主要在舒张期，动脉舒张压的高低和心舒期的长短是影响冠状动脉血流量的重要因素。

（二）冠脉血流量的调节

调节冠状动脉血流量最重要的因素是心肌本身的代谢水平，神经调节的作用较为次要。

1. 心肌代谢水平　实验证明，冠状动脉血流量与心肌的代谢水平成正比。心肌收缩的能量几乎仅依靠有氧代谢。目前认为，心肌代谢增强时，耗氧量增加，局部组织中的氧分压降低，心肌细胞中的 ATP 分解增加，产生 ADP 和 AMP，后者被冠状动脉血管周围间质细胞中的 5- 核苷酸酶分解产生腺苷。腺苷具有强烈的舒张小动脉的作用，但其生成后几秒钟内即被破坏，因此不会引起其他器官的血管舒张。心肌其他代谢产物如 H^+、CO_2、乳酸、缓激肽等也能引起冠状动脉舒张。

2. 神经调节　冠状动脉受交感神经和迷走神经支配。心交感神经的直接作用是使冠状动脉收缩，同时又能使心率加快，心肌收缩加强，耗氧量增加，代谢产物增多，继发性引起冠状动脉舒张。迷走神经的直接作用是引起冠状动脉舒张，但迷走神经兴奋又使心率减慢，心肌代谢率降低，抵消迷走神经对冠状动脉直接的舒张作用。因此，在完整机体，冠状动脉血流量主要由心肌本身的代谢水平调节，神经因素的影响在很短时间内就会被心肌代谢产物引起的血流变化所掩盖。

3. 激素调节　肾上腺素和去甲肾上腺素主要通过增强心肌的代谢水平和耗氧量使冠状动脉血流量增加。甲状腺素也可通过加强心肌代谢使冠状动脉舒张，血流量增加。血管紧张素Ⅱ及大剂量的血管升压素则能使冠状动脉收缩，冠状动脉血流量减少。

链接

冠状动脉粥样硬化性心脏病

冠状动脉粥样硬化性心脏病是因冠状动脉粥样硬化导致管腔狭窄或阻塞，引起心肌缺血的心脏病，简称冠心病。主要病理变化是大量脂质在动脉内膜沉积，使内膜增厚、缺血坏死并形成粥样物，导致管腔狭窄或坏死部位形成血栓阻塞血管腔，发生心肌缺血。本病可因劳累或情绪激动使心肌耗氧量增加或冠状动脉痉挛而诱发。本病多发生在 40 岁以后，在高压力、快节奏、高脂肪、快餐化的生活方式影响下，患病年龄趋于年轻化，患病率呈逐年上升的趋势。冠心病防治的关键在于早期预防和科学的生活方式。治疗目标是解除冠状动脉痉挛，增加心肌供血，改善心室肌的舒张功能。

二　肺循环

肺循环是指从右心室到左心房的血液循环，其功能是使血液在流经肺泡时与肺泡气之间进行气体交换。体循环中的支气管血管则主要对支气管和肺起营养性作用。

（一）肺循环的特点

1. 血流阻力小，血压低，毛细血管的有效滤过压较低　与体循环相比，肺动脉及其分支短而粗、管壁薄、易扩张，且肺循环血管位于胸膜腔负压环境中，因此肺循环的血流阻力较小，血压较低，是一个低阻力、低血压系统。安静时，肺毛细血管压平均为 7mmHg，血浆胶体渗透压平均为 25mmHg，肺组织间液胶体渗透压约为 14mmHg，静水压约为 -5mmHg，因此肺泡的有效滤过压仅为 1mmHg，肺毛细血管有少量液体持续进入组织间隙，这些液体大部分进入肺淋巴管返回血液循环，少量渗入肺泡内被蒸发，可对肺泡内表面起湿润作用。左心衰竭时，肺静脉压升高，肺毛细血管压随之升高，可引起肺淤血和肺水肿，导致呼吸功能障碍。

2. 血容量大，且变动范围大　安静时肺血容量约为450ml，占全身血量的9%。由于肺组织和肺血管的可扩张性大，故肺血容量可随呼吸周期发生较大的变动。在用力呼气末，肺血容量减少至200ml左右；而在深吸气时可增加到1000ml左右。由于肺的血容量大，且变化范围也较大，故肺循环血管起着储血库的作用。机体失血时，肺循环可将一部分血液转移至体循环起代偿作用。

（二）肺循环血流量的调节

1. 肺泡气氧分压的调节　肺泡气的氧分压对肺部血管的舒缩活动有明显的影响。当部分肺泡因通气不足而氧分压降低时，肺泡周围的微动脉收缩，尤其在肺泡气二氧化碳分压升高时，低氧引起的肺部微动脉收缩更加显著，但其机制目前尚不清楚。这一反应使局部血流阻力增大，血流量减少，可使较多的血液转移到其他通气充足、肺泡气氧分压较高的肺泡，使血液得到充分的氧合，保证肺换气效率。但当吸入气氧分压过低时，如在高海拔地区，可引起肺动脉广泛收缩，肺动脉压升高，长期居住在此环境的人，常因肺动脉持续高压而导致右心室肥厚，甚至右心衰竭。长期居住在低海拔地区的人，若以较快的速度去到高海拔地区，则常可发生肺动脉高压，甚至发生肺水肿。

2. 神经调节　肺循环血管受交感神经和迷走神经双重支配。刺激交感神经对肺血管的直接作用是引起收缩和血流阻力增大。但在整体情况下，交感神经兴奋时体循环的血管收缩，将一部分血液挤入肺循环，使肺血容量增加。刺激迷走神经的直接效应是肺血管舒张，血流阻力降低。

3. 血管活性物质的调节　肾上腺素、去甲肾上腺素、血管紧张素Ⅱ、5-羟色胺等能使肺血管收缩，乙酰胆碱使肺血管舒张。

三　脑循环

（一）脑循环的特点

脑的血液供应来自颈内动脉和椎动脉。脑循环的特点如下所述。

1. 血流量大，耗氧量多　脑的重量仅占体重的2%，安静时其血流量可达750ml/min，占心输出量的15%左右；整个脑的耗氧量则约占全身耗氧量的20%。脑细胞对缺氧的耐受力很低，在正常体温下，如果脑供血停止数秒，意识即丧失；停止供血超过5～6分钟，将会引起不可逆的永久性脑损伤。

2. 血流量变化小　脑位于骨性颅腔内，其容积固定。颅腔内包含有脑组织、脑血管和脑脊液。由于颅腔容积固定，脑组织和脑脊液又不可压缩，使脑血管舒缩受到很大的限制，血流量变化范围比其他器官小。

3. 存在血-脑屏障和血-脑脊液屏障　在毛细血管血液和脑组织之间存在限制某些物质自由扩散的屏障，称为血-脑屏障。在毛细血管血液和脑脊液之间也存在特殊的屏障，称为血-脑脊液屏障。这两种屏障的存在，对于保持脑组织内环境的相对稳定和防止血液中有害物质侵入脑内，保证脑组织的正常活动具有十分重要的生理意义。甘露醇、蔗糖和许多离子不易通过血-脑屏障和血-脑脊液屏障，而O_2、CO_2等脂溶性物质、某些麻醉药物及葡萄糖和氨基酸则容易通过。

（二）脑血流量的调节

1. 自身调节　在正常情况下，脑循环的灌注压为80～100mmHg，当平均动脉压在

60 ～ 140mmHg 范围内变化时，脑血管可通过自身调节机制使脑血流量保持相对稳定。当平均动脉压低于 60mmHg 时，脑血流量明显减少，引起脑功能障碍；当平均动脉压超过脑血管自身调节的上限 140mmHg 时，脑血流量明显增加，严重时可因脑毛细血管压过高引起脑水肿。

2. 体液调节　二氧化碳分压升高和低氧可引起血管舒张。当血液二氧化碳分压升高时，CO_2 进入脑组织，与水分子结合生成 H_2CO_3，再解离出 H^+，使细胞外液 H^+ 浓度升高从而引起脑血管舒张，血流量增加。当过度通气使 CO_2 呼出过多时，动脉血二氧化碳分压过低，脑血管收缩，脑血流量减少，可引起头晕等症状。

3. 神经神节　脑血管受交感缩血管纤维和副交感舒血管纤维支配，但神经纤维分布较少，因此神经对脑血管活动的调节作用很小。

目标检测

一、选择题

A_1 型题

1. 心室肌细胞动作电位的主要特点是(　　)
   A. 0 期去极化过程快
   B. 1 期快速复极期
   C. 形成平台期（2 期）
   D. 3 期复极化快
   E. 4 期膜电位不稳定
2. 房－室延搁的生理意义是(　　)
   A. 使心室肌不产生强直收缩
   B. 利于心室肌几乎同步收缩
   C. 使心室肌的有效不应期长
   D. 使心房、心室不会发生收缩重叠
   E. 引起期前收缩
3. 对等容收缩期的说明，错误的是(　　)
   A. 房室瓣关闭　　B. 动脉瓣关闭
   C. 心室容积不变　　D. 心室无血液进出
   E. 室内压高于动脉压
4. 心肌不发生强直收缩的原因是(　　)
   A. 心肌的有效不应期长
   B. 心肌是功能上合胞体
   C. 心肌呈“全或无”式收缩
   D. 心肌的肌质网不发达，储 Ca^{2+} 少
   E. 心肌收缩为同步收缩
5. 期前收缩的发生是由于(　　)
   A. 额外刺激落在绝对不应期内
   B. 额外刺激落在局部反应期内
   C. 额外刺激落在有效不应期内
   D. 额外刺激落在相对不应期内
   E. 以上都不可能是
6. 健康成年人在安静状态下的心输出量为(　　)
   A. 2 ～ 3L/min　　B. 4 ～ 6L/min
   C. 10 ～ 15L/min　　D. 20 ～ 25L/min
   E. 30 ～ 35L/min
7. 第一心音发生在(　　)
   A. 室缩期，标志着心室收缩的开始
   B. 房舒期，标志着心房舒张的开始
   C. 房缩期，标志着心房收缩的开始
   D. 室舒期，标志着心室收缩的开始
   E. 室缩期末，标志着心室收缩的终末
8. 心室血液充盈主要靠(　　)
   A. 心房收缩的挤压作用
   B. 心室舒张的抽吸作用
   C. 骨骼肌收缩促进静脉回流作用
   D. 吸气时胸内负压作用
   E. 地心引力的作用

9. 心肌等长自身调节是通过改变下列哪一项而实现的（　　）
A. 心力储备　B. 肌小节长度
C. 主动脉血压　D. 心肌收缩能力
E. 心室舒张末期压力

10. 心室肌细胞平台期的主要跨膜离子流是（　　）
A. K^+ 内流、K^+ 外流
B. Na^+ 内流、Ca^{2+} 外流
C. Ca^{2+} 内流、K^+ 外流
D. Ca^{2+} 外流、K^+ 内流
E. K^+ 内流、Na^+ 外流

11. 心肌细胞中自律性最高的是（　　）
A. 心房肌　B. 窦房结
C. 房室束　D. 心室肌
E. 房室交界

12. 心肌兴奋性周期性变化的特点是（　　）
A. 去极化期长
B. 超常期长
C. 有效不应期特别长
D. 相对不应期短
E. 低常期短

13. 从心肌兴奋与收缩的关系看，有效不应期相当于（　　）
A. 收缩期
B. 舒张期
C. 从收缩开始到舒张早期
D. 从收缩开始到舒张结束
E. 从收缩开始到舒张后一段时间

14. 兴奋传导速度最慢的心肌细胞是（　　）
A. 心房肌　B. 心室肌
C. 房室交界　D. 左、右束支
E. 浦肯野纤维

15. 下列关于心率的描述，错误的是（　　）
A. 女性心率比男性稍快
B. 运动员平时心率较慢
C. 妊娠、甲亢患者心率较快
D. 新生儿心率较成年人慢
E. 正常人安静时为 60 ～ 100 次 / 分

16. 下列哪一项指标可用来反映心脏射血的前负荷（　　）
A. 心室舒张末期容积
B. 心室收缩末期容积
C. 心室等容舒张末期容积
D. 等容收缩期心室内压
E. 快速射血期心室内压

17. 心室射血的后负荷是指（　　）
A. 心室内压　B. 中心静脉压
C. 主动脉脉压　D. 总外周阻力
E. 主动脉血压

18. 心率过快时心输出量减少的原因是（　　）
A. 心房收缩期缩短　B. 等容收缩期缩短
C. 心室射血期缩短　D. 等容舒张期缩短
E. 心室充盈期缩短

19. 心内兴奋传导最易发生阻滞的部位是（　　）
A. 房室交界　B. 心房肌
C. 心室肌　D. 左、右束支
E. 浦肯野纤维

20. 左心室做功大于右心室的主要原因是（　　）
A. 每搏输出量不同
B. 主动脉和肺动脉平均压不同
C. 体循环和肺循环的循环路径长度不同
D. 左心室和右心室舒张末期压力不同
E. 左心室和右心室舒张末期容积不同

二、简答题

1. 正常情况下，兴奋如何在心脏内传播？有何特点和意义？
2. 心率过快对心脏射血和心脏持久工作有何影响？为什么？

（刘　丽　宁　华）

第5章 呼　吸

呼吸（respiration）是机体与外界环境之间的气体交换过程。人体在新陈代谢过程中，需要不断地消耗 O_2，并产生 CO_2。而呼吸的主要功能就是从外界环境摄取 O_2，并向外界排出 CO_2，维持内环境的稳定和机体新陈代谢的正常进行。在高等动物和人，组织细胞不能直接与外界环境进行气体交换，整个呼吸过程由相互衔接并同时进行的三个环节来完成（图 5-1）。①外呼吸（external respiration），包括肺通气和肺换气；②气体在血液中的运输；③内呼吸（internal respiration），包括组织换气和细胞内代谢。细胞内生物氧化过程主要在生物化学中阐述，因此在生理学上内呼吸通常仅指组织换气。

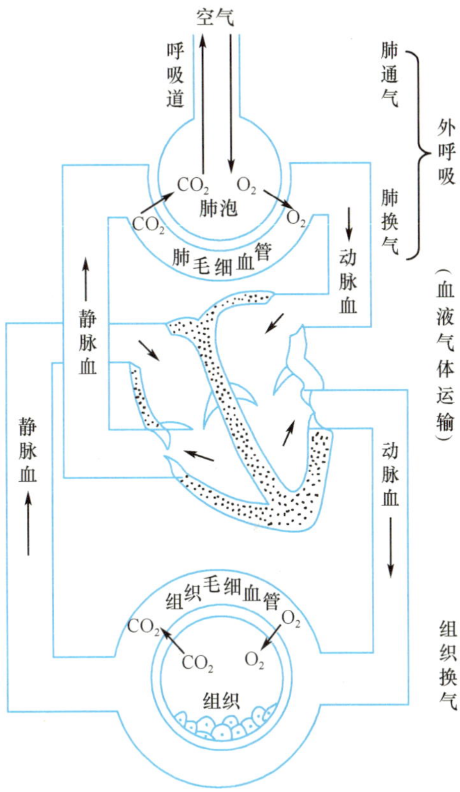

图 5-1　呼吸全过程示意图

呼吸是维持机体生命活动所必需的最基本生理过程之一。呼吸过程不仅靠呼吸系统来完成，还与血液循环系统的功能紧密联系。因此其中任何一个环节发生障碍，可导致组织细胞缺 O_2 和 CO_2 蓄积，引起内环境紊乱，从而影响新陈代谢的正常进行，严重时可危及生命。

第1节　肺　通　气

肺通气（pulmonary ventilation）是指肺与外界环境之间的气体交换过程。它分为吸气（inspiration）和呼气（expiration）两个过程，是整个呼吸过程的基础。实现肺通气的基本结构包括呼吸道、肺、胸廓、呼吸肌和胸膜腔等。呼吸道是气体进出肺的通道，因此呼吸道保持通畅是实现正常呼吸的前提，它还对吸入气体具有加温、加湿、净化等作用。肺泡是气体交换的主要场所；胸膜腔是连接肺和胸廓的重要结构；呼吸肌是完成呼吸的动力器官。气体进出肺取决于两方面因素：一是推动气体流动的动力；另一个是气体流动时遇到的阻力。肺通气功能必须由肺通气的动力克服阻力才能实现。

链接

认识雾霾

雾霾主要由二氧化硫、氮氧化物和可吸入颗粒物等组成。其中的颗粒物（particulate matter，PM）本身既是一种污染物，又是重金属、多环芳烃等有毒物质的载体。通常说的PM2.5，即细颗粒物，指空气动力学当量直径≤ 2.5μm 的污染物颗粒。雾霾可使心肺功能受损造成呼吸系统及心血管系统疾病恶化。2013 年世界卫生组织（WHO）宣布空气污染物是地球上“最危险的环境致癌物质之一”。

一 肺通气的动力

气体沿压力梯度运动，因此在呼吸道通畅的前提下，气体进出肺是由肺泡气与外界大气之间存在的压力差决定的。通常情况下，大气压是相对恒定的，故气体能否进出肺主要取决于肺内压的变化。肺内压在呼吸过程中的变化取决于肺的扩张和缩小，但肺本身不具有主动扩张和回缩的能力，其张缩依赖于胸廓的扩大与缩小，而胸廓的扩大与缩小又是通过呼吸肌的收缩和舒张来实现的。可见，肺泡气与大气之间的压力差是实现肺通气的直接动力，呼吸肌的收缩和舒张是实现肺通气的原动力。

（一）呼吸运动

呼吸肌的收缩和舒张引起的胸廓扩大和缩小称为**呼吸运动**（respiratory movement）。主要的吸气肌有膈肌和肋间外肌，主要的呼气肌有肋间内肌和腹肌。此外，还有一些辅助吸气肌，如斜角肌、胸锁乳突肌、胸大肌等。

呼吸运动根据其深度、参与活动的呼吸肌的主次可分成不同类型。

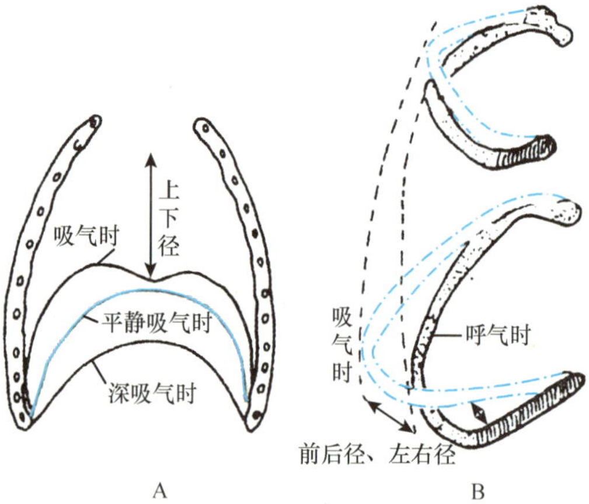

图 5-2 平静呼吸时膈肌和胸廓活动示意图

1. 平静呼吸和用力呼吸 安静状态下，平稳而均匀的呼吸运动称为平静呼吸（eupnea），呼吸频率每分钟 12 ～ 18 次。平静呼吸时，吸气运动是由膈肌和肋间外肌收缩引起的。膈肌位于胸腔、腹腔之间，静止时呈穹隆状向上隆起，是主要的吸气肌。当膈肌收缩时，膈顶下降，使胸廓的上下径增大（图 5-2A）。肋间外肌分布于相邻的两肋之间，起于上一肋骨下缘，肌束斜向前下，止于下一肋骨上缘。当其收缩时，使胸骨和肋骨的前端上提，由于肋骨的走行是由后向前下斜，就使得肋弓向外侧偏转，从而增大了胸廓的前后径和左右径（图 5-2B）。胸腔容积的扩大引起肺容积增大，肺内压降低。当肺内压低于大气压时，外界气体进入肺内，完成吸气。平静呼吸时，呼气运动不是由呼气肌收缩引起的，而是由膈肌和肋间外肌舒张所致。膈肌和肋间外肌舒张时，膈顶、肋骨和胸骨均回位，胸腔和肺的容积均缩小，使肺内压升高，高于大气压时，气体由肺内呼出，完成呼气。可见，平静呼吸时吸气是主动的，呼气是被动的（表 5-1）。

人在劳动或运动时用力而加深的呼吸，称为**用力呼吸**或**深呼吸**（deep breathing）。用力吸气时，除膈肌和肋间外肌加强收缩外，胸锁乳突肌等辅助吸气肌也参与收缩，使胸廓进一

表 5-1　呼吸过程中呼吸肌参与情况表

呼吸肌参与情况	平静呼吸		用力呼吸	
	吸气	呼气	吸气	呼气
吸气肌（膈肌、肋间外肌）	收缩	舒张	加强收缩	舒张
吸气辅助肌（胸锁乳突肌、斜角肌等）	–	–	收缩	舒张
呼气肌（腹肌、肋间内肌）	–	–	–	收缩
特点	主动	被动	主动	主动

步扩大，胸腔和肺的容积更大，肺内压更低，吸入更多的气体。用力呼气时，除上述与吸气相关肌肉舒张外，腹肌和肋间内肌等呼气肌也参与收缩。腹肌是主要的呼气肌，收缩时，腹内压升高，推动膈肌上移，同时也牵拉下部肋骨向下向内移位，使胸腔的上下径减小。肋间内肌的起止、走行与肋间外肌相反，收缩时使肋骨向下向内移位，胸腔的前后径和左右径进一步缩小；这样胸腔和肺的容积更小，肺内压更大，能呼出更多的气体。可见，用力呼吸时吸气是主动的，呼气也是主动的。

某些病理情况造成缺 O_2 或 CO_2 增多较为严重时，患者不仅呼吸加深、加快，并出现鼻翼扇动，同时主观上有胸部困压感，临床上称为**呼吸困难**（dyspnea）。

2. 胸式呼吸和腹式呼吸　以膈肌的收缩、舒张活动为主，主要表现为腹壁起伏明显的呼吸运动，称为**腹式呼吸**（abdominal breathing）。以肋间外肌的收缩、舒张为主，主要表现为胸壁起伏明显的呼吸运动，称为**胸式呼吸**（thoracic breathing）。一般情况下，成年人大多呈腹式和胸式共存的混合式呼吸，只有在胸部或腹部活动受限时才会出现某种单一形式的呼吸运动。临床上，胸部有病变的患者如胸膜炎、肋骨骨折等，胸廓活动受限，主要表现为腹式呼吸。而妊娠后期、严重腹水或腹膜炎等情况下，因膈肌活动受限，主要表现为胸式呼吸。婴幼儿的肋骨斜度小，位置不易上提，故以腹式呼吸为主。

（二）肺内压和胸内压

1. 肺内压　肺泡内的压力称为**肺内压**（intrapulmonary pressure）。在呼吸运动过程中，肺内压随胸腔的容积变化而变化。吸气初，肺容积随胸廓逐渐扩大而相应增大，肺内压下降，低于大气压，空气在此压力差的推动下经呼吸道进入肺泡。随着肺内气体逐渐增多，肺内压也逐渐升高，至吸气末，肺内压升高到与大气压相等，气体停止流动。呼气初，肺容积随着胸廓的逐渐缩小而相应减小，肺内压逐渐升高并超过大气压，肺内气体便经呼吸道呼出体外。随着肺内气体逐渐减少，肺内压逐渐下降，至呼气末，肺内压又降到与大气压相等，气体又停止流动（图 5-3）。

在呼吸过程中，肺内压变化的程度与呼吸运动的深浅、缓急和呼吸道是否通畅等因素有关。平静呼吸中肺内压变化较小，吸气时肺内压较大气压低 1 ～ 2mmHg；呼气时肺内压较大气压高 1 ～ 2mmHg。而用力呼吸或呼吸道不够通畅时，则肺内压变化的程度较大。在紧闭声门，尽力吸气时，肺内压可比大气压低 30 ～ 100mmHg；尽力呼气时，肺内压可比大气压高 60 ～ 140mmHg。

由此可见，在呼吸过程中由于肺内压的交替升降，造成肺内压和大气压之间的压力差，是推动气体进出肺的直接动力。根据这一原理，临床上对呼吸停止的患者，可以用多种人为的方法建立肺内压和大气压之间的压力差来维持肺通气，即为**人工呼吸**（artificial respiration）。人工呼吸分为正压法和负压法。常见的有呼吸机、简易气囊和口对口人工呼吸等的正压通气；或人为节律性举臂压背或挤压胸廓为负压人工呼吸。在实施人工呼吸时，应注意保持呼吸道的通畅，否则操作无效。

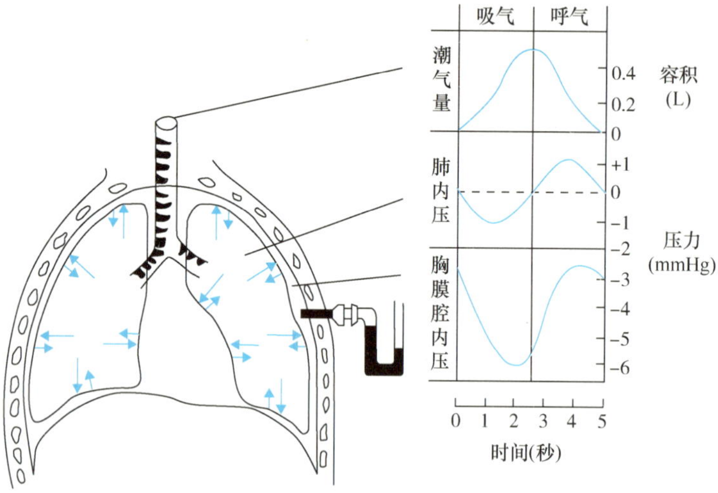

图 5-3 呼吸时肺内压、胸膜腔内压的变化

2. 胸膜腔内压 在胸壁内面、膈上面和肺表面覆盖着一层浆膜，即胸膜。胸膜的壁层和脏层在肺根处相互移行，形成左右两个密闭的、潜在的腔隙，称为胸膜腔。腔内没有气体，仅有少量浆液，浆液主要起润滑作用，还因浆液分子的内聚力使两层胸膜贴附在一起。在呼吸运动过程中，肺随胸廓运动而运动，肺容积随胸廓容积的变化而变化。但肺与胸廓在结构上并不相连，因此，密闭的胸膜腔将肺与胸廓两个弹性体偶联在一起，使本身不具有主动张缩能力的肺能随胸廓的运动而运动。

胸膜腔内的压力称**胸膜腔内压**（intrapleural pressure），简称**胸内压**。胸膜腔内压可用与检压计相连接的注射针头斜刺入胸膜腔直接测定（图 5-3）；也可让受试者吞下带有薄壁气囊的导管测定食管内压来间接反映胸膜腔内压。测量结果表明，胸膜腔内压通常比大气压低，即为负压（以大气压为 0 计），并随呼吸过程发生周期性波动。平静呼吸时，吸气末胸膜腔内压为 –10 ～ –5mmHg，呼气末为 –5 ～ –3mmHg。当声门紧闭用力吸气时，胸膜腔内压可降至 –90mmHg；而在声门紧闭用力呼气时，胸膜腔内压可高于大气压，甚至高出 110mmHg。

胸膜腔内负压的形成与肺和胸廓的自然容积不同有关。在发育过程中，胸廓的发育比肺快，胸廓的自然容积大于肺的自然容积。在胸膜腔密闭的前提下，由于壁、脏两层胸膜紧贴在一起，故自出生后（第一次呼吸开始），肺总是处于被动的扩张状态，也即产生了一定的回缩力。在忽略胸廓因素（因其相对坚实）的情况下，胸膜腔负压就主要与作用于胸膜脏层的两种力有关：一是肺内压，促使肺泡扩张；二是肺的回缩力，促使肺泡缩小。胸膜腔内的压力是这两种方向相反的力的代数和，即：

胸膜腔内压 = 肺内压 – 肺的回缩压

在吸气末或呼气末，肺内压和大气压相等，若以大气压为 0，则：

胸膜腔内压 =– 肺的回缩压

可见，胸膜腔负压实际上是由肺的回缩压决定的。因此其大小也随呼吸运动的过程而变化。吸气时，肺扩张，肺的回缩力增大，胸膜腔负压增大；呼气时，肺缩小，肺的回缩力减小，胸膜腔负压也减小。

胸膜腔负压的存在具有重要的生理意义：①维持肺处于扩张状态，而不至于萎陷；②使肺与胸廓耦联在一起，并随胸廓的运动而张缩；③可作用于胸腔内壁薄而可扩张性较大的腔静脉和胸导管等，降低其压力，有利于静脉血和淋巴的回流。

胸膜腔内保持负压的重要前提是胸膜腔是密闭的。如果在外伤或其他疾病等原因导致胸膜破裂，胸膜腔与大气相通，气体将随即进入胸膜腔内，形成**气胸**。此时胸膜腔负压减小或消失，肺将因其弹性回缩力而萎陷，造成肺不张，肺不能随胸廓的运动而张缩，这不仅影响肺通气功能，还能使血液和淋巴的回流受阻，严重时可危及生命。

链接

自发性气胸

自发性气胸是指因肺部疾病使肺组织和脏层胸膜破裂，或靠近肺表面的细微气肿泡破裂，肺和支气管内空气逸入胸膜腔。根据有无原发疾病，可分为原发性气胸和继发性气胸两种类型。原发性气胸又称特发性气胸，好发于青年人，特别是男性瘦长者。国内则以继发性气胸为主，常继发于基础肺部疾病，如肺结核、慢性阻塞性肺疾病、肺癌、肺脓肿、尘肺等，以肺结核和慢性阻塞性肺病最常见。

二　肺通气的阻力

肺通气过程中，遇到的阻力分弹性阻力和非弹性阻力两种。一般情况下，弹性阻力是平静呼吸时的主要阻力，约占总阻力的 70%。临床上，肺通气阻力增大是肺通气障碍最常见的原因。

（一）弹性阻力

弹性体产生的对抗外力作用引起形变的力称为**弹性阻力**（elastic resistance）。肺和胸廓都具有弹性，因此弹性阻力包括肺的弹性阻力和胸廓的弹性阻力。

1. 肺弹性阻力　肺弹性阻力来自两方面：一是肺组织本身的弹性回缩力，约占肺弹性阻力的 1/3；二是肺泡内面液体层与肺泡气之间的液 - 气界面所产生的表面张力，约占肺弹性阻力的 2/3。

肺组织本身的弹性阻力主要来自弹性纤维和胶原纤维等结构。当肺被扩张时，这些纤维被牵拉而倾向于回缩。且在一定范围内，肺扩张越大，肺的弹性回缩力也逐渐增大，即弹性阻力增大。

在肺泡的内表面覆盖着一薄层液体，它与肺泡内气体之间形成液 - 气界面，从而产生表面张力。因为肺泡近似于球形，该液 - 气界面的表面张力指向肺泡中心，使肺泡趋于缩小，产生弹性阻力。因此若表面张力过大，会产生很多不利的影响。

肺泡表面活性物质（alveolar surfactant）主要由肺泡Ⅱ型上皮细胞合成分泌，是一种复杂的脂质和蛋白质混合物，主要成分是二棕榈酰卵磷脂。其分子一端是非极性疏水的脂肪酸，另一端是极性亲水，因此该分子可形成单分子层垂直排列在肺泡液 - 气界面上，可减弱液体分子之间的相互作用力，从而降低肺泡表面张力。

肺泡表面活性物质的作用是降低肺泡液 - 气界面的表面张力。该作用具有重要的生理意义：①降低吸气阻力，有利于肺的扩张。②维持肺泡容积的稳定性。根据 Laplace 定律，肺泡内的压力（P）与肺泡表面张力（T）成正比，与肺泡半径（r）成反比，即 $P=2T/r$。如果大、小肺泡的表面张力相等，则大肺泡因半径大，肺泡内的压力小；小肺泡半径小，而压力大。若这些大小肺泡彼此连通，就会导致大肺泡膨胀，小肺泡塌陷，肺泡将失去稳定性。但实际上，肺泡内存在表面活性物质，且其密度随肺泡半径变化。在大肺泡或吸气时，表面活性物质密度随肺泡半径的变大而减小，降低表面张力的作用减弱，肺泡表面张力增大，可防止肺泡过度膨胀；同理小肺泡内的表面张力则小，可防止肺泡塌陷，从而保持了不同大小肺泡的稳定性（图 5-4）。③减少组织液的生成，防止肺水肿。由于肺泡表面张力的合力方向指向肺泡腔内，对肺泡间质产生“抽吸”作用，使肺泡间质静水压降低，组织液生成增加，因而肺泡表面张力很高时有可能导致肺水肿。肺泡表面活性物质能降低表面张力，从而防止肺水肿的发生。

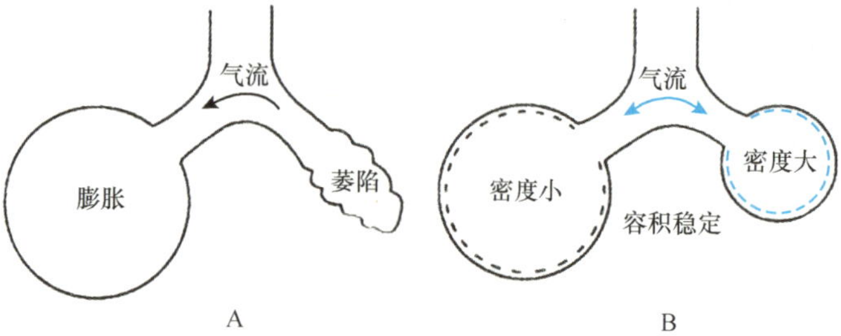

图 5-4 肺泡表面活性物质稳定肺泡容积示意图

A. 无肺泡表面活性物质；B. 有肺泡表面活性物质

链接

新生儿呼吸窘迫综合征（neonatal respiratory distress syndrome）

胎儿在 6～7 个月之后才有肺泡表面活性物质的分泌。因此，早产儿可因缺乏肺泡表面活性物质，引起肺泡塌陷，发生肺不张；且由于表面张力过高，吸引肺毛细血管血浆渗入肺泡，在肺泡内壁形成一层“透明膜”阻碍气体交换，导致新生儿呼吸窘迫综合征，或称透明膜病。由于肺泡液可进入羊水，因此临床上可抽取羊水并检查表面活性物质含量来了解胎儿肺发育的成熟状态。如果检测出肺表面活性物质缺乏，可适当延长妊娠时间或用糖皮质激素类药物促进其合成。

根据以上两种肺弹性阻力的方向分析，肺的弹性阻力只是吸气的阻力，但对呼气来说却起动力作用。在某些病理情况下，如肺水肿、肺纤维化或肺泡表面活性物质减少等，肺的弹性阻力增大，肺顺应性降低，患者表现为吸气困难；而在肺气肿时，肺组织的弹性成分被破坏，肺组织本身的回缩力减小，弹性阻力减小，顺应性增大，患者表现为呼气困难。

2. 胸廓弹性阻力　胸廓弹性阻力来自胸廓的弹性成分。在平静吸气末，胸廓处于自然位置（肺容量约占肺总量的 67%），胸廓的弹性阻力为零。在平静呼气末，此时肺容量小于肺总量的 67%，胸廓缩小，其弹性阻力向外，是吸气的动力、呼气的阻力；而在深吸气末，肺容量大于肺总量的 67% 时，胸廓扩大，其弹性阻力向内，是吸气的阻力、呼气的动力（图 5-5）。所以胸廓的弹性阻力对呼吸起的作用，要视其位置而定。但临床上单纯因胸廓因素引起肺通气障碍的情况较少见。

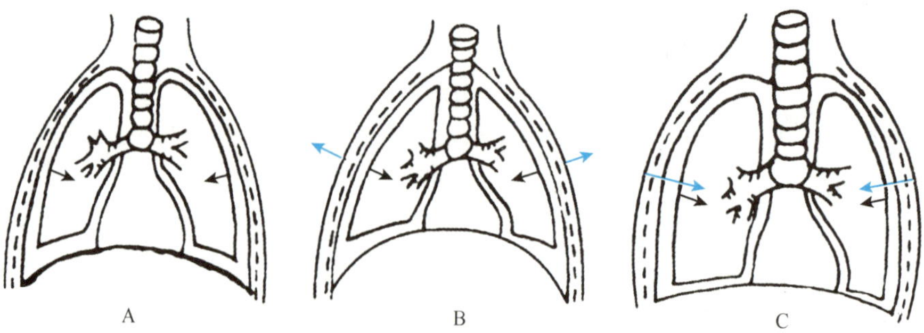

图 5-5 不同状态时肺与胸廓弹性阻力关系

A. 平静吸气末（=67%）；B. 平静呼气末（＜67%）；C. 深吸气时（＞67%）

3. 顺应性　由于肺和胸廓的弹性阻力难以测定，通常用顺应性来反映弹性阻力的大小。

顺应性（compliance）是指弹性体在外力作用下发生形变的难易程度。弹性阻力小者，容易扩张，顺应性大；弹性阻力大者，不易扩张，顺应性小。可见顺应性与弹性阻力成反比。顺应性的大小用单位压力变化（ΔP）所引起的容积变化（ΔV）来表示，单位是 L/cmH_2O。即：

$$顺应性=\frac{容积变化（\Delta V）}{压力变化（\Delta P）}\ L/cmH_2O$$

（二）非弹性阻力

非弹性阻力（inelastic resistance）包括惯性阻力、黏滞阻力和气道阻力。惯性阻力是气体流动变化时因气流和组织的惯性所产生的阻力。黏滞阻力是呼吸时，胸廓、肺等组织相对位移产生的摩擦。平静呼吸时，呼吸频率低、气流速度小，惯性阻力和黏滞阻力都很小。气道阻力是气体流经呼吸道时气体分子间和气体分子与气道壁之间的摩擦力，是非弹性阻力的主要成分，占 80% ～ 90%。

影响气道阻力的因素有气流速度、气流形式和气道口径等。气流速度快、气流呈湍流、气道口径减小等均可导致气道阻力增大，其中气道口径的影响最显著。

气道口径的大小主要受神经、体液等因素的影响。交感神经兴奋，末梢释放去甲肾上腺素，与气道平滑肌的 β_2 受体结合，引起气道平滑肌舒张，气道阻力减小；副交感（迷走）神经兴奋，末梢释放乙酰胆碱，与气道平滑肌的 M 受体结合，则引起气道平滑肌收缩。体液因素中儿茶酚胺使气道平滑肌舒张；前列腺素中，$PGF_{2\alpha}$ 可使气道收缩，而 PGE_2 却使之舒张。过敏反应时，由肥大细胞释放的组胺、白三烯等可支气管平滑肌收缩，造成气道狭窄，出现呼吸困难。

案例 5-1

患者，男，22 岁，突发气促、气喘 1 天，发作前有鼻痒、喷嚏。既往有类似病史。查体：呼吸 25 次 / 分，两侧呼吸运动对称，双肺呼吸音增粗、闻及散在的哮鸣音、呼气时明显，无湿啰音；心前区无隆起，未触及震颤，心界不大，心率 98 次 / 分，律齐，无杂音；腹软，全腹无压痛，肝脾未触及；双下肢无水肿。

问题：1. 该患者最可能的诊断是什么？

2. 该患者控制发作的首选药物是什么？

分析：1. 因为患者突发气喘，有既往病史，肺部听诊有哮鸣音，无其他明显异常。因此最可能的诊断为支气管哮喘。

2. 首选支气管扩张剂：β_2 受体兴奋剂，如吸入型长效剂沙美特罗等。

三 肺功能评价

肺通气过程受呼吸肌活动、肺和胸廓弹性及气道阻力等多种因素的影响。临床上，肺通气功能障碍主要分两类：①限制性通气不足，由呼吸肌麻痹、肺或胸廓的弹性改变及气胸等引起的肺扩张受限；②阻塞性通气不足，由支气管平滑肌痉挛、肿瘤、气道内异物或分泌物过多等引起的气道狭窄或阻塞。通过对患者肺通气功能的测定可评估是否存在通气功能障碍及其程度和类型。

（一）肺容积和肺容量

肺容积和肺容量是评价肺通气功能的基础，以下大多指标可用肺量计（肺功能仪）进行测量和记录（图 5-6）。

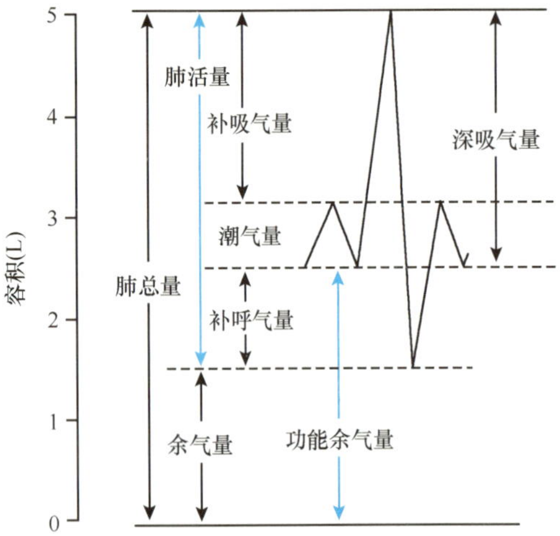

图 5-6　肺通气功能评价指标示意图

1. 潮气量　每次呼吸时吸入或呼出的气量称为潮气量（tidal volume，TV）。正常成人平静呼吸时，潮气量为 400 ～ 600ml，平均约 500ml。用力呼吸时，潮气量增大。

2. 补吸气量与深吸气量　平静吸气末，再尽力吸气所能吸入的气量称为补吸气量（inspiratory reverse volume，IRV）。正常成人为 1500 ～ 2000ml，其大小反映吸气的储备能力。潮气量与补吸气量之和等于深吸气量（inspiratory capacity，IC），它是衡量最大通气潜力的一个重要指标。

3. 补呼气量　平静呼气末，再尽力呼气所能呼出的气量称为补呼气量（expiratory reverse volume，ERV）。正常成人为 900 ～ 1200ml，其大小反映呼气的储备能力。

4. 余气量和功能余气量　最大呼气末仍存留在肺内不能被呼出的气量称为余气量（residual volume，RV）。正常成人为 1000 ～ 1500ml。支气管哮喘和肺气肿的患者，余气量增大。

平静呼气末存留在肺内的气量称为功能余气量（functional residual capacity，FRC）。它是余气量与补呼气量之和，正常成人约为 2500ml。肺气肿的患者功能余气量增加，而肺实质性病变时功能余气量减少。功能余气量的生理意义是缓冲呼吸过程中肺泡内氧分压（PO_2）和二氧化碳分压（PCO_2）的变化幅度，使肺泡气和动脉血中的 PO_2 和 PCO_2 不会随呼吸而发生大幅度的波动，有利于肺换气。

5. 肺活量和用力呼气量　在最大吸气后，再尽力呼气所能呼出的最大气量称为肺活量（vital capacity，VC），它是潮气量、补吸气量与补呼气量之和。其数值有较大的个体差异，与体格、性别、年龄、呼吸肌强弱及肺和胸廓的弹性等因素有关。正常成年男性平均约为 3500ml，女性约为 2500ml。肺活量的大小可反映一次通气的最大能力，可作为衡量肺通气功能的常用指标。

由于肺活量测定时，仅测呼出的气量而不限制呼气的时间，因此，在一些通气功能有障碍的患者，可通过延长呼气时间，使测得的肺活量仍可在正常范围之内。为此，提出了用力呼气量的概念。**用力呼气量**（forced expiratory volume，FEV）是指一次最大吸气后，再用力尽快呼气，在一定时间内所能呼出的气量，通常以呼气过程中第 1、2、3 秒时间内所呼出气量占肺活量的百分数来表示。正常成人在第 1、2、3 秒末所呼出气量分别占肺活量的 83%、96%、99%，其中第 1 秒末的用力呼气量最有意义。该指标不仅能反映肺活量的大小，还能反映肺组织的弹性状态和气道的通畅程度。在肺纤维化等限制性肺部疾病和哮喘等阻塞性肺部疾病的患者，用力呼气量均明显降低。

6. 肺总量　肺所能容纳的最大气量称为肺总量（total lung capacity，TLC），等于肺活量和余气量之和。其大小有较大的个体差异，正常成年男性平均约 5 000ml，女性为 3500ml。

（二）肺通气量

1. 肺通气量　**肺通气量**（minute ventilation volume）是指每分钟吸入或呼出气体总量，它等于潮气量与呼吸频率的乘积。平静呼吸时，正常成人呼吸频率为每分钟 12 ～ 18 次，潮气量 500ml，则肺通气量为 6 ～ 9L/min。

肺通气量随年龄、性别、身材和活动量的不同而有差异。劳动和运动时，肺通气量增大。

在尽力做最深而快的呼吸时，每分钟所能吸入或呼出的最大气量称为最大随意通气量（maximal voluntary ventilation，MVV），或简称最大通气量。测量时，一般只测量10秒或15秒的呼出气量，再换算成每分钟的最大通气量，可达150L。最大随意通气量反映单位时间内充分发挥最大通气能力所能达到的通气量，可由此了解个体通气的储备能力，是估计一个人能进行多大运动量的生理指标之一。

2. 肺泡通气量　在呼吸过程中，每次吸入的气体，并不都能进行有效的气体交换。因此，从鼻到终末细支气管之间，有通气但无气体交换功能的管腔称为**解剖无效腔**（anatomical dead space），一般正常成人约为150ml。但即使进入肺泡的气体，也可因为血流在肺内分布不均而不能全都与血液进行气体交换。未能进行气体交换的这一部分肺泡容积称为**肺泡无效腔**（alveolar dead space）。健康成人平卧时，肺泡无效腔接近于零。解剖无效腔和肺泡无效腔合称为**生理无效腔**（physiological dead space）。

由于无效腔的存在，真正有效的气体交换量应以每次吸气的肺泡通气量为准。**肺泡通气量**（alveolar ventilation）是指每分钟吸入肺泡的新鲜气体量。其计算公式：肺泡通气量＝（潮气量－无效腔气量）× 呼吸频率

平静呼吸时，潮气量为500ml，无效腔气量为150ml，则每次吸入肺泡的新鲜气体为350ml。若功能余气量为2500ml，则每次呼吸仅使肺泡内气体更新约1/7。

由于解剖无效腔的容积相对恒定，故肺泡通气量主要受潮气量和呼吸频率的影响。由表5-2所示，适当的深而慢的呼吸，可增大肺泡通气量，有利于肺换气，提高肺通气的效能。

表5-2　不同呼吸形式时的肺通气量、肺泡通气量

呼吸形式	频率（min^{-1}）	潮气量（ml）	肺通气量（ml）	肺泡通气量（ml）
平静呼吸	16	500	8000	5600
浅快呼吸	32	250	8000	3200
深慢呼吸	8	1000	8000	6800

第2节　气体交换

呼吸气体的交换包括肺换气和组织换气。肺换气是指肺泡与其周围毛细血管血液之间的气体交换过程；组织换气指组织毛细血管血液与组织细胞之间的气体交换过程。

一　气体交换的原理

（一）气体的扩散

气体无论是处于气体状态，还是溶解于液体中，气体分子不停地进行无定向的运动，其结果是气体分子从压力高处向压力低处净转移，这一过程称为气体扩散。肺换气和组织换气都是以这种扩散方式进行的。

（二）气体的扩散速率及影响因素

在混合气体中，某种组成气体产生的压力称为该气体的分压（partial pressure），它等于混合气体的总压力乘以该组成气体在混合气体中所占的容积百分比。例如，空气就是混合气体，大气的总压力在海平面约为760mmHg，O_2在大气中的容积百分比为20.9%，则氧分压（PO_2）

为 760×20.9%，为 159mmHg；CO_2 在大气中的容积百分比为 0.04%，则二氧化碳分压（PCO_2）为 0.3mmHg。

当气体遇到液体，气体分子不断地溶解于液体中，而溶解的气体分子也可从液体中逸出。溶解的气体分子从溶液中逸出的力，称为该气体的张力。气体的张力也可称为液体中的气体分压。表 5-3 列举出 O_2 和 CO_2 在海平面大气、肺泡气、动脉血、静脉血和组织中的分压。

表 5-3　O_2 和 CO_2 在各处的分压（mmHg）

	海平面大气	肺泡气	动脉血	静脉血	组织
PO_2	159	104	100	40	30
PCO_2	0.3	40	40	46	50

气体的扩散速率与气体的分压差（ΔP）、气体在溶液中的溶解度（S）、扩散面积（A）和温度（T）成正比，与气体分子量（M）的平方根、扩散距离（d）成反比。即：

$$D \propto \frac{\Delta P \cdot T \cdot A \cdot S}{d \cdot \sqrt{M}}$$

某气体在两个区域之间的分压差是气体扩散的动力。分压差大，则扩散快；分压差小则扩散慢。

一般情况下，在机体肺换气过程，上述因素中的扩散面积、温度和扩散距离对 O_2 和 CO_2 来说是基本相同的。而 CO_2 分子量的平方根是 O_2 分子量的平方根的 1.17 倍，CO_2 在血浆中的溶解度（51.5）约是 O_2（2.14）的 24 倍。肺泡与静脉血之间 O_2 的分压差（64）约是 CO_2 分压差（6）的 10 倍（表 5-3）。根据计算，总的来说在肺换气过程中的 CO_2 的扩散速度约为 O_2 的 2 倍。因此，临床上肺换气过程障碍时，缺 O_2 比 CO_2 潴留更为常见，呼吸困难的患者也常先出现缺氧症状。

二 气体交换的过程

（一）肺换气

1. 肺换气的过程　肺动脉内的静脉血流经肺毛细血管时，血液中的 PO_2 是 40mmHg，而肺泡气的 PO_2 为 104 mmHg，因此肺泡气中的 O_2 便顺分压差经过呼吸膜，向血液中扩散。而静脉血的 PCO_2 是 46 mmHg，肺泡气的 PCO_2 是 40 mmHg，CO_2 则从静脉血扩散到肺泡。经过肺内气体交换后，静脉血中的 PO_2 升高、PCO_2 降低，而变成动脉血（图 5-1）。通常情况下，O_2 和 CO_2 的扩散都极为迅速，不到 0.3 秒即可达到平衡，而血液流经肺毛细血管的时间约为 0.7 秒。可见，当静脉血流经肺毛细血管时，有充足的时间进行气体交换，肺换气具有很大的储备能力。

2. 肺换气的影响因素　如上所述，气体的分压差、分子量及溶解度等因素均可影响气体的扩散速率。另外，肺换气过程还主要受以下因素的影响。

（1）呼吸膜的厚度和面积：肺泡气与血液进行气体交换须经过呼吸膜（图 5-7），因此呼吸膜是实现肺换气的结构基础。呼吸膜由 6 层结构构成：含肺泡表面活性物质的液体层、肺泡上皮细胞和基膜、间质、毛细血管基膜和内皮细胞。呼吸膜很薄，平均厚度不到 1μm，有的部位仅 0.2μm，故通透性很大，有利于气体交换。据估计，正常成人有 3 亿多个肺泡，总扩散面积约 $70m^2$。安静时，用于气体扩散的呼吸膜面积仅约 $40m^2$，因此也有相当大的储备面积。

气体扩散速率与呼吸膜的面积成正比，与厚度成反比。因此，在病理情况下，如肺气肿、肺实变、肺不张或肺毛细血管关闭和阻塞等，均可使呼吸膜的面积减小；肺水肿、肺纤维化、尘肺、肺炎等则可使呼吸膜的厚度增大。这些都会降低气体扩散速率，减少扩散量，从而影响肺换气过程。

（2）通气 / 血流比值：由于肺换气过程发生在肺泡气和周围的血液之间，要达到高效率的气体交换，肺泡的通气量和血流量之间应保持适当的比例，两者的匹配程度可用通气 / 血流比值来衡量。**通气 / 血流比值**（ventilation/perfusion ratio，V_A/Q）是指每分肺泡通气量（V_A）和每分肺血流量（Q）之间的比值。正常成人安静时，V_A 约为 4.2L，Q 约为 5.0L，因此计算得 V_A/Q 比值为 0.84。V_A/Q 比值在 0.84 的情况下，肺泡的通气量和血流量之间比例适当，气体交换的效率高。

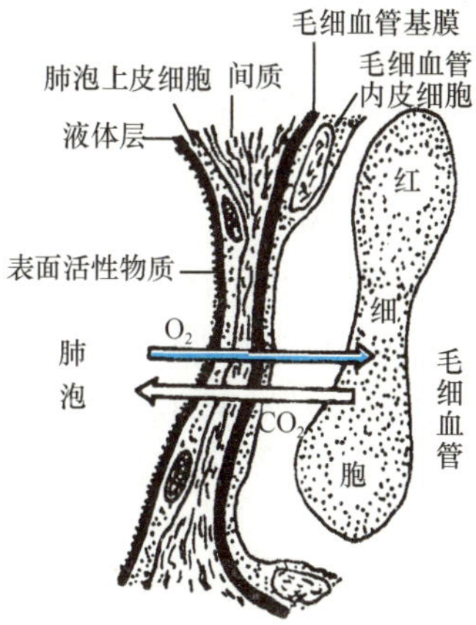

图 5-7　呼吸膜结构示意图

如果 V_A/Q 比值增大，这就意味着通气过剩或血流不足，多见于部分肺泡血流量减少。如肺血管部分阻塞，使得该部分肺泡气不能与血液进行充分的气体交换，致使肺泡无效腔增大。相反，如果 V_A/Q 比值减小，则意味着通气不足或血流增多，多见于部分肺泡通气不良，如支气管痉挛或肺不张时，部分血液流经通气不良的肺泡，静脉血中的气体未能得到充分交换，这样就形成了功能性动 - 静脉短路（图 5-8）。由此可见，无论 V_A/Q 比值增大或减小，都会降低气体交换的效率，从而导致机体缺氧和 CO_2 潴留。

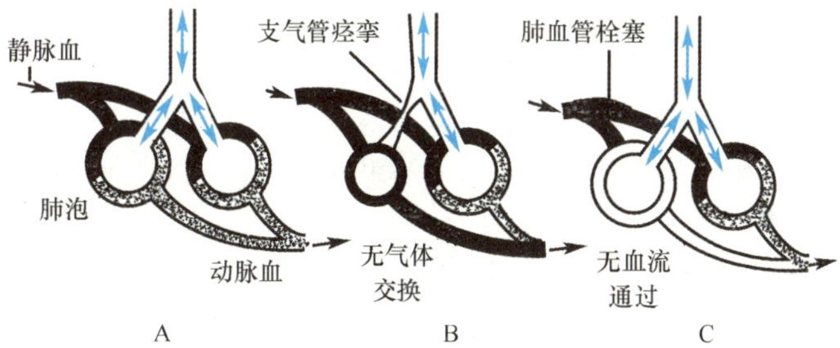

图 5-8　通气 / 血流比值变化示意图

A. V/Q 正常；B. V/Q 减小；C. V/Q 增大

肺本身具有调节局部肺泡 V_A/Q 比值的能力。在通气不良的肺泡，肺泡气 PO_2 较低，可使这部分肺泡的肺动脉分支收缩，血流量减少。这样可使血液流向通气良好的肺泡，有利于气体交换。

● 案例 5-2

患者，男，49 岁，曾在某石英石粉碎个体加工厂工作 8 年。近来常感到胸闷、胸痛、气促，而且服用药物效果不佳，并逐渐加重。3 天前受凉后，反复咳嗽，咳痰，并有较明显的呼吸困难。患者尚可有头昏、乏力、失眠、心悸、食欲缺乏等症状。

问题：请分析患者发生呼吸困难的原因。

分析：该患者患有硅沉着病（矽肺）。根据患者长期生产性粉尘接触史，而且没采取有效的劳动防护措施，石英粉尘随吸气进入肺泡，被肺巨噬细胞吞噬，形成尘细胞团。尘细胞在石英的作用下发生坏死，石英粒溢出又再被吞噬，如此反复；继而还引起纤维组织大量增生，使肺通气阻力增大，并导致呼吸膜的厚度增大，严重影响肺换气功能，出现呼吸困难。

（二）组织换气

组织换气发生于毛细血管血液、组织液和组织细胞之间，在气体交换机制和影响因素等方面和肺换气相似。组织细胞代谢过程不断消耗 O_2，并产生 CO_2，因此组织细胞和组织液的 PO_2 可降至 30mmHg 以下，较周围毛细血管中血液的 PO_2 低；而此处的 PCO_2 可高达 50mmHg 以上，较血液中 PCO_2 高。所以当动脉血流经组织毛细血管时，O_2 便顺分压差由血液向组织液和细胞扩散，同时 CO_2 则由组织细胞和组织液向血液扩散，结果使动脉血中的 PO_2 降低，PCO_2 升高而转变为静脉血。

组织换气受组织细胞代谢水平和血流量等因素的影响。如组织细胞代谢增强时，血液与组织细胞之间的 PO_2 差和 PCO_2 差加大，且因代谢产物的作用可使毛细血管舒张，血流量增多，促进气体交换。而在组织发生水肿时，加大了气体扩散的距离，同时毛细血管受压，血流量减少，均可妨碍气体交换。

第 3 节　气体在血液中的运输

一　氧和二氧化碳在血液中的存在形式

由肺泡扩散入血液中的 O_2 须经过血液循环的运输才能到达各器官组织，供组织细胞利用；同样细胞代谢产生的 CO_2 也须由血液循环才能运送到肺泡，排出体外。因此，血液是运输 O_2 和 CO_2 的媒介，二者在血液中都以两种形式存在：物理溶解和化学结合。由表 5-4 可以看出，O_2 和 CO_2 在血液中都以化学结合为主要运输形式，以物理溶解形式存在的都很少，但物理溶解也有重要的作用。扩散入血液的 O_2 和 CO_2 总是先溶解于血浆中，提高其分压，再进行化学结合；同样 O_2 和 CO_2 从血液中释放时，也是溶解的先逸出，分压下降，然后结合的部分再分离出来，溶解于血液中。因此物理溶解起着“桥梁”作用，是 O_2 和 CO_2 实现化学结合和释放的必要环节。物理溶解和化学结合两种形式之间处于动态平衡。

表 5-4　血液 O_2 和 CO_2 的含量（ml/100ml 血液）

	动脉血			静脉血		
	物理溶解	化学结合	合计	物理溶解	化学结合	合计
O_2	0.31	20.0	20.31	0.11	15.2	15.31
CO_2	2.53	46.4	48.93	2.91	50.0	52.91

二　O_2 的运输

血液中的 O_2 以溶解形式存在的量仅约占血液 O_2 总含量的 1.5%，化学结合形式约占 98.5%。O_2 的化学结合是 O_2 与红细胞内的血红蛋白（hemoglobin，Hb）进行结合。

（一）O_2 与血红蛋白结合

血液中的 O_2 扩散入红细胞内，与红细胞内的血红蛋白结合，形成氧合血红蛋白（HbO_2），如下式所示：

$$Hb+O_2 \underset{PCO_2\text{低（组织）}}{\overset{PO_2\text{高（肺）}}{\rightleftharpoons}} HbO_2$$

O_2 与 Hb 的结合反应有以下的特征：①反应快、可逆、不需酶的催化，反应方向取决于 PO_2 的高低。当血液流经肺时，此处 PO_2 高，O_2 便与 Hb 迅速结合，形成 HbO_2；当血液流经组织时，此处 PO_2 低，HbO_2 便迅速解离，释出 O_2，成为去氧 Hb。②该反应为氧合反应而非氧化反应。Hb 分子的 Fe^{2+} 与 O_2 结合后仍是二价铁。③ 1 分子 Hb 可以结合 4 分子 O_2。在 100% O_2 饱和状态下，1 g Hb 可以结合 O_2 的最大量为 1.39ml，但一般正常情况下，红细胞内存在着少量不能结合 O_2 的 Hb，通常按 1.34ml 计算。在 100ml 血液中，Hb 所能结合 O_2 的最大量称为 Hb 氧容量（oxygen capacity），而 Hb 实际结合 O_2 的量称为 Hb 氧含量（oxygen content）。Hb 氧含量与氧容量的百分比为 Hb 氧饱和度（oxygen saturation）。例如，血液中 Hb 浓度为 15g/100ml 时，Hb 氧容量为 1.34×15 ＝ 20.1（ml/100ml 血液）。如果 Hb 氧含量为 20.1ml（如动脉血），则 Hb 氧饱和度为 100%；如果 Hb 氧含量为 15ml（如静脉血），则 Hb 氧饱和度约为 75%。通常情况下，血液中溶解的 O_2 极少，可忽略不计，因此，Hb 氧容量、Hb 氧含量和 Hb 氧饱和度可分别视为血氧容量、血氧含量和血氧饱和度。

HbO_2 呈鲜红色，去氧 Hb 呈紫蓝色。当血液中去氧 Hb 含量过多时（达 5g/100ml 血液以上），皮肤、黏膜呈暗紫色，这种现象称为发绀（cyanosis）。出现发绀常表示机体缺氧，但也有例外。例如，贫血患者皮肤、黏膜主要表现为苍白，并不出现发绀。另外，CO 与 Hb 的亲和力约为 O_2 的 250 倍，当吸入较多 CO 时，CO 便迅速与血红蛋白结合，占据 Hb 分子中 O_2 的结合位点，影响 O_2 在血液中的运输，并且 CO 还能妨碍 Hb 与 O_2 的解离，由此导致机体缺氧，甚至死亡，发生 CO 中毒。CO 与 Hb 结合后呈樱桃色，因此 CO 中毒患者机体虽有缺氧，但也不表现发绀。而相反，红细胞增多（如高原性红细胞增多症）时，可能有发绀，但机体并不一定缺氧。

链接

亚硝酸盐中毒

亚硝酸盐自然界普遍存在，还被用作食品发色剂和防腐剂。当被摄入过量时，如不新鲜变质蔬菜、腌制不当的食品和误食工业用盐等情况；还有某些情况下，食物中的硝酸盐可在肠道硝酸盐还原菌（大肠杆菌和沙门菌属等）的作用下大量还原为亚硝酸盐，导致亚硝酸盐中毒。其中毒量为 0.3 ～ 0.5g，致死量为 3g。

亚硝酸盐为强氧化剂，与血红蛋白作用，使正常的 Fe^{2+} 被氧化成 Fe^{3+}，形成高铁血红蛋白，从而失去运输氧的功能，致使组织缺氧；还可直接作用于血管平滑肌使血管扩张、血压下降，发生休克甚至死亡。还有，亚硝酸盐还能和蛋白质分解产物合成亚硝胺，亚硝胺具有强烈的致癌作用，主要引起食管癌、胃癌、肝癌和大肠癌等。

（二）氧解离曲线及影响因素

1. 氧解离曲线（oxygen dissociation curve）　**氧解离曲线**是表示 PO_2 与 Hb 氧饱和度关系的曲线（图 5-9）。该曲线表示不同 PO_2 时 O_2 与 Hb 的解离情况，同样也反映在不同 PO_2 时 O_2 和 Hb 的结合情况。根据氧解离曲线的 S 形变化趋势及其功能意义，可将曲线分为三段。

（1）氧解离曲线上段：相当于血液 PO_2 在 60 ～ 100mmHg，即 PO_2 较高的水平，是反映 Hb 与 O_2 结合的部分。这段曲线较平坦，表明 PO_2 在这个范围内的变化对 Hb 氧饱和度影响不大，这有助于血液中氧含量的稳定。例如，PO_2 为 100mmHg 时，相当于动脉血 PO_2，Hb 氧饱和度为 97.4%，血氧含量约为 19.4ml/100ml；如增加吸入气的 PO_2，使其提高到 150mmHg，即提高了 50%，Hb 氧饱和度最多为 100%，只增加了 2.6%；此时血氧含量约为 20.1ml/100ml 血液，增加不到 1ml。这就是临床上某些情况下单纯增加肺泡通气量几乎无助于 O_2 摄取的道理。反之，

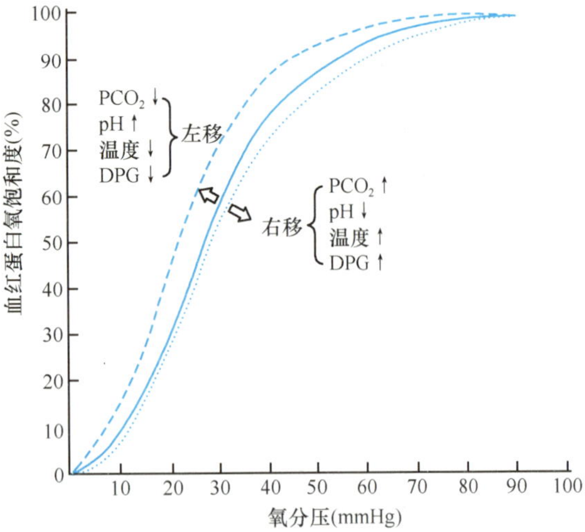

图 5-9 氧解离曲线及主要影响因素

如使 PO_2 下降到 70mmHg，Hb 氧饱和度为 94%，也仅降低了 3.4%，血氧含量下降并不多。因此，即使在高原、高空或某些呼吸系统疾病患者，吸入气或肺泡气 PO_2 有所下降，但只要 PO_2 不低于 60mmHg，Hb 氧饱和度仍能保持在 90% 以上，血液仍可携带足够量的 O_2，不致发生明显的低氧血症。

（2）氧解离曲线中段：相当于 PO_2 40 ～ 60mmHg，它反映安静状态下机体的供氧情况。该段曲线较陡，表明在这个范围内，PO_2 稍有下降，Hb 氧饱和度就明显降低，有较多的 O_2 从 HbO_2 中释放出来。PO_2 40mmHg 时，相当于混合静脉血的 PO_2，Hb 氧饱和度约为 75%，血 O_2 含量约为 14.4ml/100ml，即每 100ml 血液流过组织时释放了 5ml O_2。

（3）氧解离曲线的下段：相当于 PO_2 15 ～ 40mmHg，曲线最为陡直。在组织代谢活动加强时（如运动），组织中的 PO_2 可降至 15mmHg，HbO_2 进一步解离，Hb 氧饱和度降至更低的水平，血氧含量仅约 4.4ml/100ml，这样每 100ml 血液能供给组织 15ml O_2，说明血液流经代谢旺盛的组织时，能释放出更多的 O_2，约为安静时的 3 倍。可见该段曲线反映血液供氧的储备能力。

2. 影响氧解离曲线的因素 O_2 与 Hb 的结合和解离可受多种因素影响，使 Hb 对 O_2 的亲和力发生变化，从而使氧解离曲线的位置偏移。主要影响因素：① pH 和 PCO_2，当血液中 PCO_2 升高或 pH 降低时，Hb 对 O_2 的亲和力下降，氧解离曲线右移；反之，曲线左移。血液 H^+ 和 PCO_2 对 Hb 与 O_2 的亲和力的影响称为波尔效应，主要与 pH 改变时 Hb 的构象发生变化有关。波尔效应既有利于肺毛细血管血液对 O_2 的摄取，又有利于组织毛细血管血液对 O_2 的释放。②温度，体温升高或运动时，Hb 对 O_2 的亲和力下降，氧解离曲线右移，促进 O_2 的释放。③ 2，3- 二磷酸甘油酸（2，3-DPG），在慢性缺氧、贫血等情况下，糖酵解加强，红细胞内的 2，3-DPG 增加，氧解离曲线右移，有利于 O_2 的释放。

三 CO_2 的运输

血液中以物理溶解形式运输的 CO_2 约占运输总量的 5%，化学结合的占 95%。化学结合的形式主要是碳酸氢盐和氨基甲酸血红蛋白，前者是主要的，约占运输总量的 88%，后者占 7%（图 5-10）。

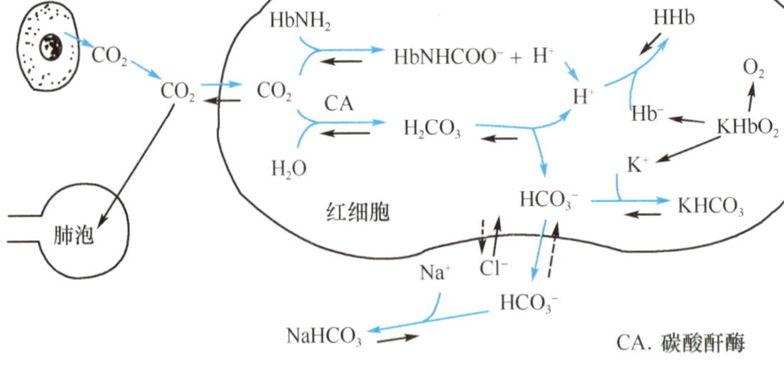

图 5-10 CO_2 在血液中运输示意图

（一）碳酸氢盐

在血浆或红细胞内，溶解的 CO_2 与 H_2O 结合成 H_2CO_3，H_2CO_3 再解离成 HCO_3^- 和 H^+。该反应过程极为迅速、可逆，反应的方向取决于 PCO_2 的高低。上述反应如下式所示：

$$CO_2+H_2O \xrightleftharpoons{\text{碳酸酐酶}} H_2CO_3 \rightleftharpoons HCO_3^-+H^+$$

在组织细胞，PCO_2 较高，反应向右进行。细胞代谢产生的 CO_2 扩散入血液，首先溶解于血浆中，溶解的 CO_2 绝大部分再扩散到红细胞内。红细胞内含有较高浓度的碳酸酐酶，在其催化下，CO_2 与 H_2O 迅速结合成 H_2CO_3，H_2CO_3 再解离成 HCO_3^- 和 H^+，红细胞内的 HCO_3^- 不断增加。红细胞膜不允许正离子自由通过，但可允许小的负离子通过，因此，大部分 HCO_3^- 便顺浓度梯度经红细胞膜扩散入血浆。同时为保持红细胞内的电位平衡，Cl^- 便由血浆扩散进入红细胞内，这一现象称为**氯转移**（chloride shift）（图 5-11）。这样，HCO_3^- 便不会在红细胞内堆积，有利于上述反应的进行和 CO_2 的持续运输。进入血浆的 HCO_3^- 主要与血浆中的 Na^+ 结合成 $NaHCO_3$ 的形式运输，而滞留于红细胞内的 HCO_3^- 主要与 K^+ 结合成 $KHCO_3$。反应中产生的 H^+ 可被血液中的缓冲系统缓冲。

碳酸酐酶发挥重要的作用，可增加反应速率约5000倍，因此临床上使用碳酸酐酶抑制剂（如乙酰唑胺）时，可能会影响 CO_2 的运输。由于碳酸酐酶主要存在于红细胞内，因此上述反应主要在红细胞内进行，血浆中的反应过程较缓慢。

而在肺部，肺泡气 PCO_2 较低，反应向相反的方向进行。首先血浆中溶解的 CO_2 扩散进入肺泡，红细胞内的 HCO_3^- 与 H^+ 生成 H_2CO_3，碳酸酐酶又催化 H_2CO_3 分解成 CO_2 和 H_2O，CO_2 从红细胞扩散入血浆，而血浆中的 HCO_3^- 便进入红细胞，Cl^- 同时再转移出红细胞。这样，以碳酸氢盐形式运输的 CO_2 在肺部又被释出。

（二）氨基甲酸血红蛋白

扩散进入红细胞的一部分 CO_2 与 Hb 的氨基结合，生成氨基甲酸血红蛋白，这一反应无需酶的催化，而且迅速、可逆。

影响这一反应的主要因素是氧合作用，HbO_2 与 CO_2 的结合能力比去氧 Hb 小。在组织，HbO_2 与 O_2 解离释出 O_2，产生的去氧 Hb 与 CO_2 结合力增强，结合的 CO_2 增多。而在肺部，HbO_2 生成增多，促使氨基甲酸血红蛋白解离，释放出 CO_2 进入肺泡而排出。

由此可见，红细胞不仅运输 O_2，也对 CO_2 的运输有重要作用。而且运输 CO_2 时血浆中产生的 $NaHCO_3$ 是重要的碱储备，对维持机体的酸碱平衡起重要作用。

第 4 节　呼吸运动的调节

呼吸运动是呼吸肌的一种节律性舒缩活动，其节律起源于呼吸中枢。呼吸运动的深度和频率还可随机体内、外环境的改变而发生适应性变化。例如，在运动时，随着代谢增强，呼吸加深加快，肺通气量增大，摄取更多的 O_2，排出更多的 CO_2，来适应机体代谢水平的需要。呼吸节律的形成和这种适应性改变都是通过呼吸功能的调节来实现的。

一　呼吸中枢与呼吸节律的形成

（一）呼吸中枢

呼吸中枢（respiratory center）是指在中枢神经系统内，与呼吸节律的产生和呼吸运动的调节相关的神经元群。这些神经元广泛分布于脊髓、延髓、脑桥、间脑和大脑皮质等多个部位，并在呼吸节律的产生和调节中发挥不同的作用。正常节律性呼吸运动是在各级呼吸中枢的相互配合下实现的。

1. 脊髓　脊髓中有支配呼吸肌的运动神经元，位于第 3 ～ 5 颈段（支配膈肌）和胸段（支配肋间肌和腹肌等）脊髓灰质前角。动物实验中，在延髓和脊髓之间横断，呼吸立即停止，说明脊髓不能产生节律性呼吸运动。脊髓只是联系高位呼吸中枢和呼吸肌的中继站。另外，脊髓可能是完成某些呼吸反射（如本体感受性反射等）活动的初级整合中枢。

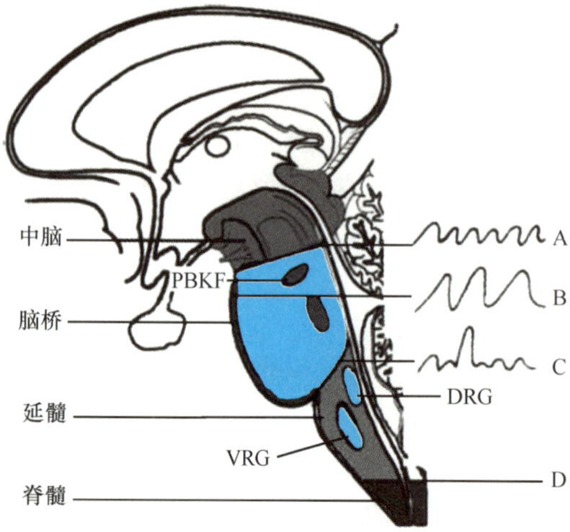

图 5-11　脑干内呼吸核团在不同平面横切后呼吸的变化

2. 低位脑干　低位脑干指延髓和脑桥。早年利用横切脑干的方法研究，发现在中脑和脑桥之间横断（图 5-11，A 平面），仅保留低位脑干与脊髓的联系，节律性呼吸无明显变化；而若在延髓和脊髓之间横切（图 5-11，D 平面），则呼吸停止。上述结果表明呼吸节律产生于低位脑干，中脑以上的高位脑对呼吸节律的产生不是必需的。如果仅在脑桥上、中部之间横切（图 5-11，B 平面），呼吸将变慢变深；如再切断双侧迷走神经，吸气便大大延长，仅偶尔出现短暂的呼气，这种形式的呼吸称为长吸式呼吸。这一结果提示脑桥上部有调整呼吸运动的中枢结构，称为呼吸调整中枢（其作用是限制吸气，促进吸气转为呼气）；来自肺部迷走神经的传入冲动也有同样的作用。另外还提示脑桥下部存在有易化吸气的长吸中枢（但目前研究未能证实）。但如果再在脑桥与延髓之间横切（图 5-11，C 平面），则不论迷走神经是否完整，动物长吸式呼吸都消失，并出现喘息样呼吸，表现为节律不规则的呼吸运动。即表明延髓内存在喘息中枢，可产生基本的呼吸节律。因此，目前认为延髓有呼吸节律基本中枢，脑桥上部有呼吸调整中枢。

低位脑干的呼吸神经元主要分布在三个区域。①延髓背内侧的**背侧呼吸组**（dorsal respiratory group，DRG）：主要含吸气神经元，其作用是使膈肌兴奋引起吸气。②延髓腹外侧的**腹侧呼吸组**（ventral respiratory group，VRG）：含有吸气和呼气两种神经元，功能较复杂。③脑桥上部背侧的**脑桥呼吸组**：该区呼吸神经元相对集中于臂旁内侧核（NPBM）和相邻的 Kölliker-Fuse（KF）核，合称 PBKF 核群，是呼吸调整中枢。

3. 高位脑　呼吸还受脑桥以上部位的影响，如大脑皮质、边缘系统、下丘脑等。特别是大脑皮质，能在一定限度内随意改变呼吸频率和深度，配合说话、唱歌、哭笑、屏气或深呼吸等动作，还参与建立呼吸运动条件反射。

可见，大脑皮质是随意呼吸调节系统，低位脑干是自主节律呼吸调节系统，机体呼吸运动受二者的双重调节。这两个系统的下行通路是分开的，临床上有时可以出现自主呼吸和随意呼吸分离的现象。

（二）呼吸节律的形成

基本呼吸节律起源于延髓，但其产生的确 切部位和机制尚不完全清楚，目前主要有两种学说：起步细胞（pacemaker cell）学说和神经元网络（neuronal circuit）学说。起步细胞学说认为，节律性呼吸运动由延髓内具有起步样活动的神经元的节律性兴奋引起（类似心脏窦房结起搏细胞）。有学者在新生大鼠研究中证实前包钦格复合体可能就是呼吸节律起步神经元的关键部位。神经元网络学说认为，呼吸节律的产生依赖于延髓内呼吸神经元之间复杂的相互联系和相互作用。20 世纪 70 年代提出了中枢吸气活动发生器和吸气切断机制模型，认为在延髓有一个中枢吸气活动发生器，引发吸气神经元呈渐增性放电，产生吸气；吸气切断机制接受来自吸气活动发生器、脑桥呼吸调整中枢和迷走神经肺牵张感受器传入信息的作用而发挥作用，使吸气切断而转为呼气；此时吸气切断机制的活动减弱，中枢吸气活动发生器活动逐渐恢复，又引起吸气。

目前有关起搏细胞学说的实验依据多来自于新生动物，而神经元网络学说的依据主要来自成年动物。因此，这两张机制很有可能都起作用，只是在动物的不同发育阶段，各自发挥不同作用。

二 呼吸运动的反射性调节

呼吸节律虽起源于脑，但呼吸运动的频率、幅度和形式等可受到来自各种感受器传入冲动的反射性调节，使呼吸运动发生相应的改变。

（一）肺牵张反射

由肺扩张或肺萎陷引起呼吸的反射性变化，称为肺牵张反射（pulmonary stretch reflex）或黑 - 伯反射（Hering-Breuer reflex）。它包括肺扩张反射和肺萎陷反射两种。

1. 肺扩张反射　肺扩张反射是扩张时抑制吸气活动的反射。感受器位于从气管到细支气管壁的平滑肌内，属于牵张感受器。当肺吸气扩张时，牵拉呼吸道，使牵张感受器兴奋，冲动经迷走神经传入延髓，通过一定的神经联系促使吸气受抑制，转为呼气。因此肺扩张反射的生理意义是阻止吸气过长、过深，促使吸气转为呼气，呼吸频率增加。在动物实验中，如果切断双侧迷走神经后，吸气过程延长、加深，呼吸变深变慢。

动物实验发现，肺牵张反射的敏感性有种属差异。兔的肺牵张反射很敏感，而人的敏感性较低。成年人，潮气量要超过 1500ml 时才能引起肺扩张反射。因此在平静呼吸时，该反射一般不起调节作用。但在肺顺应性降低的病理情况下，肺扩张对气道的牵拉刺激加强，可引起该反射，使呼吸变浅、变快。

2. 肺萎陷反射　肺萎陷反射是肺萎陷时引起吸气活动增强或促进呼气转为吸气的反射。感受器同样位于气道平滑肌内，但该反射仅在肺有较大程度的缩小时才起作用，在平静呼吸调节中意义也不大。

（二）化学感受性呼吸反射

机体通过呼吸运动调节血液中 PO_2、PCO_2 和 H^+ 水平，而这些化学因素发生变化时，也可以通过化学感受性反射来调节呼吸运动，从而维持内环境中这些化学因素的相对稳定。

1. 化学感受器　参与呼吸调节的化学感受器依其所在部位的不同，分为外周化学感受器（peripheral chemoreceptor）和中枢化学感受器（central chemoreceptor）。

（1）外周化学感受器：包括颈动脉体和主动脉体，它们能感受血液中 PO_2、PCO_2 和 H^+ 浓度的变化。当动脉血 PO_2 降低、PCO_2 升高和 H^+ 浓度升高时，颈动脉体和主动脉体受到刺激产生的冲动频率增加，冲动分别经窦神经（舌咽神经的分支）和迷走神经传入孤束核，再由此到达延髓呼吸中枢，反射性地引起呼吸加深加快和血液循环功能的变化。其中颈动脉体对呼吸中枢的影响较大。

（2）中枢化学感受器：动物实验中，摘除动物外周化学感受器或切断其传入神经后，吸入 CO_2 仍能刺激呼吸运动；而只增加脑脊液中 CO_2 和 H^+ 浓度，也能刺激呼吸，但进一步实验，如果保持 pH 不变，用含高浓度 CO_2 的人工脑脊液灌流脑室，则不会引起肺通气量增加。因此，研究证实在延髓腹外侧浅表部位还存在着中枢化学感受器，其生理刺激是脑脊液和局部细胞外液的 H^+，而不是 CO_2。但血液中的 CO_2 能迅速通过血 - 脑屏障，与 H_2O 结合生成 H_2CO_3，继而解离出 H^+，使化学感受器周围液体中的 H^+ 浓度升高，能刺激中枢化学感受器，进而引起呼吸中枢的兴奋。由于脑脊液中催化该反应的碳酸酐酶含量较少，反应很慢，所以对 CO_2 的反应有一定的时间延迟。另外，血液中的 H^+ 不易通过血 - 脑屏障，故血液 pH 的变化对中枢化学感受器的直接作用不大。而中枢化学感受器与外周化学感受器不同的是，它对 PO_2 的变化不敏感，基本不感受低氧的刺激。

2. CO_2 对呼吸的影响　CO_2 是调节呼吸运动最重要的体液因素。当麻醉动物或人的动脉血液 PCO_2 明显降低时可发生呼吸暂停，过度通气也可使呼吸运动受抑制。因此，一定水平的 PCO_2 对维持呼吸和呼吸中枢的基本活动是必需的。另一方面，当肺通气或肺换气功能障碍、或吸入气中 CO_2 浓度增加、或代谢活动增强等情况时，可使血液中 PCO_2 升高。如果血液中 PCO_2 在一定范围内升高时，呼吸运动将反射性加深加快，肺通气量增加，即对呼吸运动产生兴奋作用；但 PCO_2 过高，可致呼吸中枢受抑制，引起呼吸困难、头痛头昏，甚至昏迷，出现 CO_2 麻醉。

CO_2 兴奋呼吸的作用是通过刺激中枢化学感受器和外周化学感受器两条途径实现的，而且中枢化学感受器起主要作用。但由于中枢化学感受器的反应较慢，所以在动脉血 PCO_2 突然升高时，外周化学感受器出现的快速呼吸反应中具有重要作用。

3. H^+ 对呼吸的影响　机体酸中毒时，动脉血 H^+ 浓度升高，呼吸加深加快，肺通气增加；相反 H^+ 浓度降低，呼吸受到抑制，肺通气量减少。由于 H^+ 通过血脑屏障的速度较慢，影响了它对中枢化学感受器的作用，因此，血液中 H^+ 对呼吸的调节主要是通过刺激外周化学感受器实现的。

4. 低氧对呼吸的影响　当吸入气 PO_2 降低及肺通气或肺换气功能障碍时，动脉血中 PO_2 也随之降低，引起呼吸加深、加快，肺通气增加；反之，呼吸运动受抑制，肺通气量减少。通常只有在动脉血 PO_2 下降到 80mmHg 以下时才有明显效果。

切断动物外周化学感受器的传入神经后，急性低氧对呼吸运动的调节效应完全消失。可见，低氧对呼吸运动的调节作用完全是通过刺激外周化学感受器实现的。另外，低氧对呼吸中枢的直接作用是抑制。低氧通过对外周化学感受器的刺激兴奋呼吸中枢，在一定程度上可以对抗低氧对中枢的直接抑制作用，从而使呼吸运动增强，肺通气量增加。但在严重低氧时，外周化学感受器的反射效应不足以克服低氧对呼吸中枢的直接抑制，将导致呼吸障碍。

低氧对呼吸的刺激作用对慢性阻塞性肺病等肺功能不全患者很重要，患者长期存在缺 O_2 和 CO_2 潴留，由于中枢化学感受器容易对 CO_2 产生适应而不敏感，所以其呼吸主要通过缺 O_2 刺激外周化学感受器，反射性地引起呼吸加强。若此时对患者高流量高浓度给氧（或输以纯 O_2），会由于解除了外周化学感受器的低氧刺激，反而引起呼吸抑制，CO_2 潴留更严重，可发生 CO_2 麻醉，甚至呼吸停止。故临床上给氧治疗时一般应给予控制性（即低浓度持续，30% ～ 40%）吸氧为妥。

链接

高压氧疗法

高压氧疗法（hyperbaric oxygen therapy）是将患者置于高压环境中（高压氧舱内）吸氧以治疗疾病的方法，目前广泛应用于多个临床学科。一般治疗压力为2～2.5个大气压，氧浓度为85%～99%。高压氧下可使血中物理溶解氧含量明显增加，实验证明每增加1个大气压，物理溶解氧量较常压下吸氧增加14～17倍；还能提高血氧弥散和组织内氧的有效弥散距离；对细菌有抑制作用；改善微循环、促进侧支循环建立及对全身系统的调节等。当然吸氧压力和时间均控制在安全范围内，不会引起氧中毒。

（三）呼吸肌本体感受性反射

肌梭是骨骼肌的本体感受器。当肌梭受到牵张刺激时，可引起骨骼肌的牵张反射，这种反射属本体感受性反射（见第十章）。呼吸肌属于骨骼肌，同样存在着肌梭。当呼吸肌受牵张刺激时，肌梭受到刺激而兴奋，其冲动传入脊髓，反射性地引起该肌的收缩。呼吸肌本体感受性反射对正常呼吸运动有一定的调节，其意义在于当呼吸肌负荷增大时，相应加强呼吸运动，以克服阻力实现有效的肺通气。

（四）防御性呼吸反射

在整个呼吸道黏膜都存在着感受器，当受到机械或化学刺激时，引起一些有保护作用的防御性呼吸反射。

1. 咳嗽反射（cough reflex）　咳嗽反射是常见的重要防御性反射。它的感受器位于喉、气管和支气管的黏膜，传入冲动经迷走神经传入延髓，引起咳嗽反射。

咳嗽时，先是短促的深吸气，继而声门紧闭，呼气肌强烈收缩，肺内压和胸膜腔内压急速上升，然后声门突然打开，由于肺内压很大，气体便高速冲出，将呼吸道内异物或分泌物排出。正常的咳嗽反射能有效地清除呼吸道内的分泌物，但频繁或剧烈的咳嗽对人体也会产生不利的影响。

2. 喷嚏反射（sneeze reflex）　喷嚏反射类似于咳嗽反射，不同的是鼻黏膜感受器受到刺激，冲动由三叉神经传入中枢，反射性引起腭垂下降，舌压向软腭，而不是声门关闭，呼出的气流主要从鼻腔高速喷出，以清除鼻腔中的刺激物。

目标检测

一、选择题

A_1/A_2 型题

1. 呼吸是指（　　）
　A. 肺与血液之间的气体交换
　B. 机体与环境之间的气体交换
　C. 肺与外界环境之间的气体交换
　D. 吸气和呼气过程

2. 肺通气的原动力是（　　）
　A. 肺与血液之间的分压差
　B. 肺泡气与大气之间的气压差
　C. 胸膜腔内压与肺内压的差
　D. 呼吸肌的收缩、舒张

3. 关于平静呼吸的叙述，错误的是（　　）
　A. 吸气时，膈肌和肋间外肌收缩
　B. 呼气时，呼气肌收缩
　C. 呼气时，膈肌和肋间外肌都舒张
　D. 呼气时，肺内压比大气压高

4. 形成胸膜腔内压的主要因素是（ ）
   A. 肺回缩力　B. 肺内压
   C. 呼吸肌收缩　D. 气道阻力
5. 维持胸膜腔内压的前提条件是（ ）
   A. 呼吸肌舒缩　B. 肺的弹性阻力
   C. 胸膜腔密闭　D. 胸廓弹性阻力
6. 在平静呼气末胸膜腔内压、肺内压与大气压的大小关系分别为（ ）
   A. 等于、等于　B. 低于、大于
   C. 大于、等于　D. 低于、等于
7. 关于肺表面活性物质的叙述，错误的是（ ）
   A. 由肺泡Ⅱ型细胞合成和释放
   B. 主要成分是二棕榈酰卵磷脂
   C. 减少时可引起肺不张
   D. 增加时可引起肺弹性阻力增大
8. 非弹性阻力主要成分是（ ）
   A. 气道阻力　B. 肺泡表面张力
   C. 惯性阻力　D. 黏滞阻力
9. 平静呼气末，存留在肺内的气量是（ ）
   A. 潮气量　B. 余气量
   C. 功能余气量　D. 补呼气量
10. 较好地反映肺一次通气最大能力的指标是（ ）
   A. 潮气量　B. 补吸气量
   C. 肺活量　D. 用力呼出量
11. 肺泡通气量指的是（ ）
   A. 每分钟进出肺的气体量
   B. 每分钟吸入肺泡的新鲜空气量
   C. 尽力吸气后，尽力呼气所呼出的气体量
   D. 每次吸入或呼出的气量
12. 以下计算公式，错误的是（ ）
   A. 肺活量 + 余气量 = 肺总量
   B. 潮气量 × 呼吸频率＝肺通气量
   C. 潮气量＋补吸气量＋补呼气量＝肺活量
   D. 肺通气量 / 肺血流量＝通气 / 血流比值
13. 肺通气量和肺泡通气量之差等于（ ）
   A. 无效腔气量 × 呼吸频率
   B. 潮气量 × 呼吸频率
   C. 残气量 × 呼吸频率
   D. 功能残气量 × 呼吸频率
14. 气体扩散速率与（ ）
   A. 扩散面积成反比
   B. 气体溶解度成反比
   C. 气体分子量的平方根成反比
   D. 气体分压差成反比
15. 下列影响肺换气的因素中，错误的是（ ）
   A. 气体扩散速率与呼吸膜的厚度成反比
   B. 气体扩散速率与呼吸膜的面积成正比
   C. 通气 / 血流比值减小，不利于肺换气
   D. 通气 / 血流比值增大，有利于肺换气
16. 下列二氧化碳分压最高的部位是（ ）
   A. 动脉血　B. 毛细血管血液
   C. 细胞内液　D. 组织液
17. 某人的肺通气量为 7500ml/min，呼吸频率为 20 次 / 分，无效腔气量为 125ml，每分心输出量为 5000ml 时，其通气 / 血流比值应是（ ）
   A. 0.6　B. 0.8　C. 0.9　D. 1.0
18. CO_2 在血液中运输的主要形式是（ ）
   A. 溶解　B. 碳酸氢盐
   C. 与水结合成碳酸　D. 氨基甲酸血红蛋白
19. 关于气体在血液中运输的叙述，错误的是
   A. O_2 和 CO_2 都以物理溶解和化学结合两种形式存在于血液中（ ）
   B. O_2 的结合形式是氧合血红蛋白
   C. CO_2 和 Hb 的结合无需酶的催化
   D. O_2 和 Hb 的结合反应快，可逆，需要酶的催化
20. 血红蛋白的氧含量主要取决于（ ）
   A. PO_2　B. pH
   C. PCO_2　D. Hb 浓度
21. 血红蛋白的氧容量主要取决于（ ）
   A. PCO_2　B. pH
   C. PO_2　D. Hb 浓度
22. 能使氧离曲线右移的因素是（ ）
   A. PCO_2 升高　B. 温度降低
   C. pH 升高　D. 2，3-DPG 降低
23. 产生节律性呼吸的基本中枢在（ ）

A. 下丘脑　　　B. 延髓
C. 脑桥　　　D. 中脑

24. 呼吸调整中枢位于（　　）
A. 大脑皮质　　　B. 延髓
C. 脑桥　　　D. 中脑

25. 在动物的延髓和脊髓间横断时出现（　　）
A. 呼吸停止　　　B. 喘息呼吸
C. 节律基本正常　　　D. 长吸呼吸

26. 在颈部切断双侧迷走神经后，动物会出现（　　）
A. 呼吸深而快　　　B. 呼吸深而慢
C. 呼吸浅而慢　　　D. 呼吸浅而快

27. 低氧对呼吸的影响是（　　）
A. 直接兴奋延髓呼吸中枢
B. 直接兴奋脑桥呼吸调整中枢
C. 主要刺激中枢化学感受器
D. 轻度缺氧时呼吸加深加快

28. 关于 CO_2 对呼吸调节的叙述，错误的是（　　）
A. CO_2 是调节呼吸的最重要的体液因素
B. 一定的 CO_2 分压对维持呼吸是必要的
C. 主要通过外周化学感受器刺激呼吸
D. CO_2 超过一定限度可有抑制和麻醉效应

29. 对中枢化学感受器刺激作用最强的物质是（　　）
A. 脑脊液中的 CO_2　　　B. 脑脊液中的 H^+
C. 血液中的 CO_2　　　D. 血液中的 H^+

30. 动脉血 pH 降低引起呼吸加强主要是通过（　　）
A. 刺激中枢化学感受器
B. 刺激颈动脉体、主动脉体化学感受器
C. 刺激颈动脉窦、主动脉弓化学感受器
D. 刺激脑桥呼吸中枢

二、简答题

1. 呼吸的环节包括哪些过程?
2. 胸膜腔内压的形成及生理意义有哪些?
3. 简述肺泡表面活性物质的分泌、作用及生理意义。
4. 影响肺换气的因素有哪些?
5. 试述 CO 中毒的原因。
6. 分析血液中 PO_2、PCO_2 和 H^+ 变化时对呼吸的影响及途径。
7. 切断动物双重迷走神经，动物的呼吸会发生什么变化？为什么?

（杜广才）

第 6 章　消化和吸收

第 1 节　概　　述

生物体要维持正常生命活动，需不断地从外界环境中摄取营养物质和排出代谢产物。消化系统的主要功能是对食物进行消化和吸收，为机体新陈代谢提供物质和能量来源。此外，还有内分泌功能和免疫功能。消化和吸收功能发生障碍将直接影响到机体的健康水平，甚至导致许多疾病的发生。

一　消化与吸收的概念

人体所需的营养物质中，蛋白质、脂肪和糖的结构复杂，分子量大，不能直接被吸收，必须经过消化系统的加工处理。食物中所含的营养物质在消化道内被分解为可吸收的小分子物质的过程，称为消化（digestion）。经过消化后的小分子物质及维生素、无机盐和水透过消化道黏膜，进入血液或淋巴的过程，称为吸收（absorption）。消化和吸收是相辅相成、密切联系、同时进行的两个过程。

食物的消化方式有两种：一是机械性消化（mechanic digestion），是指通过消化道平滑肌的舒缩活动将食物切割、磨碎，促使食物与消化液充分混合，并向消化道下方推送的过程；二是化学性消化（chemical digestion），是指通过消化液（表 6-1）所含的消化酶将食物中的大分子物质分解为可以被吸收的小分子物质的过程。一般来说，机械性消化是初步的，它只能使食物发生物理形状的改变，而化学性消化则是彻底的，它使食物中的大分子物质发生了化学性质的改变。在整个消化过程中，两种消化形式同时进行，相互配合，共同完成对食物的消化作用。

表 6-1　各种消化液的pH、分泌量、所含消化酶比较

消化液	pH	分泌量（L/d）	所含消化酶
唾液	6.6 ～ 7.1	0.8 ～ 1.5 L	唾液淀粉酶
胃液	0.9 ～ 1.5	1.5 ～ 2.5	胃蛋白酶
胰液	7.8 ～ 8.4	1 ～ 2	胰淀粉酶、胰脂肪酶、胰蛋白酶、糜蛋白酶
胆汁	6.8 ～ 7.4	0.8 ～ 1	无

二 消化道平滑肌的生理特性

消化道中除外口腔、咽、食管上段和肛门外括约肌是骨骼肌，其余为平滑肌。消化道平滑肌与其他肌肉组织相似，也具有兴奋性、传导性、收缩性，但这些特性的表现均有自己的特点。

（一）消化道平滑肌的一般生理特性

1. 兴奋性较低　消化道平滑肌兴奋性较骨骼肌低，其收缩的潜伏期、收缩期和舒张期的时间都比骨骼肌长而且变异很大。消化道平滑肌的一次舒缩过程可达 20 秒以上。

2. 富有伸展性　消化道平滑肌具有较大伸展性，可以使消化道（尤其是胃）容纳大量食物而不发生明显压力变化。

3. 具有自动节律性　消化道平滑肌离体后在体外适宜的环境中仍能自动进行节律性舒缩，但频率较慢，通常每分钟数次至十余次，其节律性远不如心肌规则。

4. 具有紧张性　消化道平滑肌经常处于微弱的持续收缩状态，即紧张性收缩。这种特性对维持消化道腔内一定压力及保持胃肠等消化器官的位置和形态有重要意义。消化道各种不同形式的运动也是在此基础上进行的。

5. 对不同刺激的敏感性不同　消化道平滑肌对牵张、化学和温度刺激敏感，对电刺激不敏感。例如，微量肾上腺素可使其舒张，温度升高、牵拉、微量乙酰胆碱则可引起其明显收缩。这一特性与其所处的环境密切相关，消化道内食物对平滑肌的机械扩张、温度和化学性刺激能促进消化腺分泌消化液和消化道运动，有利于食物的消化。

（二）消化道平滑肌的电生理特性

和其他可兴奋组织一样，消化道平滑肌也有生物电现象（图 6-1），主要有三种表现形式：静息电位、慢波电位（基本电节律）、动作电位。

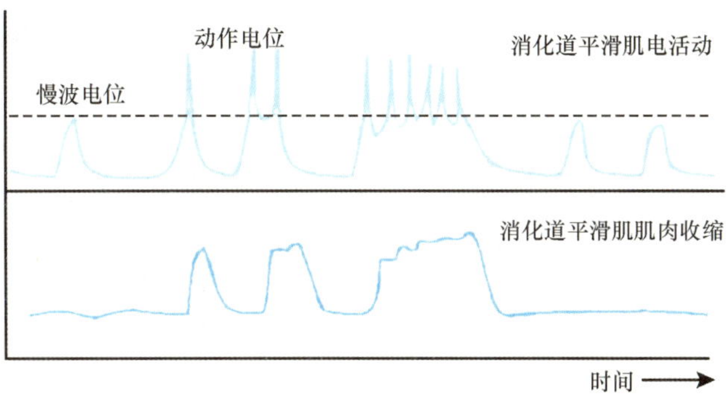

图 6-1　消化道平滑肌的电活动与收缩之间的关系

1. 静息电位　静息状态下，消化道平滑肌的静息电位较低，为 -50 ～ -60mV，且电位不稳定，波动较大。静息电位主要由 K^+ 外流形成。

2. 慢波电位　消化道平滑肌细胞在静息电位的基础上，能自发地周期性地产生去轻度去极化而形成一种缓慢的节律性电变化，称为慢波电位（slow wave）。慢波可决定消化道平滑肌的收缩节律，故又称基本电节律（basic electrical rhythm，BER）。其波幅为 5 ～ 15mV，持续时间由数秒至十几秒，频率为每分钟 3 ～ 12 次，且随消化道部位不同而异，胃约为 3 次 / 分，十二指肠约为 12 次 / 分，回肠末端为 8 ～ 9 次 / 分。

目前认为，慢波电位的产生并不依赖于神经的支配，可能是肌源性的。慢波电位不能使肌肉收缩，但其产生的去极化使平滑肌细胞膜电位更接近阈电位，若在此基础上受到刺激，则可进一步去极化达到阈电位而产生动作电位。

3. 动作电位　消化道平滑肌在受到各种理化因素的刺激后，在慢波的基础上可进一步去极化，当达到阈电位（约 -40mV）时，就可以触发动作电位，随后出现肌肉收缩。消化道平滑肌动作电位的时程很短，10 ～ 20 毫秒，幅值较低为 60 ～ 70mV，可为单个，也可成簇出现（1 ～ 10 次 / 秒）。它的去极相主要是由一种开放较慢的通道介导的 Ca^{2+} 内流引起的，而复极相则主要由 K^+ 外流所引起。

消化道平滑肌的慢波、动作电位和平滑肌收缩三者之间是紧密联系的。平滑肌的收缩是继动作电位之后产生的，而动作电位则是在慢波基础上发生。因此，慢波是胃肠运动的起步电位，控制着平滑肌收缩的节律，并决定蠕动的方向、节律和速度。

三 消化道的神经支配及其作用

神经系统对胃肠功能的调节有三个水平：第一级是消化道内在神经的调节；第二级是外来神经的调节，协调来自内在神经和中枢神经的信息；第三级是中枢神经系统。除口腔、咽、食管上端和肛门括约肌外，消化道的功能受分布于消化道壁内的内在神经系统和外来神经（自主神经）系统的双重调节。两者相互协调，共同完成对消化道运动和消化腺分泌的调节。

（一）交感神经和副交感神经及其作用

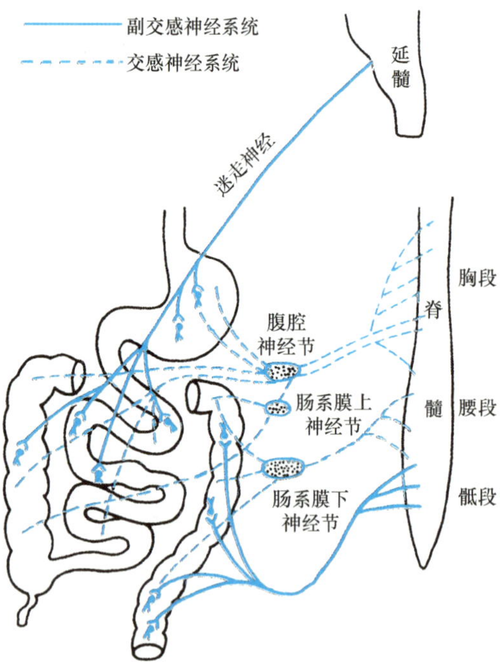

图 6-2　消化道的外来神经系统

1. 外来神经系统　外来神经是指由脑和脊髓发出的自主神经，包括交感神经和副交感神经（图 6-2）。因其来自胃肠道外，故称为外来神经。

支配消化器官的交感神经的节前纤维发自脊髓第 5 胸段至第 2 腰段侧角，经腹腔神经节换元后，节后纤维分布于消化道各部（如胃、小肠、结肠）。交感神经节后纤维末梢释放的递质是去甲肾上腺素。交感神经兴奋时，可引起消化道运动减弱，消化腺分泌减少和血流量减少，而消化道括约肌却收缩。

支配消化器官的副交感神经来自迷走神经和盆神经。其节前纤维进入胃肠组织后，主要与肌间神经丛和黏膜下神经丛的神经元形成突触，节后纤维分布至消化道各部，支配腺细胞、上皮细胞、血管和消化道平滑肌细胞。副交感节后纤维末梢释放的递质主要是乙酰胆碱，副交感神经兴奋时，通过激活 M 受体，使消化道运动加强，消化腺分泌增多，而消化道括约肌却松弛。部分副交感节后纤维末梢释放的是肽类物质，如 P 物质、血管活性肠肽、脑啡肽、生长抑素等。

2. 反射性调节　消化器官的反射性调节包括条件反射和非条件反射两个方面。其调节的中枢在延髓、下丘脑、边缘叶及大脑皮质等处。

（1）非条件反射：是由食物（糜）的刺激直接作用于口咽、胃和小肠内感受器引起的。

食物在口腔被咀嚼和吞咽时，刺激舌、口腔黏膜和咽部的感受器，由第Ⅴ、Ⅶ、Ⅸ和Ⅹ对脑神经传入冲动至延髓等反射中枢并使之兴奋，分析整合后，再由第Ⅶ和Ⅸ对脑神经传出冲动至唾液腺，第Ⅹ对脑神经传出冲动到胃肠平滑肌、消化腺和胃肠黏膜，引起胃的容受性舒张和唾液、胃液、胰液和胆汁等消化液的大量分泌。

食糜对胃的扩张刺激，兴奋胃体和胃底部的感受器，通过迷走 - 迷走反射和内在神经丛反射，引起胃运动增强。迷走神经传出冲动，可作用于消化腺引起胃液、胰液和胆汁等分泌增加，还可通过作用于胃窦部的 G 细胞引起促胃液素的分泌，刺激胃液、胰液和胆汁的分泌。

食糜对小肠的刺激，通过迷走 - 迷走反射引起胃液、胰液和胆汁等消化液分泌增加，以促进小肠的化学性消化；通过内在神经丛反射，促进小肠运动以利于小肠内机械性消化；通过肠 - 胃反射抑制胃的运动，抑制胃的排空，使胃排空同小肠内的消化和吸收活动之间得以协调。

（2）条件反射：是由食物的有关信息对头部感受器的刺激引起。同食物有关的形状、声音和气味对视觉、听觉和嗅觉器官的刺激，以及同食物相关的语言和文字等，都可条件反射性地引起消化道运动和消化腺分泌活动增强。这就为进食后的消化活动提前作好了准备。

（二）壁内神经丛及其作用

从食管中段到直肠的消化道壁内存在很多神经元，其神经元的总数约 108 个，相当于脊髓内神经元的总数，组成消化管的内在神经系统（图 6-3）。壁内神经丛中有感觉神经元，可感受消化道内化学、机械和温度等刺激；有运动神经元，支配消化道平滑肌、腺体和血管；还有大量的中间神经元。它们之间通过短的神经纤维形成网络联系，构成了一个完整的、可以独立完成反射活动的整合系统。

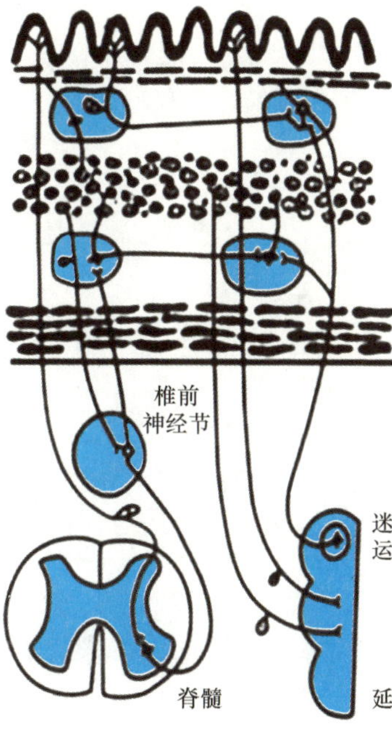

图 6-3 消化道内在神经系统

内在神经系统主要包括两组。①肌间神经丛：位于消化道环行肌与纵行肌之间，主要支配平滑肌细胞，调节肌层的运动。②黏膜下神经丛：位于消化道黏膜下层，调节黏膜肌的收缩和腺体的分泌。内在神经丛神经末梢释放的神经递质种类很多，它们在调节消化道运动、消化腺分泌、血管舒缩等方面具有独立作用，但在整体情况下，它可受外来神经的控制。

四 消化道的内分泌功能

在消化道黏膜层内存在大量内分泌细胞，其数量远大于体内所有内分泌腺所含的细胞总数。消化道内分泌细胞种类多，大约 40 多种，分泌的激素种类也多，所以，消化道不仅是个消化器官，也是目前所知的体内最大的内分泌器官。由消化道内分泌细胞合成和释放的激素，统称为胃肠激素（gastrointestinal hormones）（表 6-2），这类激素在化学结构上都属于肽类物质，故又称胃肠肽（gastrointestinal peptides）。迄今已被鉴定的胃肠激素约有 30 余种，主要有促胃液素、促胰液素、缩胆囊素、抑胃肽等。胃肠激素的生理作用极为广泛，各个激素的功能也各不相同。它们的作用可概括为以下几类。

1. 调节消化道的运动和消化腺的分泌　不同的胃肠激素对不同的器官、组织可产生不同的调节作用；一种激素可调节多个消化器官的功能；而一个消化器官的功能往往可接受多种激素的调节。促胃液素既可促进食管 - 胃括约肌、胃和小肠及胆囊平滑肌的收缩，又可促进胃酸、胰酶、胆汁和小肠液的分泌；促胰液素可促进胰液和胆汁的分泌，也可抑制胃和小肠的运动；缩胆囊素促进胆囊收缩及胆汁和胰液的分泌。抑胃肽具有抑制胃的排空及胃酸和胃蛋白酶原分泌的作用。

2. 调节其他激素的释放　胃肠激素能调节其他激素的释放。抑胃肽、缩胆囊素、促胃液素和促胰液素都可刺激胰岛素分泌的作用。胃肠激素在调节消化腺分泌，促进消化的同时刺激胰岛素的分泌，就将消化道的吸收功能同体内物质代谢的活动有机地联系了起来。

3. 营养作用　一些胃肠激素具有促进消化道组织代谢和生长的作用。研究发现，促胃液素和缩胆囊素分别可刺激胃泌酸部和胰腺组织等的蛋白质合成。

表 6-2　几种主要胃肠激素的概况

激素	分泌细胞	分布部位	主要作用	引起释放因素
促胃液素	G	胃壁、十二指肠	促进胃液分泌和胃肠的运动；促进胰酶、胆汁分泌；促进胃黏膜生长	迷走神经兴奋蛋白质分解产物
促胰液素	S	十二指肠、空肠	促进胰液分泌；促进胆汁和小肠液分泌；抑制胃液分泌和胃肠的运动	蛋白质分解产物盐酸
缩胆囊素	I	小肠上部	促进胆囊收缩；促进胰液分泌；加强小肠运动，抑制胃排空；促进胰腺生长	蛋白质、脂肪分解产物
抑胃肽	K	十二指肠、空肠	抑制胃液分泌和胃排空；促进胰岛素分泌	葡萄糖、氨基酸、脂肪酸

第 2 节　口腔内的消化

食物在消化道内的消化从口腔开始，是一个连续而复杂的过程。食物在口腔内经过咀嚼被磨碎，在舌的搅拌下与唾液混合形成食团，在口腔内停留很短的时间（15 ～ 20 秒），而后通过吞咽经食管入胃。口腔中的唾液具有较弱的化学性消化作用。

一　唾液分泌

（一）唾液的性质和成分

唾液是三对大唾液腺（腮腺、颌下腺、舌下腺）及散在的许多小唾液腺分泌的混合液。

唾液为无色无味的近中性（pH 为 6.6 ～ 7.1）的低渗液体，正常成人每天分泌量 0.8 ～ 1.5 L。其中水分占 99%，有机物主要有黏蛋白、免疫球蛋白、唾液淀粉酶、溶菌酶和氨基酸等，无机物的种类同血浆大致相同，有 Na^+、K^+、Ca^{2+}、Cl^-、HCO_3^- 及一些气体分子等。唾液几乎全被吞下，其中的水分和离子在消化道中被重吸收回血液。

（二）唾液的作用

1. 清洁和保护口腔　唾液可清除口腔中的残余食物，冲洗和中和进入口腔的有害物质。溶菌酶和免疫球蛋白有杀灭细菌和病毒的作用。

2. 湿润和溶解食物　以引起味觉并易于吞咽。

3. 完成对食物的初步消化　唾液中的淀粉酶可把食物中的淀粉分解为麦芽糖。此酶的最适 pH 为 7.0。

链接

唾液中的特异性血型物质

唾液中的特异性血型物质与红细胞上的凝集原相似，可以用特异性血清进行凝集反应加以证明，大部分血型物质来源于颌下腺的黏液细胞，其生理意义尚未阐明，在法医领域已应用这一知识。

二 咀嚼和吞咽

口腔内的机械性消化有咀嚼和吞咽两种基本形式。

（一）咀嚼

咀嚼是一种受意识控制的反射活动。由咀嚼肌群按顺序收缩而完成，口腔通过咀嚼运动可磨碎食物，并使食物与唾液混合形成湿润的食团以便于吞咽。此外，咀嚼运动还能反射性地引起胃液、胰液、胆汁和胰岛素的分泌，为随后的消化过程准备了有利的条件。

（二）吞咽

吞咽可随意发动，但整个过程是一个复杂的反射活动。它是将口腔内的食团经咽和食管送入胃的过程，是口腔和咽、喉各部分及食管密切配合的有顺序的复杂动作。根据食团在吞咽时所经过的部位不同，可将吞咽过程分为三个阶段（图 6-4），是个连续的过程。

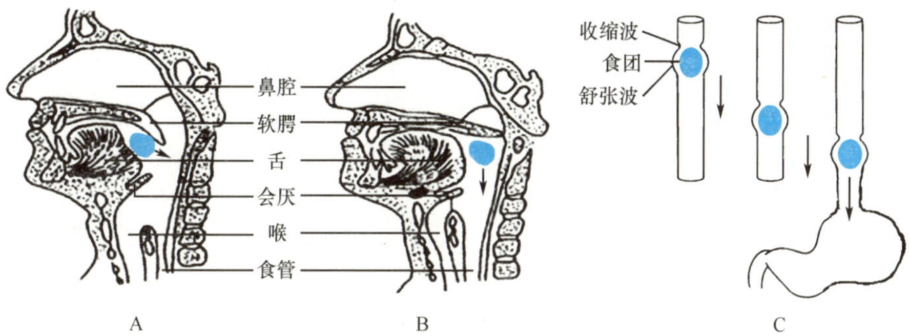

图 6-4　吞咽生理过程

A. 第一阶段；B. 第二阶段；C. 第三阶段

第一期（口腔期）：食团由口腔被推送到咽，是随意动作。主要通过舌的运动把食团从舌背推送到咽部。此期的运动受大脑皮质的控制。此后发生的吞咽过程，将不再受大脑皮质控制而随意启动或停止。

第二期（咽期）：食团由咽进入食管上端，是由食团对软腭和咽部的感受器刺激后，引起的一系列反射性动作。可产生以下结果：软腭上升，咽后壁前压，封闭了鼻咽通路；声带内收，喉头上移紧贴会厌，封闭了咽与气管的通路；喉头前移，食管上段括约肌舒张，使咽与食管的通路开放，结果，食团由咽被推入食管。

第三期（食管期）：食管的蠕动将食团推送入胃。当食团刺激软腭、咽和食管等处的感受器时，反射性地引起食管的蠕动，表现为食团上端的食管收缩，下端的肌肉舒张，并且收缩波和舒张波顺序地向前方推进，将食团推送入胃。蠕动（peristalsis）是消化道的基本运动形式，是消化道平滑肌顺序收缩引起的一种向前推进的波形运动。吞咽过程所需时间很短，在直立位咽下时只需 1 秒，一般不超过 1.5 秒。

第 3 节　胃内的消化

胃是消化道中最膨大的部分，成年人胃的容量为 1 ～ 2L，具有暂时储存食物和消化食物的功能。胃的消化功能包括胃液的化学性消化和胃运动的机械性消化作用，进入胃内的半固体食团被胃液水解和胃运动研磨，变成糊状，称为食糜，然后逐次少量地通过幽门进入十二指肠。

一　胃液的分泌

（一）胃液的成分及作用

胃液（gastric juice）主要是由贲门腺、泌酸腺和幽门腺及分布于胃的所有区域的上皮细胞分泌的。纯净的胃液是一种无色、透明呈酸性的液体，pH 为 0.9 ～ 1.5。正常成人每日分泌量为 1.5 ～ 2.5L。除含大量的水以外，主要成分包括盐酸、胃蛋白酶原、黏液和内因子等。

1. 盐酸（hydrochloric acid，HCl）　盐酸也称胃酸（gastric acid），由胃底腺的壁细胞分泌。其作用为①激活胃蛋白酶原成为有活性的胃蛋白酶，并为其提供适宜的酸性环境；②使食物中的蛋白质变性，易于水解；③杀灭随食物进入胃内的细菌；④胃酸进入小肠内可促使胰液、胆汁和小肠液的分泌；⑤胃酸所造成的酸性环境还有利于铁和钙的吸收。

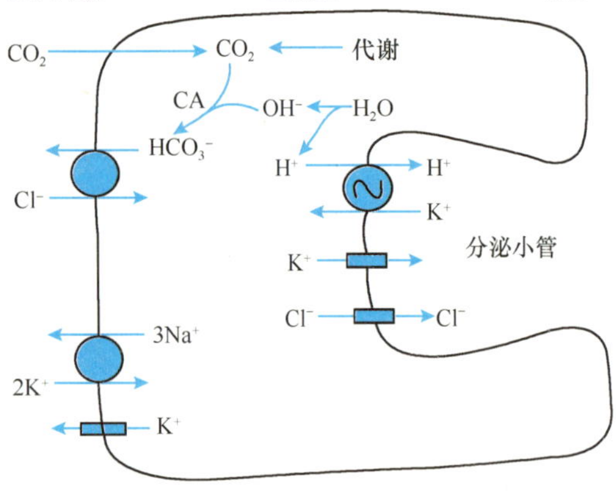

图 6-5　壁细胞分泌盐酸的基本过程

正常人空腹时，盐酸排出量为 0 ～ 5mmol/h，称为基础酸排出量。在食物或某些药物（如胃泌素或组胺）的刺激下，盐酸排出量明显增加，其最大排出量可达 20 ～ 25mmol/h。男性的酸分泌率大于女性，50 岁以后分泌速率有所降低。在消化期，为了产生胃酸（图 6-5），壁细胞内碳酸分解为 H^+ 和 HCO_3^-，H^+ 被排出到细胞外，用以生成胃酸，而 HCO_3^- 与 Cl^- 发生离子交换进入血液，因此胃酸的大量分泌的同时有大量的 HCO_3^- 进入血液，从而形成所谓“餐后碱潮”（postprandial alkaline tide）。

胃酸分泌减少时，会出现消化不良、细菌的生长繁殖。当由于胃酸分泌不足而导致消化不良时，可服用稀盐酸和胃蛋白酶。胃酸若分泌过多对胃和十二指肠则有侵蚀作用，是溃疡病发病的重要原因之一。奥美拉唑在临床上被用来有效抑制胃酸分泌。

2. 胃蛋白酶原（pepsinogen）　胃蛋白酶原主要是由胃底腺的主细胞以酶原的形式分泌的，没有活性。在盐酸作用下激活为有活性的胃蛋白酶，其作用是把蛋白质分解为脲、胨、少量多肽和氨基酸。胃蛋白酶只在较强的酸性环境中才保持活性，当 pH ＞ 5 时，胃蛋白酶即失活。

胃蛋白酶对乳中的酪蛋白有凝乳作用，这对婴儿较为重要，有利于充分消化。

3. 黏液（mucus） 黏液由黏膜表面的上皮细胞、胃底腺的颈黏液细胞、贲门腺和幽门腺共同分泌。黏液具有较高的黏滞性，可在胃黏膜表面形成一层约 0.5mm 的凝胶层，内还含有大量的由胃黏膜上皮细胞分泌的 HCO_3^-。黏液和 HCO_3^- 两者联合作用形成“黏液 - 碳酸氢盐屏障”（mucus-bicarbonate barrier）（图 6-6），一方面减少粗糙食物对胃黏膜的机械性损伤，另一方面将胃蛋白酶与胃黏膜相隔离，并中和 H^+、减缓 H^+ 向胃黏膜的弥散，以防止胃酸和胃蛋白酶对胃黏膜的侵蚀，起到有效保护胃黏膜的作用。许多因素如酒精、胆盐、阿司匹林类药物、肾上腺素及幽门螺杆菌感染等，均可破坏或削弱胃黏膜的屏障作用，严重时可造成胃黏膜的损伤，引起胃炎或胃溃疡。

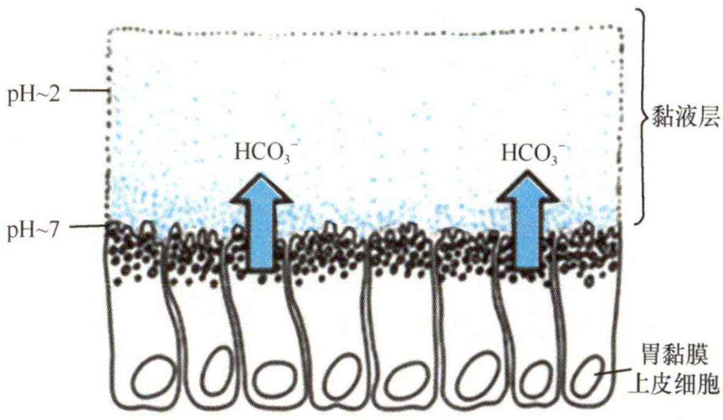

图 6-6 胃黏液 - 碳酸氢盐屏障

链接

消化性溃疡与幽门螺杆菌

1983 年澳大利亚珀斯皇家医院医生马歇尔和病理学家沃伦首次报道了导致胃炎和胃溃疡的幽门螺杆菌。一般认为幽门螺杆菌仅寄居于人类，人是唯一的传染源。与幽门螺杆菌感染最为密切的疾病主要有慢性胃炎、胃溃疡、十二指肠溃疡。所以此菌被公认为慢性胃炎及消化性溃疡的致病菌。“定居”在胃内的幽门螺杆菌可产生毒素和有毒性作用的酶，破坏黏膜屏障，损害胃黏膜，增加胃泌素分泌，使局部产生炎症和免疫反应，导致疾病发生。研究表明，呋喃唑酮（痢特灵）有抗幽门螺杆菌的作用。

4. 内因子（intrinsic factor） 内因子是由胃底腺的壁细胞所分泌的一种糖蛋白，可与维生素 B_{12} 结合，使维生素 B_{12} 免遭小肠中水解酶的破坏，并促进其吸收。当内因子缺乏时（如胃大部切除的患者），维生素 B_{12} 吸收障碍，造成巨幼红细胞性贫血。

（二）胃液分泌的调节

在消化间期（空腹时）胃液分泌很少，称为消化间期胃液分泌；进食后，在神经和体液因素的调节下，胃液大量分泌，属消化期胃液分泌。进食是胃液分泌的自然刺激。

1. 影响胃液分泌的物质 乙酰胆碱、胃泌素和组胺与壁细胞膜上的各自受体结合后，通过不同的信号转导途径，刺激壁细胞分泌盐酸。Ca^{2+}、低血糖，咖啡因和酒精等也可刺激胃酸的分泌。引起壁细胞分泌胃酸的大多数刺激物均能促进主细胞分泌胃蛋白酶原及黏液细胞分泌黏液。生长抑素对胃酸分泌具有很强的抑制作用。此外，促胰液素、前列腺素、表皮生长因子都能抑制胃泌素和胃酸分泌。

2. 消化期胃液分泌的调节　按照接受食物刺激部位的不同，人为地将消化期胃液分泌分成头期、胃期和肠期，这三个时期几乎是同时开始，互相重叠，它们都受神经因素和体液因素的双重调节，但头期主要接受神经调节，而肠期则以体液调节为主。头期胃液分泌由进食动作通过条件反射和非条件反射引起。头期胃液分泌的潜伏期为 5 ～ 10 分钟，分泌持续时间可长达 2 ～ 4 小时，其特点是胃液分泌量多，占整个消化期胃液分泌量的 30%，酸度和胃蛋白酶原含量都很高，因而消化力强。胃期胃液分泌是指食物进入胃后机械扩张和化学性刺激继续引起的胃液分泌。胃期胃液分泌的持续时间长，可达 3 ～ 4 小时，其特点是胃液分泌量大，占整个消化期分泌量的 60%，胃液的酸度也很高，但胃蛋白酶原的含量比头期少，故消化力比头期弱。肠期胃液分泌是指食物进入小肠上段（主要是十二指肠），通过其机械扩张和消化产物的化学性因素刺激继续引起的胃液分泌。肠期胃液分泌的特点是胃液的分泌量较少，约占胃液分泌总量的 10%，总酸度和胃蛋白酶含量均较低。

在消化期内，胃液的分泌是兴奋性因素和抑制性因素共同作用的结果。抑制胃液分泌的因素除精神、情绪因素外，主要有胃酸、脂肪和高张溶液。

● 案例 6-1

患者，男，60 岁，反复上腹部疼痛，秋冬季节加重，伴有反酸。有长期饮酒史。查体：剑突偏左腹部压痛明显，肝、脾未及。该患者诊断为胃溃疡。

问题：为什么溃疡患者会有反酸现象？

分析：反酸是由于溃疡患者过多的胃酸反流入口腔而形成的现象。溃疡患者胃壁细胞对刺激的反应高，大多数溃疡患者胃酸分泌都超过正常人，称高胃酸分泌状态。另外溃疡的炎症常常波及幽门，使幽门充血、水肿，大量的胃液不能通畅地流入小肠，炎症的原因使胃产生逆蠕动，胃液随逆蠕动而到食管和口腔，使患者有酸味的感觉，产生反酸现象。

二 胃的运动

（一）胃运动的形式

1. 紧张性收缩（tonic contraction）　紧张性收缩是消化道平滑肌共有的运动形式，也是胃其他运动形式进行的基础。紧张性收缩是胃壁平滑肌经常处于一定程度的持续收缩状态，可使胃保持一定的形态和位置，不致出现胃下垂。这种收缩还可使胃腔内具有一定的压力，有助于胃液渗入食物内部，促进化学性消化，并协助推动食糜移向十二指肠。

2. 容受性舒张（receptive relaxation）　容受性舒张是胃的特征运动形式。当咀嚼和吞咽时，食团对咽、食管等处感受器的刺激可反射性引起胃底和胃体上部平滑肌的舒张，并使胃容量由空腹时的 50ml 增加到进食后的 1500ml。胃壁平滑肌的这种活动称为容受性舒张，它适应于大量食物的摄入，而胃内压变化不大，从而更好地实现胃容受和暂时储存食物的功能。

3. 蠕动（peristulsis）　胃的蠕动（图 6-7）出现于食物入胃后 5 分钟左右，约每分钟 3 次，每个蠕动波约需 1 分钟到达幽门。胃的蠕动是一种起始于胃的中部向幽门方向推进的收缩环，空腹时基本见不到胃的蠕动。其作用是搅拌、研磨食物，促进食物与胃液充分混合，以利于化学性消化，推送食糜不断地通过幽门进入十二指肠。

（二）胃的排空

1. 胃排空　胃内容物排入十二指肠的过程，称胃排空（gastric emptying）。胃排空一般从食物入胃 5 分钟后开始，呈间断进行。胃排空的速度与食糜的理化形状和化学组成有关。一般地说，稀薄的、流体的、颗粒小、等渗的食物比黏稠的、固体的、颗粒大的、非等渗食物排空快。在 3 种主要营养物质中，糖类排空最快，蛋白质次之，脂肪最慢。混合食物由胃完全排空需 4 ～ 6 小时。

2. 胃排空的控制　胃排空在神经和体液因素的控制下间断地进行，使得胃排空能很好地同小肠内的消化和吸收功能协调。胃内因素促使胃排空，十二指肠内因素则抑制胃排空。

（1）胃内因素促使排空：食糜对胃的扩张刺激可引起胃的运动加强，内在神经丛反射也可刺激胃的运动；蛋白质的分解产物和食物的扩张刺激，可刺激胃窦黏膜中的 G 细胞释放促胃液素，该激素对胃的运动也有一定的兴奋作用。

（2）十二指肠内因素抑制排空：食糜进入十二指肠后，通过肠 - 胃反射和胃肠激素的作用，使胃的运动抑制，排空暂停。食糜中的酸、脂肪和高渗液及机械扩张等刺激，可兴奋十二指肠壁上的感受器，反射性地抑制胃的运动，使胃排空减慢，此反射称为肠 - 胃反射；食糜中的酸和脂肪还可刺激十二指肠黏膜释放促胰液素、抑胃肽、缩胆囊素等胃肠激素。这些激素经血液循环到达胃后，也可抑制胃的运动。随着胃酸被中和，食糜被推送入十二指肠远端且其中的营养物质已被消化和吸收，上述抑制胃运动的作用逐渐减弱或消失，胃的运动又加强，出现再次胃排空。

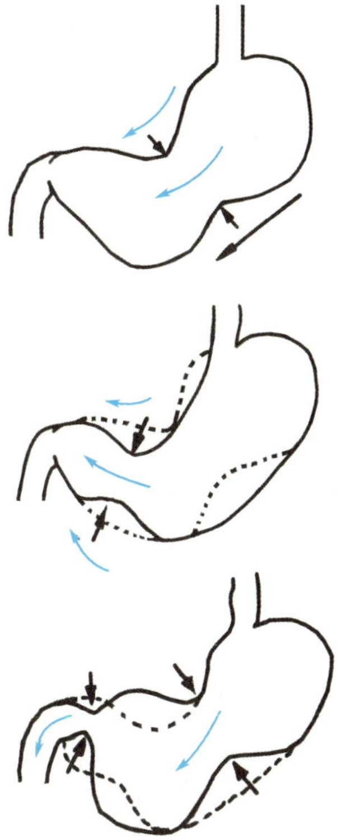

图 6-7　胃蠕动

（三）呕吐

呕吐是将胃及肠内容物从口腔强有力驱出的动作。呕吐时，胃和食管下端舒张，膈肌和腹肌强烈收缩，从而挤压胃内容物通过食管而逆入口腔。同时，十二指肠和空肠上段也有力收缩，使肠内容物流入胃内，故呕吐物中常混有胆汁和小肠液。

呕吐是一种具有保护意义的防御性反射，其中枢在延髓。临床上遇到误服毒物或食物中毒的患者，可借用催吐方法把胃内有害的物质排出，但长期剧烈的呕吐会影响进食和正常的消化活动，且大量的消化液丢失，会造成体内水、电解质和酸碱平衡的紊乱。

链接

催　吐

催吐，指使用各种方法，引导促进呕吐的行为。毒物进入消化道时，可通过催吐、洗胃和导泻等方法使毒物尽快排出消化道。神志清醒，且有知觉的人，使用手指按压舌根，并碰触扁桃体，使机体产生反射性呕吐，用以排除体内有毒的物质，效果往往强于洗胃。

第 4 节　小肠内消化

小肠内消化是整个消化过程中最重要的阶段。食糜在小肠内受到胰液、胆汁和小肠液的化学性消化及小肠运动的机械性消化后，消化过程基本完成。

一 胰液的分泌

胰腺兼有外分泌和内分泌双重功能。胰腺的内分泌功能将在内分泌一章讨论。胰腺的外分泌部分由腺泡及导管所组成，它们所分泌的胰液（pancreatic juice）具有很强的消化能力，是消化液中消化能力最强的消化液。胰液是无色、无味、透明的碱性液体，pH 为 7.8 ～ 8.4，成人每日的分泌量为 1 ～ 2L。其成分除水外，还主要有 HCO_3^-、胰淀粉酶、胰脂肪酶，胰蛋白酶和糜蛋白酶等。

1. 碳酸氢盐　HCO_3^- 是由胰腺的导管上皮细胞分泌的，其主要作用是中和进入小肠的胃酸，保护肠黏膜免受强酸的侵蚀。此外，HCO_3^- 造成的弱碱性环境也为小肠内多种消化酶的活动提供了适宜的 pH 环境。

2. 胰液中的消化酶　该类酶是由胰腺的腺泡细胞分泌的，主要有胰淀粉酶、胰脂肪酶、胰蛋白酶和糜蛋白酶。胰淀粉酶（pancreatic amylase）不需激活就具有活性，其最适 pH 为 6.7 ～ 7.0，可将淀粉分解为麦芽糖。在小肠内，淀粉与胰液接触约 10 分钟就能全部被水解，故胰淀粉酶的水解效率高、速度快。胰脂肪酶（pancreatic lipase）是消化脂肪的主要酶，其最适 pH 为 7.5 ～ 8.5，可将脂肪分解为甘油、脂肪酸和一酰甘油（甘油一酯）。胰蛋白酶（trypsin）和糜蛋白酶（chymotrypsin）是胰液中的蛋白质水解酶，其中胰蛋白酶的含量最多。胰蛋白酶和糜蛋白酶两者均以无活性的酶原形式存在于胰液中。胰蛋白酶原是由肠液中的肠致活酶（enterokinase）激活成有活性的胰蛋白酶。胰蛋白酶本身也可激活胰蛋白酶原，也能激活糜蛋白酶原。胰蛋白酶和糜蛋酶均可分解蛋白质为脲、胨，但当两者共同作用时，则把蛋白质分解为小分子的多肽和氨基酸。

如上所述，胰液中含有 3 种主要营养物质的消化酶，因此胰液是消化食物最全面、消化力最强的一种消化液。当胰液分泌发生障碍时，食物的消化和吸收会明显受到影响。

链接

胰　腺　炎

胰腺炎是胰腺因胰蛋白酶的自身消化作用而引起的疾病。当肝胰壶腹括约肌痉挛或胆管内压力升高，如结石、肿瘤阻塞，胆汁会反流入胰管并进入胰腺组织，可对胰腺产生毒害作用。胆道感染时，细菌可释放出激酶将胰酶激活，能损害和溶解胰腺组织。同时胰液中所含的胰酶原被转化成胰蛋白酶，渗透入胰腺组织引起自身消化，引起胰腺炎。

二 胆汁的分泌与排出

1. 胆汁的性质和成分　肝细胞分泌的肝胆汁，为金黄色的液体，pH 为 7.4，每日分泌量为 0.8 ～ 1L。胆囊储存的胆囊胆汁因浓缩而颜色较深，因碳酸氢盐被胆囊吸收呈弱酸性，pH 为 6.8。在非消化期，胆汁进入胆囊储存；在消化期，肝胆汁、胆囊胆汁共同排入十二指肠。胆汁中不含消化酶，除水和无机盐外，其主要成分有胆盐、胆色素、胆固醇及卵磷脂等。

2. 胆汁的作用　胆汁（bile）对脂肪的消化和吸收具有重要意义。①胆盐是由肝细胞分泌的胆汁酸与甘氨酸或者牛磺酸结合而形成的钠盐或者钾盐，可以乳化脂肪，形成脂肪微滴，增加与脂肪酶的接触面积，加速脂肪分解。②与脂肪分解产物结合成水溶性复合物，促进其吸收。③促进脂溶性维生素 A、维生素 D、维生素 E、维生素 K 的吸收。④胆盐排入小肠后，绝大部分由回肠黏膜吸收入血，经门静脉返回肝脏再形成胆汁，这个过程称为胆盐的肠肝循环，具有利胆作用。胆固醇是肝脂肪代谢产物，当胆汁中胆固醇增多或胆盐减少时，胆固醇易于沉积形成胆结石。而胆色素是血红蛋白的分解产物，为肝的排泄物。当胆汁分泌减少或胆道有阻塞时，可引起脂肪消化吸收不良及脂溶性维生素吸收障碍。

三 小肠液的分泌

小肠液是由十二指肠腺及小肠腺分泌的弱碱性液体，pH 为 7.6，成人每日分泌量为 1 ～ 3L。小肠液含有水、无机盐、黏液及肠致活酶等，主要作用：①稀释小肠内容物，有利于吸收。②保护十二指肠黏膜免受胃酸侵蚀。③肠致活酶可激活胰蛋白酶原，促进蛋白质消化。④为营养物质吸收提供媒介。

四 小肠的运动

小肠肠壁的外层是较薄的纵行肌，内层是较厚的环行肌。小肠的运动是靠其肠壁内、外两层平滑肌的舒缩活动完成的。空腹时，小肠运动很弱，进食后逐渐增强，与胰液、胆汁和小肠液的化学性消化协同活动。

1. 紧张性收缩　小肠平滑肌的紧张性收缩是小肠其他运动形式有效进行的基础，即使在空腹时也存在，在进食后则显著增强。当小肠紧张性收缩增强时，肠内容物的混合与推进加快；紧张性减弱时，肠腔易于扩张，肠内容物的混合和运送减慢。

2. 分节运动　分节运动是一种以小肠壁环形肌舒缩为主的节律性运动，是小肠特有的运动形式。分节运动（segmentation）（图 6-8）在空腹时几乎不存在，进食后逐渐加强。在食糜所在的肠段，肠管中环形肌在许多点同时收缩，把食糜分割成许多节段。随后，原收缩处舒张，而原舒张处收缩，使原来的每个食糜节段分为两半，相邻的两半重新组合成新的节段，如此反复进行。小肠各段分节运动的频率不同，上部频率较高，下部较低。在人的十二指肠约为 12 次 / 分钟，回肠末段约 8 次 / 分钟。分节运动对食物的推进作用很小，但它可使食糜与消化液充分混合，有利于化学性消化；使食糜与肠壁紧密接触，有助于吸收；挤压肠壁有利于血液及淋巴的回流。

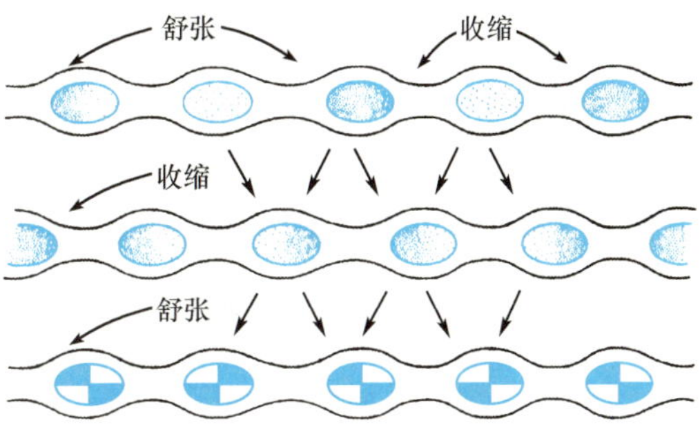

图 6-8　小肠的分节运动

3. 蠕动　蠕动是一种纵行肌和环行肌共同参与的运动，可发生在小肠的任何部位。小肠蠕动速度慢，每个蠕动波仅把食物推进数厘米即消失，但可反复发生。当吞咽食物或食糜进入十二指肠时，可使小肠产生一种速度快、传播距离远的蠕动，称蠕动冲（peristaltic rush），它可把食糜从小肠始段一直推送到末段，有时可至大肠。在十二指肠和回肠末端还可见一种同蠕动方向相反的运动，称为逆蠕动，可使食糜在这两段肠中往返运行，使食糜的消化和消化产物的吸收更为充分。

肠蠕动时，由于肠内容物（如水和气体）被推动而产生的声音，称肠鸣音。肠鸣音强弱可反映小肠的运动状态。它可作为手术后肠运动功能恢复的一个客观标准。腹泻时肠蠕动亢进，肠鸣音增强；肠麻痹时，肠鸣音减弱或消失。

第 5 节　大肠的功能

人类大肠无重要的消化功能，其主要功能是形成、储存和排出粪便。食物残渣在大肠内一般停留 10 小时以上，其中大部分水分、无机盐和维生素被大肠黏膜吸收，其余部分形成粪便，排出体外。粪便除食物残渣外，还包括脱落的肠上皮、粪胆色素、大量的细菌和一些盐类。大肠的运动弱且慢，对刺激的反应也较迟缓，这些特点有利于大肠暂时储存粪便。

一　大肠液的分泌及肠内细菌的作用

大肠液是由大肠腺和杯状细胞分泌的碱性液体，大肠的分泌物富含黏液和碳酸氢盐，pH 为 8.3 ～ 8.4，具有保护肠黏膜、润滑粪便的作用。

大肠内有适宜细菌繁殖的温度和酸碱度，所以大肠内有大量的细菌，主要是大肠杆菌和葡萄球菌等。细菌主要来自食物和空气，占粪便固体总量的 20% ～ 30%。细菌中含有能分解部分食物残渣的酶。细菌分解糖和脂肪的过程称为发酵，其产物有乳酸、乙酸、二氧化碳、脂肪酸、甘油和胆碱等；分解蛋白质的过程称为腐败，其产物有硫化氢、氨、组胺和吲哚等，其中有些成分由肠壁吸收后到肝脏中进行解毒。大肠内的细菌还可利用肠道内的简单物质合成 B 族维生素和维生素 K，吸收后可供机体利用。若长期使用肠道抗生素，可破坏肠道内正常菌群，引起上述维生素的缺乏，应注意补充。

二　大肠的运动和排便反射

（一）大肠的运动

大肠的运动形式与小肠相似，但运动少而慢，对刺激的反应较迟缓，这有利于吸收水分和暂时储存粪便。大肠的运动形式有以下几种。

1. 袋状往返运动　这是大肠的特征性运动形式，是在空腹和安静时最多见的一种非推进性运动形式。这种运动形式是由环行肌的不规则收缩而引起的，使结肠内的压力升高，结肠袋中的内容物向前、后两个方向做短距离位移，对内容物仅起缓慢的搓揉作用，而不能向前推进，这种运动有助于促进水的吸收。

2. 分节推进和多袋推进运动　这是人在餐后或副交感神经兴奋时的运动形式。分节推进是指环形肌有规则的收缩，将一个结肠袋的内容物推移到邻近肠段，收缩结束后，肠内容物不返回原处。如果在一段较长的结肠壁上同时发生多个结肠袋收缩，并使其内容物向下推移，则称为多袋推进运动。

3. 蠕动　与消化道其他部位一样，蠕动波以 1 ～ 2cm/ 分钟的速度将肠内容物向远端推进。大肠还有一种行进速度快、传播距离远的蠕动，称集团蠕动（mass peristalsis）。常发生在进食后，多始于横结肠，可将部分人的肠容物推送至降结肠或乙状结肠。这种蠕动每日发生 3 ～ 4 次，常见于餐后或胃内有大量食物充盈时。这种餐后结肠运动的增强称为胃 - 结肠反射。胃 - 结肠反射敏感的人往往在餐后或餐间产生便意，属于生理现象，多见于儿童。

（二）排便反射

排便（图 6-9）是一种受意识支配的反射活动。平时直肠内没有粪便，当粪便被推入直肠后，肠壁内的牵张感受器兴奋，冲动沿盆神经和腹下神经传至脊髓腰骶段的初级排便中枢，同时上传至大脑皮质，产生便意。如条件允许，中枢的传出冲动经盆神经传出，使降结肠、乙状结肠及直肠收缩，肛门内括约肌舒张，同时阴部神经传出冲动减少，肛门外括约肌舒张，使粪便排出体外。此外，在排便时膈肌和腹肌也收缩，增加腹压，协助排便。如果条件不允许，大脑皮质发出冲动，抑制初级排便中枢的活动，抑制排便。若对排便经常抑制，可使直肠对粪便刺激的敏感性降低，不易产生便意，使粪便在大肠内停留时间过长，水分吸收过多而变干硬，这是产生便秘的原因之一。另外，直肠黏膜由于炎症而敏感性提高，即使肠内只有少量粪便和黏液等，也可引起便意及排便反射，并在便后有排便未尽的感觉，临床上称为“里急后重”，常见于痢疾或肠炎。

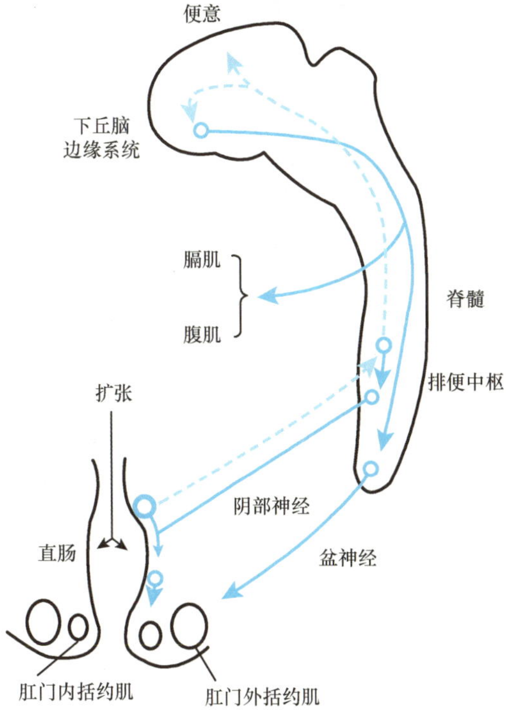

图 6-9 排便反射

第 6 节 吸 收

食物进入消化道后，大分子物质首先经过各级消化道充分的机械性消化和化学性消化，成为可被吸收的小分子营养成分，通过消化道黏膜的上皮细胞进入血液和淋巴液，经血液循环运送至组织细胞，供机体代谢需要。

一 吸收的部位

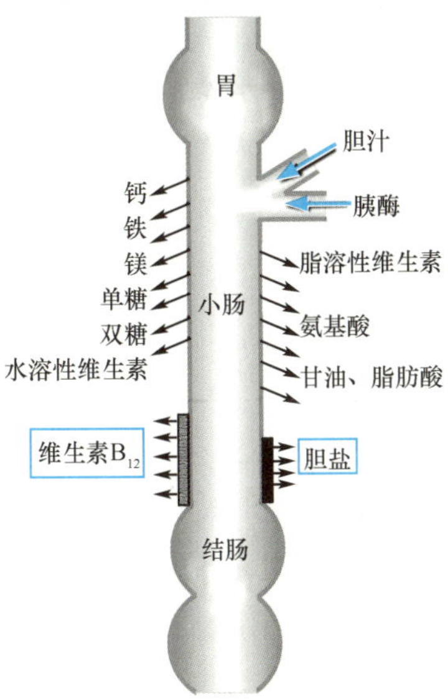

图 6-10 各种物质的吸收部位

消化腺每日分泌消化液 6 ～ 8L，机体每日从外界摄入液体 1.5 ～ 2L，两者之和可达 8 ～ 10L，它们经过消化道后几乎全部被吸收，可见消化道的吸收能力是巨大的。

消化管不同部位的吸收能力相差很大（图 6-10），这主要取决于消化管各部分的结构特点、食物被消化的程度及停留的时间。口腔和食管几乎没有吸收能力，但口腔黏膜可吸收某些药物（如硝酸甘油等）；胃只能吸收乙醇、少量水分和某些药物（如阿司匹林）；大肠主要吸收水分和无机盐。十二指肠和空肠吸收绝大部分糖类、脂肪、蛋白质的消化产物，回肠吸收维生素 B_{12} 和胆盐，因此小肠是吸收的主要部位。

小肠是吸收的主要部位，这是由于：①小肠有巨大的吸收面积。正常成人小肠全长 4 ～ 5m，且小肠黏膜上有许多环状皱襞、绒毛和微绒毛，使小肠黏膜的吸收面积增加约 600 倍，达 200 ～ 250m^2，几乎是一个成人体表面积的 130

倍（图 6-11）。②有良好的吸收途径。小肠绒毛内有中央乳糜管、丰富的毛细血管网和散在的平滑肌，平滑肌的舒缩使绒毛运动，促进血液和淋巴液回流，有利于吸收。③有充分的吸收时间。食物在小肠内停留的时间长达 3～8 小时。④食物在小肠已被消化成可吸收的小分子物质。

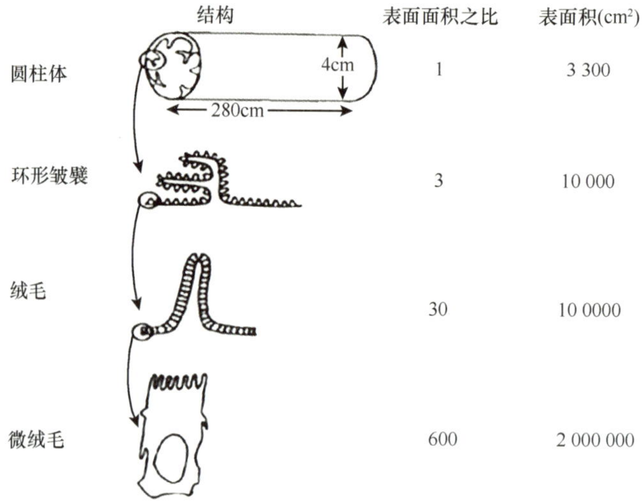

图 6-11　小肠黏膜上的皱褶、绒毛、微绒毛模式图

二 主要营养物质的吸收

吸收主要有两种方式：一种是被动转运，即通过渗透、单纯扩散和易化扩散等方式进入肠壁血管和淋巴管内的吸收方式，如水分子、各种带负电荷离子；另一种是主动转运，即依靠肠黏膜上的转运蛋白质特异性地逆电化学梯度将某些物质由肠腔转运至肠壁内血管和淋巴管的吸收方式，如葡萄糖、氨基酸和各种带正电荷离子。

（一）糖的吸收

食物中的糖类以单糖形式被小肠上皮细胞吸收入血。肠腔内主要的单糖是葡萄糖（约 80%），其余几乎全是果糖和半乳糖。各种单糖的吸收速率有很大差别，其中以半乳糖和葡萄糖的吸收为最快，果糖次之，甘露糖则最慢。单糖是逆浓度梯度进行的主动转运过程，其能量来自钠泵的活动，属于继发性主动转运（图 6-12）。因此，如果 Na^+ 的主动转运受阻，葡萄糖的吸收也会发生障碍。

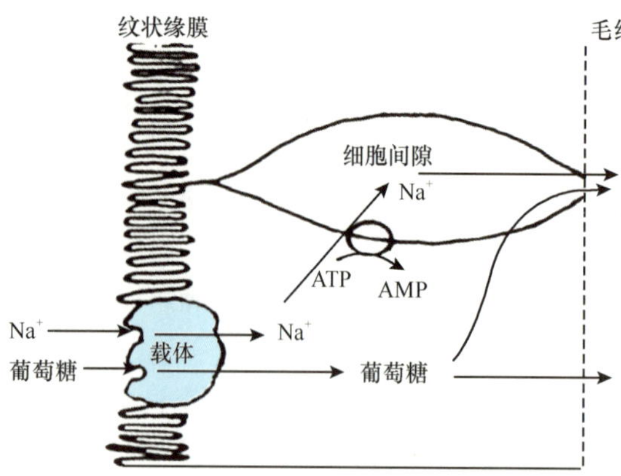

图 6-12　葡萄糖的吸收

（二）蛋白质的吸收

蛋白质吸收方式与单糖相似，蛋白质被分解成氨基酸和 2 ～ 3 个氨基酸的小肽。过去认为，只有游离氨基酸才能被吸收，现在发现 2 ～ 3 个氨基酸的小肽也可以被吸收，通过小肠黏膜细胞主动吸收入血。

新生儿的小肠黏膜上皮细胞可通过入胞和出胞方式吸收多肽和蛋白质，故可吸收母乳中的抗体，这对提高婴儿对病原体的免疫力具有重要意义。在成人，完整蛋白质可否吸收尚有争论。但一般认为，多数人的肠黏膜可吸收微量的未经消化的蛋白质，这些蛋白质被吸收入血后并无营养作用，但可作为抗原刺激机体产生特异性的抗体，如果以后又吸收了同样的蛋白质，就会发生抗原 - 抗体反应而出现过敏症状，如有的人吃了鱼和虾等食物后发生的过敏反应。

（三）脂肪的吸收

在小肠内脂肪（三酰甘油）被分解为甘油、脂肪酸、一酰甘油等。食物中的胆固醇酯在胰胆固醇酯酶的作用下分解成胆固醇、脂肪酸。

脂肪的吸收（图 6-13）包括血液和淋巴两种途径。甘油和分子较小的脂肪酸溶于水，可直接吸收入血。绝大多数的脂肪分解产物（胆固醇、一酰甘油、长链脂肪酸）不溶于水，在胆盐和载脂蛋白的协助下，形成乳糜微粒进入毛细淋巴管，经淋巴循环间接吸收入血。由于人类膳食中长链脂肪酸含量较多，所以脂肪的吸收途径以淋巴为主。

血中的乳糜微粒是一种颗粒最大、密度最低的脂蛋白，是食物脂肪的主要运输形式，随血液流遍全身以满足机体对脂肪和能量的需要，最终被肝脏吸收。食物脂肪的吸收率一般为 80% 以上，最高的（如菜籽油）可达 99%。

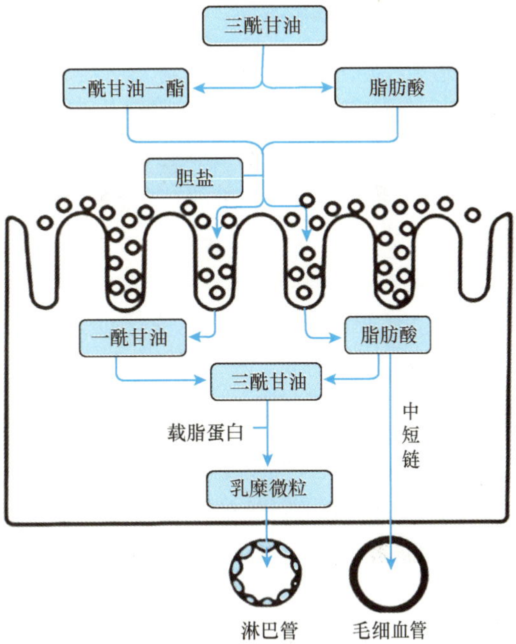

图 6-13 脂肪的吸收

（四）水、无机盐、维生素的吸收

1. 水的吸收　成年人每日摄入 1 ～ 2L 水，每日分泌的消化液为 6 ～ 8L，所以胃肠每日吸收的液体总量多达 8L 左右，而每日随粪便排出的水仅 0.1 ～ 0.2L。绝大部分水是在小肠吸收的，是被动的，各种溶质特别是 NaCl 被吸收后形成的渗透压差是水吸收的主要动力。严重呕吐、腹泻使人体丢失大量水分和电解质，造成电解质紊乱。

2. 无机盐的吸收　单价碱性盐（钠、钾、铵盐等）吸收快，多价碱性盐（钙、镁等）吸收慢，而与钙结合形成沉淀的盐则不能被吸收。

（1）钠的吸收：成年人每日摄入 5 ～ 8g 钠，每日分泌入消化液中的钠为 20 ～ 30g，而每日吸收的钠为 25 ～ 35g，表明肠内容物中 97% ～ 99% 的钠被小肠黏膜吸收回血液。

钠的吸收是主动吸收，肠腔内的钠通过刷状缘上的转运体易化扩散进入细胞内，再经底侧膜上钠泵的活动转运至组织间液而入血。钠在肠上皮细胞顶端膜通过转运体进入细胞时，往往与葡萄糖、氨基酸和 HCO_3^- 同向转运，所以钠的吸收可为葡萄糖、氨基酸、水、HCO_3^- 等的吸收提供动力。

（2）铁的吸收：铁的吸收量较有限，人每日吸收铁约 1mg，仅占每日膳食中含铁量的 5% ～ 10%。铁的吸收与人体对铁的需要量有关。孕妇、儿童及急性失血者对铁的吸收量增加，比正常人高 2 ～ 5 倍。

铁的吸收部位是十二指肠和空肠上段，是一个主动过程。食物中的铁大部分是三价铁，必须还原为二价铁才能吸收。维生素 C 和胃酸可促进铁的吸收。胃酸减少时可发生缺铁性贫血。

进入细胞内的铁，一部分从细胞的底侧膜通过主动转运进入血液，其余部分则同胞内的铁蛋白结合，保留在细胞内或慢慢向血液中释放，由此可防止铁的过量吸收。肠上皮细胞内铁蛋白水平与机体内的铁量相适应。当铁过多时，上皮细胞内的铁蛋白的含量就会增多；如果细胞内铁蛋白大量积聚，可造成组织细胞的损伤。

案例 6-2

患者，男，15 岁，1 个月前无明显原因出现疲乏无力、心慌、面色苍白。就诊于当地医院，化验：血红蛋白（Hb）60g/L，红细胞（RBC）3.0×10^{12}/L，平均红细胞体积（MCV）70fl（正常值 80 ～ 100fl），平均红细胞血红蛋白（MCH）21pg（正常值 26 ～ 34pg），平均红细胞血红蛋白浓度（MCHC）290g/L（正常值 320 ～ 360g/L），白细胞（WBC）6.5×10^{9}/L，诊断为缺铁性贫血。

问题：导致缺铁的原因主要是什么？

分析：导致缺铁的原因主要是铁的吸收、利用率较低所致。食物中的铁有两种形式：血红素铁和非血红素铁，前者可直接被肠黏膜吸收；而后者需还原成 Fe^{2+} 才能被吸收，食物中的草酸盐、膳食纤维等可干扰其吸收。

（3）钙的吸收：钙的主要吸收部位是小肠，其中以十二指肠的吸收能力为最强。钙的吸收是主动转运过程，钙由刷状缘膜上的钙通道进入细胞，再经底侧膜上的钙泵转运入血，小部分钙在基底膜通过 Ca^{2+}-Na^{+} 交换进入血液。

正常成人每天吸收的钙约 100mg，仅为食物中的小部分，大部分的钙随粪便排出。维生素 D 和机体对钙的需要是影响钙吸收的主要因素。维生素 D 促进小肠对钙的吸收。儿童和哺乳期的妇女因需要量增多，每天吸收的钙较常人为多。此外，钙盐只有在溶解状态（如氯化钙和葡萄糖酸钙）才能被吸收。肠内的 pH 约为 3 时，钙呈离子化状态，吸收最好。脂肪酸可与钙结合形成钙皂，后者可和胆汁酸结合形成水溶性复合物而被吸收，故脂肪食物对钙的吸收有促进作用。而在肠内容物中磷酸盐过多时，因其同钙形成不溶解的磷酸钙，则使钙不能吸收。

3. 维生素的吸收　维生素分水溶性和脂溶性两类。水溶性维生素（如维生素 B_1、维生素 B_2、维生素 B_6、维生素 PP）以扩散的方式在小肠上段被吸收入血液，而维生素 B_{12} 则是在回肠被吸收。维生素 B_{12} 须先与内因子结合成复合物后，再到回肠被主动吸收。脂溶性维生素 A、维生素 D、维生素 E、维生素 K 的吸收与脂肪的吸收相似，它们溶于脂肪并与胆盐结合成水溶性的复合物，通过小肠黏膜表面的水化层，然后与胆盐分离，经细胞膜进入淋巴液或血液。

链接

膳食纤维

膳食纤维为哺乳动物消化系统内未被消化的植物细胞的残存物，包括纤维素、半纤维素、果胶、树胶、抗性淀粉和木质素等。膳食纤维有很强的吸水能力或与水结合的能力，从而限制了水的吸收，并使肠内容物体积增大，加快其运转速度，减少有害物质与肠壁接触的时间；膳食纤维能刺激肠的运动，缩短粪便在肠内停留的时间，有利于排便；膳食纤维还能降低食物中热量的比例，减少含能食物的摄取，从而有助于纠正不正常的肥胖。

事实证明，适当增加膳食纤维（成人以每日摄入30g左右为宜），有增进健康，防止习惯性便秘，预防食道裂孔疝、痔疮、结肠癌的作用。

目标检测

一、选择题

A_1 型题

1. 消化道平滑肌慢波起源于（　　）
   A. 壁内神经丛　　B. 环行肌
   C. 纵行肌　　D. 环行肌和纵行肌
   E. 黏膜
2. 消化道内最重要的消化液为（　　）
   A. 唾液　　B. 胃液　　C. 胰液
   D. 胆汁　　E. 小肠液
3. 唾液中的唯一的消化酶是（　　）
   A. 溶菌酶　　B. 唾液淀粉酶
   C. 黏液　　D. 蛋白酶
   E. 脂肪酶
4. 胃液和血浆中 H^+ 浓度相差为（　　）
   A. 3万～4万倍　　B. 300万～400万倍
   C. 3000～4000倍　　D. 30万～40万倍
   E. 30～40倍
5. 胃液的作用是（　　）
   A. 保护肠黏膜免受盐酸的侵蚀
   B. 迅速激活胰蛋白酶原
   C. 水解胆固醇
   D. 促进脂溶性维生素的吸收
   E. 有助于小肠内铁和钙的吸收
6. 胃液分泌头期的特点是（　　）
   A. 分泌量多，酸度高，含酶丰富
   B. 分泌量少，酸度高，含酶丰富
   C. 分泌量多，酸度低，含酶丰富
   D. 分泌量多，酸度高，含酶量少
   E. 分泌量少，酸度低，含酶丰富
7. 引起胃液分泌的强刺激物是（　　）
   A. 组胺　　B. 促胰液素
   C. 胃动素　　D. 胆囊收缩素
   E. 胆汁
8. 引起消化力最强的胃液分泌是（　　）
   A. 头期
   B. 胃期
   C. 肠期
   D. 蛋白分解产物刺激胃黏膜
   E. 胃扩张刺激胃黏膜
9. 引起促胃液素释放的主要化学刺激是（　　）
   A. 糖
   B. 脂肪分解产物
   C. 蛋白质分解产物
   D. 混合食糜
   E. 无机盐
10. 促胃液素由以下哪一种细胞分泌（　　）
    A. D细胞　　B. G细胞
    C. K细胞　　D. I细胞
    E. M细胞
11. 关于内因子的描述正确的是（　　）
    A. 与小肠吸收维生素 B_{12} 有关

B. 促进小肠黏膜吸收维生素 D
C. 与维生素 B_1 吸收有关
D. 与巨幼红细胞性贫血有关
E. 与缺铁性贫血有关

12. 胃液可以使（　　）
A. 蛋白质分解
B. 蛋白质完全分解成氨基酸
C. 脂肪分解成脂肪酸
D. 分解碳水化合物
E. 淀粉分解成麦芽糖

13. 关于胃黏膜自身保护作用的描述，正确的是（　　）
A. 覆盖于胃黏膜表面的黏液、碳酸氢盐屏障，防止 H^+ 和胃蛋白酶对胃黏膜的侵蚀
B. 胃黏膜上皮细胞顶部的细胞膜与相邻细胞间的紧密连接，有防止 H^+ 透过的作用
C. 胃黏膜血流十分丰富，为胃黏膜细胞提供了丰富的代谢原料
D. 胃黏膜局部还存在着自身保护性物质
E. 以上均是

14. 影响胃排空的主要因素是（　　）
A. 胃运动　　B. 胃容受性舒张
C. 小肠运动　　D. 肠－胃反射
E. 幽门括约肌舒张

15. 胃的排空（　　）
A. 动力是胃和十二指肠之间的压力差
B. 通常排空最快的食物是脂肪
C. 副交感神经兴奋延缓排空
D. 固体食物比流质食快
E. 一般混合食物需 6～8 小时

16. 下列食物排空速度顺序正确的是（　　）
A. 脂肪、糖、蛋白质
B. 糖、蛋白质、脂肪
C. 蛋白质、糖、脂肪
D. 蛋白质、脂肪、糖
E. 以上均是

17. 呕吐中枢主要位于（　　）
A. 大脑皮质　　B. 延髓
C. 丘脑　　D. 小脑
E. 脊髓

18. 关于胆囊收缩素的作用错误的是（　　）
A. 促进胆囊收缩　　B. 促进胰酶分泌
C. 促进胆汁分泌　　D. 抑制胃液分泌
E. 促进小肠液分泌

19 引起促胰液素释放的最强刺激物是（　　）
A. 盐酸　　B. HCO_3^-
C. 糖　　D. 无机盐
E. 黏液

20. 胆囊收缩素引起胰液分泌的特点是（　　）
A. 酶多，HCO_3^- 和水轻微增加
B. 酶少，HCO_3^- 和水明显增加
C. 酶多，HCO_3^- 和水明显增加
D. 酶少，HCO_3^- 和水明显减少
E. 酶多，HCO_3^- 增多，水减少

21. 促胰液素的主要作用是（　　）
A. 抑制胆囊收缩　　B. 促进胰酶分泌
C. 增强小肠运动　　D. 促进胃蛋白酶分泌
E. 促进胰液中 HCO_3^- 和水分泌

22. 胆汁促进脂肪消化和吸收主要与哪个成分有关（　　）
A. 脂肪酸　　B. 胆盐
C. 胆固醇　　D. 磷脂
E. HCO_3^- 和水

23. 胆盐的肠肝循环可以促进（　　）
A. 肠运动　　B. 肝细胞分泌胆汁
C. 胃运动　　D. 胆囊收缩
E. 以上均是

24. 维生素 B_{12} 的吸收部位在（　　）
A. 胃　　B. 十二指肠上部
C. 空肠上部　　D. 结肠
E. 回肠

25. 关于铁吸收的描述错误的是（　　）
A. 主要在十二指肠和空肠吸收
B. 食物中的铁绝大部分是三价的高铁形式，不易被吸收
C. 急性失血患者、孕妇、儿童对铁的需要量增加，铁的吸收也增加
D. 维生素 C 能将高价铁还原为亚铁而促

进铁的吸收

E. 铁在碱性环境中易溶解而便于被吸收

26. 关于蛋白质的吸收正确的是（　　）

A. 主要在十二指肠和空肠吸收

B. 小肠吸收氨基酸的过程也是继发性主动转运过程

C. 刷状缘上存在着三类转运氨基酸的转运体

D. 少量的食物蛋白质可完整地进入血液

E. 以上均是

27. 关于钙吸收的描述错误的是（　　）

A. 钙的吸收部位在小肠上段，特别是十二指肠吸收钙的能力最强

B. 脂肪食物对钙的吸收有促进作用

C. 维生素 D 有促进小肠吸收钙的作用

D. 肠内容物的酸碱度对钙的吸收没有影响

E. 钙的吸收是主动转运过程

28. 关于葡萄糖吸收的描述错误的是（　　）

A. 小肠黏膜仅能吸收单糖，吸收的途径是血液

B. 有些成年人因小肠中乳糖酶的活性显著降低，所以饮牛奶后，会产生腹胀和腹泻

C. 小肠上皮刷状缘上存在有转运葡萄糖的转运体

D. 葡萄糖的吸收有赖于 Na^+ 的主动转运

E. 小肠黏膜上皮细胞的侧膜上存在葡萄糖转运体

29. 关于脂肪吸收的描述正确的是（　　）

A. 脂肪酸、一酰甘油、甘油及胆固醇均可被小肠黏膜上皮细胞吸收

B. 进入细胞内的脂肪酸、一酰甘油等随后的去路取决于脂肪酸分子的大小

C. 脂肪的吸收途径主要以淋巴为主

D. 脂肪吸收有血液和淋巴两种途径

E. 以上均是

30. 关于小肠液的描述错误的是（　　）

A. 小肠内有两种腺体，即十二指肠腺和肠腺

B. 十二指肠腺分布于十二指肠黏膜下层中，分泌酸性液体

C. 小肠液中含有由肠上皮细胞分泌的免疫球蛋白

D. 小肠液稀释消化产物，使其渗透压降低，有利于吸收

E. 小肠液中的肠致活酶可激活胰蛋白酶原

二、简答题

1. 消化道平滑肌有哪些生理特性？
2. 简述消化期胃液分泌的调节机制。
3. 试述胰液成分。
4. 描述胃排空。
5. 何谓胃肠激素？其共同的生理作用有哪些？

（刘亚敏）

第7章 能量代谢和体温

机体消化吸收的营养物质随血液流动，分布于全身的组织细胞，通过氧化分解，为组织细胞的活动提供能量，并以热能的形式参与维持体温。

第1节 能量代谢

机体通过新陈代谢，一方面从外界摄取糖、脂肪、蛋白质等营养物质，经合成代谢生成机体所需的新物质，这一过程消耗能量；另一方面又通过分解代谢将三大营养物质中蕴藏的化学能释放出来，并转变成机体能量直接利用的能量。因此，物质的代谢必然伴随着能量的代谢。

通常把机体物质代谢过程中伴随的能量释放、转移、储存和利用称为能量代谢。

一 机体能量的来源和去路

（一）机体能量的来源

机体一切生命活动所需的能量来源于三大营养物质的氧化分解。在不同情况下，三大营养物质提供的能量是不一样的。

糖是机体最重要的供能物质，人体生命活动所需能量的60%～70%由糖氧化分解提供。葡萄糖是自然界中分布最广泛的单糖，是活细胞的能量来源和新陈代谢的中间产物。葡萄糖进入血液后，可直接被机体氧化分解，或以糖原形式储存于肝脏和肌肉组织中。葡萄糖氧化分解的程度因机体氧气供应的状况而不同。当机体供氧充足时，葡萄糖可被完全氧化分解为CO_2和H_2O，并释放出大量的能量，以保证机体各种生命活动的需要。实验数据表明，1mol葡萄糖完全氧化释放的能量可合成38mol ATP，储能约1159kJ/mol。当供氧不足时，葡萄糖通过无氧酵解途径仅分解到乳酸阶段，释放较少的能量，1mol葡萄糖经无氧酵解释放的能量仅合成2mol ATP，储能约61kJ/mol，仅为前者的5.3%。

脂肪也称三酰甘油或甘油三酯，是机体内重要的储能和供能物质。1g脂肪在体内彻底氧化分解可释放38.94kJ能量，比1g糖或1g蛋白质氧化分解所释放能量多1倍。因此脂肪是便于储存的供能物质。正常情况下人体每日所需能量的20%～30%由脂肪氧化供给；空腹时，所需能量的50%以上由脂肪氧化供给；禁食1～3天时机体所需能量的85%来自脂肪，所以脂肪是空腹或饥饿时机体所需能量的主要来源。

蛋白质的基本结构单位是氨基酸。体内可利用的氨基酸来自于食物蛋白质的消化吸收，也可来自于机体新陈代谢过程中组织蛋白质的分解。在生理状态下，氨基酸不是体内的供能物质，而是构成机体组成成分或合成生物活性物质的重要原料。当体内的糖类、脂肪供能不足，机体才通过蛋白质的氧化分解供给能量，1g 蛋白质在体内氧化分解释放 17kJ 的能量。

正常情况下，体内能量物质的摄入和消耗呈动态平衡。三种能量物质可以相互转化，彼此补充，构成统一的整体。一般而言，人体主要的供能物质是糖和脂肪，当机体处于饥饿状态时，糖的储存和可利用量减少，储备的脂肪和蛋白质将成为机体长期消耗的供能物质。

（二）机体能量物质的转化、储存和利用

三大营养物质通过生物氧化释放能量，所释放的能量大约 40% 以化学能形式储存于三磷酸腺苷（ATP）及其他高能化合物中，其中 ATP 是各种生命活动所需能源的直接供体，生理状态下，1mol ATP 的高能磷酸键水解可释放 30.54kJ 的能量。机体可直接利用 ATP 释放的能量去完成各种生理功能，例如，肌肉收缩，合成各种细胞成分及生物活性物质，物质的主动跨膜转运，腺细胞的分泌，生物电的产生及传导。机体活动过程中所消耗的这部分化学能，除骨骼肌运动对外做功外，其余的能量最终都将转变为热能而散发到外界环境中。

ATP 在能量的转化、储存、利用等方面处于中心地位。体内能量代谢的重要反应是 ATP/ADP 转换，即 ADP 磷酸化生成 ATP，同时储存能量，ATP 水解生成 ADP，同时伴随能量的释放供生命活动所需。当体内能量过剩时，ATP 还可将高能磷酸键转移给肌酸，生成磷酸肌酸（CP），它可作为肌肉和脑组织中能量的一种储存形式。当机体消耗 ATP 过多导致 ADP 含量增多时，磷酸肌酸再将高能磷酸键转移给 ADP，生成 ATP，从而使 ATP 的含量满足机体生理活动的需求。机体能量的生成、转化、储存和利用之间的关系见图 7-1。

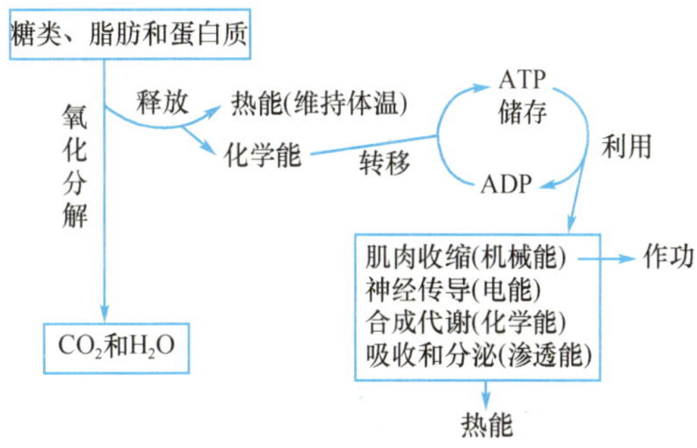

图 7-1　能量生成、转化、储存和利用

链接

能量平衡与肥胖

能量平衡指机体摄入的能量与消耗的能量大致相等。人体每日摄入的能量主要用于补充基础代谢、食物的特殊动力效应、机体运动以及完成各种生理活动等的能量消耗。当摄入的能量和消耗的能量之间呈动态平衡时，则体重可在一定范围内保持不变；当摄入的能量低于消耗的能量时，体重会因储能物质的消耗而减轻；当摄入的能量超过消耗的能量时，过剩的能量则转化为脂肪储存于体内，导致体重增加，也就是肥胖。

肥胖不仅影响形体美，而且给生活带来不便，更严重的是容易引起多种并发症，加速衰老和死亡。国际上常用体重指数 BMI 作为衡量人体胖瘦程度以及是否健康的一个标准。BMI= 体重（kg）/[身高（m）]^2。中国参考标准 BMI 正常范围是 18.5 ～ 23.9，当低于 18.5 即是体重过低，而高于 24 则为超重，发生相关疾病的危险性增加，当 BMI 大于 28 即认定为肥胖，发生相关疾病的危险性进一步增加。

因此，可以通过计算 BMI 值了解自身健康状况，并根据结果调整营养物质的摄入，使得能量供给与消耗保持动态平衡，从而维持正常的体重范围。

二 能量代谢的测定

（一）能量代谢测定的原理

机体利用 ATP 提供的能量进行各自生命活动时，除骨骼肌运动完成一定量的机械功外，其余的能量最终都将转变为热能散发。根据热力学第一定律（能量守恒定律）可知，能量既不会凭空产生，也不会凭空消失，它只会从一种形式转化为另一种形式，或者从一个物体转移到另一个物体，而能量的总量保持不变。因此，测定机体在一定时间内所消耗的食物种类和量，或者测定机体一定时间内所产生的热量与所做的外功，就可测算出整个机体的能量代谢率，即单位时间内所消耗的能量。

（二）能量代谢测定中的相关概念

1. 食物的热价　每克食物完全氧化时所释放的热量为该种食物的热价。糖类和脂肪在体外燃烧与在体内氧化所产生的热量相等，即糖平均产热 17.15kJ/g，脂肪平均产热 39.75kJ/g。蛋白质在体外燃烧时产热为 23.43kJ/g，但在体内只产热 17.99kJ/g，这是由于蛋白质在体内不能完全氧化分解，有一部分能量以尿素、肌酐等形式排出。在生理学上，糖、脂肪和蛋白质的热价分别为 4.1kcal/g、9.3kcal/g、4.1kcal/g（1cal=4.184 0J），见表 7-1。

表 7-1　三种营养物质的热价、氧热价和呼吸商

营养物质	热价（体内）（kJ/g）	热价（体外）（kJ/g）	氧热价（kJ/L）	O_2 耗量（L/g）	CO_2 产生量（L/g）	呼吸商
糖	17.15	17.15	20.66	0.83	0.83	1.00
脂肪	39.75	39.75	19.58	2.03	1.43	0.71
蛋白质	17.99	23.43	18.93	0.95	0.76	0.80

2. 食物的氧热价　指该物质氧化时，消耗 1L 氧所产生的能量。实验证实，糖、脂肪和蛋白质三种能量物质在体内氧化时，消耗等量的氧产生的热量是不同的（表 7-1）。糖氧化时消耗 1L 氧其氧热价为 5kcal；消耗 1L 氧分解脂肪的氧热价为 4.5kcal。氧热价对机体的能量代谢测定具有重要意义，通过测定机体在一定时间内氧的消耗量，再根据氧热价即可推算出机体在一定时间内消耗的能量，即能量代谢率。

3. 呼吸商　呼吸商（respiratory quotient，RQ），又称气体交换率，指生物体在同一时间内，释放 CO_2 与消耗 O_2 的体积之比或摩尔数之比，即指呼吸作用所释放的 CO_2 和消耗的 O_2 的分子数之比。能量物质在细胞内氧化供能属于细胞呼吸过程，因此可根据一定时间内各种供能物质氧化时产生的 CO_2 量与消耗的 O_2 量计算出各自的呼吸商。

在单位时间内氧化不同的能量物质，由于其化学组成不一样，其 CO_2 的产生量和 O_2 消耗量必然存在差别，在理论上任何一种能量物质的呼吸商都可以根据其氧化成终产物（CO_2 和 H_2O）的化学反应式计算出来。根据葡萄糖的氧化反应式（$C_6H_{12}O_6+6O_2=6CO_2+6H_2O+\triangle H$），葡萄糖氧化时消耗的 O_2 和产生 CO_2 的量相等，所以糖的呼吸商等于 1.00。脂肪氧化时消耗的 O_2 量要多于 CO_2 的产生量，所以脂肪的呼吸商小于 1.00。而蛋白质在体内不能完全氧化，其呼吸商只能通过间接方法计算获得（表 7-1）。

呼吸商能较准确地反映出体内糖、脂肪和蛋白质三种物质氧化分解的比例，从而推测机体在一定时间内主要以何种营养物质供能。若呼吸商接近 1.00，说明糖是主要的功能物质。糖尿病患者因糖的利用障碍，机体主要依靠脂肪供能，所以其呼吸商接近于 0.70；长期饥饿时，

能量主要来自体内蛋白质的分解，其呼吸商接近于 0.80。正常人摄取混合食物时，呼吸商一般在 0.85 左右。但实际上，根据 CO_2 的产生量和 O_2 的消耗量计算出的呼吸商并不一定与理论计算值精确吻合。另外，其他的代谢反应也能影响呼吸商，例如，肌肉剧烈运动时，由于 O_2 供不应求，糖酵解增强，产生大量乳酸进入血液，乳酸和体内碳酸盐作用产生大量 CO_2，从而使呼吸商增大。在肺过度通气或酸中毒等情况下，体内的 CO_2 大量排出，可使呼吸商大于 1.00；肺通气不足或碱中毒等情况下，呼吸商则变小。

4. 非蛋白呼吸商　通常情况下体内的能量主要来自糖和脂肪的氧化分解，而蛋白质的分解供能可忽略不计。只由糖和脂肪按不同比例氧化供能时，CO_2 产生量与 O_2 耗量的比值称为非蛋白呼吸商。由非蛋白呼吸商可估算出非蛋白代谢中糖和脂肪氧化的相对数量（表 7-2）。通过查表计算出糖和脂肪两者氧化的各自百分比以及氧热价。当非蛋白呼吸商为 0.85 时，糖约占供能物质的 51%，脂肪约占 49%，此时的氧热价为 20.34kJ。

表 7-2　非蛋白呼吸商和氧热价

非蛋白呼吸商	氧化的百分比		氧热价（kJ/L）	非蛋白呼吸商	氧化的百分比		氧热价（kJ/L）
	糖（%）	脂肪（%）			糖（%）	脂肪（%）	
0.71	1.10	98.9	19.62	0.86	54.1	45.9	20.40
0.72	4.75	95.2	19.67	0.88	60.8	39.2	20.50
0.74	12.0	88.0	19.78	0.90	67.5	32.5	20.60
0.76	19.2	80.8	19.88	0.92	74.1	25.9	20.70
0.78	26.3	73.7	19.98	0.94	80.7	19.3	20.82
0.80	33.4	66.6	20.09	0.96	87.2	12.8	20.91
0.82	40.3	59.7	20.19	0.98	93.6	6.4	21.01
0.84	47.2	52.8	20.09	1.00	100.0	0.0	21.12
0.85	50.7	49.3	20.34				

（三）能量代谢测定的方法

如果避免机体做外功，则测定整个机体在单位时间内散发的总热量，即为能量代谢率。测热通常有直接测热和间接测热两种方法。直接测热法是将受试者置于一特殊测热装置环境中，直接测定受试者在一定时间内所散发的总热量。直接测热法的原理简单但设备复杂，操作烦琐，因而能量代谢的测定一般采用间接测热法，在临床工作中，通常根据间接测热法的原理而采用简化测定法。

1. 间接测热法　该方法基本原理是化学反应中的定比定律，即反应物的量与产物量之间成一定比例关系。测出一定时间内整个机体分别氧化的糖、脂肪和蛋白质的量，然后再根据食物的热价计算出该段时间内整个机体所释放出的热量。同一种化学反应，不论经过什么样的中间步骤，也不管反应条件差异多大，这种定比关系保持不变，人体内能量物质的氧化供能反应也是如此。

（1）间接测热法计算步骤：实验测得的机体 24 小时内的耗氧量和 CO_2 产量及尿氮量，根据表 7-1 和表 7-2 中相应的一些数据计算。首先，由尿氮量算出被分解的蛋白质量，每排出 1g 氮相当于机体氧化分解了 6.25g 蛋白质；由被氧化的蛋白质量见表 7-1 中算出其产热量、耗氧量和 CO_2 产量；然后从总耗氧量和总 CO_2 产量中减去蛋白质耗氧量和 CO_2 产量，计算出非蛋白呼吸商，再根据表 7-2 对应非蛋白呼吸商的氧热价，计算出非蛋白代谢的产热量；最后，24 小时产热量为蛋白质代谢产热量与非蛋白代谢产热量之和。

（2）简化测定法：临床多采用简化方法测定能量代谢，即用气体分析法测出机体在一定时间内的耗氧量与 CO_2 产生量，并计算出混合呼吸商，一般认为混合呼吸商接近非蛋白呼吸商，由表 7-2 查出该呼吸商的氧热价，便可计算出该段时间内机体的总产热量。

另一种更为简便的方法是用肺量计测出受试者一定时间内（通常是 6 分钟）的耗氧量。受试者一般摄入混合食物，通常将非蛋白呼吸商定为 0.82，其氧热价为 20.19kJ/L，根据耗氧量便可计算出总产热量。实验证明，简化测定法的数值与完整的间接法计算的数值接近，所以简化测定法应用更广泛。

2. 耗氧量与 CO_2 产生量的测定

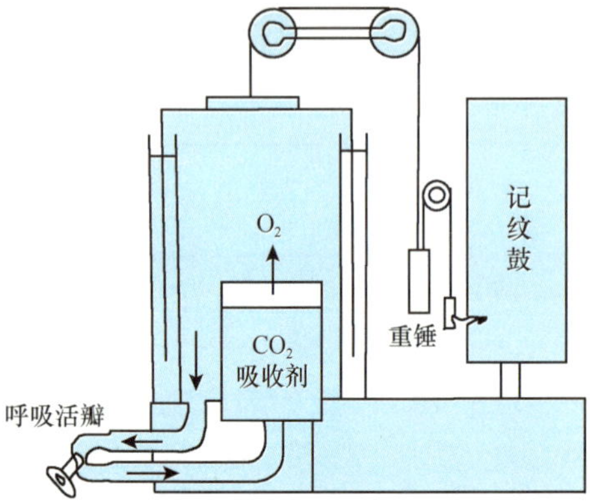

图 7-2 能量代谢率测定仪

（1）闭合式测定法：临床上通常使用代谢率测定器（图 7-2）来测量受试者一定时间内的耗氧量和 CO_2 产生量。该装置的气体容器中充满 O_2，受试者通过呼吸口瓣吸入 O_2，此时气体容器的上盖随吸气而下降，并由连于上盖的描笔记录在记录纸上，受试者的呼出气则通过吸收容器（呼出气中的 CO_2 和水完全被吸收剂吸收）进入气体容器中，于是气体容器的上盖又升高，描笔也随之上升。由于受试者吸气时摄取了一定量的 O_2，而呼出气中的 CO_2 又被吸收，如此反复，使气体容器中的气量逐渐减少，描笔记录的曲线逐渐下降。在一定时间内曲线下降的总高度，就是该段时间内的耗氧量。再根据实验前后 CO_2 吸收剂的重量差，便可计算出该段时间内 CO_2 的产生量。

（2）气体分析法：气体分析的方法很多，简便而广泛应用的方法是机体在呼吸空气的条件下，采集受试者一定时间内的呼出气，通过气量计测出呼出的气体量，并用气体分析仪测出呼出气中的 O_2 和 CO_2 的容积百分比。根据吸入气（空气）和呼出气中 O_2 与 CO_2 容积百分比的差值，便可算出该时间内的耗氧量和 CO_2 排出量。

三 影响能量代谢的因素

肌肉运动、精神活动、食物的特殊动力效应及环境温度等可对能量代谢产生重要的影响。

（一）肌肉运动

肌肉运动对能量代谢的影响最为显著。机体任何轻微的活动都可提高能量代谢率，在剧烈运动或劳动时机体的产热量可比安静时增加几倍至数十倍。为肌肉活动提供能量的物质主要是葡萄糖和游离脂肪酸，它们氧化燃烧需要的氧更多，因此能量代谢率大大提高。机体的耗氧量与肌肉活动的强度呈正相关，耗氧量最多可达安静时的 10 ～ 20 倍，见图 7-3。

（二）精神活动

脑组织的代谢水平很高，耗氧量多。安静状态下，100g 脑组织的耗氧量相当于等量肌肉组织安静时耗氧量的 20 倍。但在睡眠时和在精神活动活跃时，脑组织的能量代谢率却几乎没有差异。人在平静思考问题时，能量代谢率增高也不大，产热量增加一般不超过 4%。可见在精神活动时，中枢神经系统本身的能量代谢率增加并不明显。但在烦恼、恐惧或情绪激动等精神紧张状态时，能量代谢率明显增高，产热量可显著增加，这与此时出现了无意识的肌紧张增强以及促进代谢（如甲状腺激素、肾上腺素和生长素等）的激素释放增多有关。

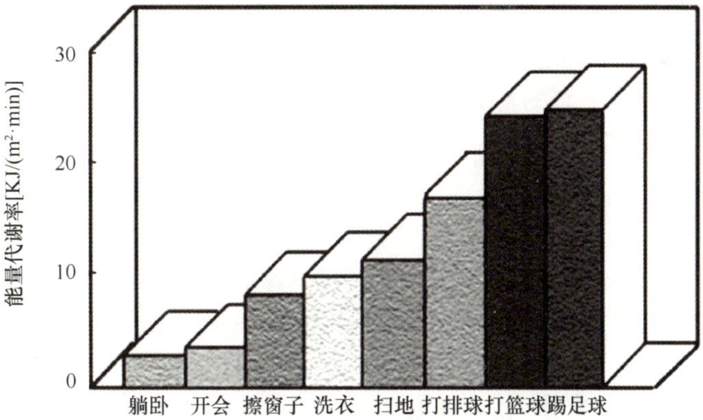

图 7-3　不同活动状态的能量代谢率

（三）食物的特殊动力效应

人在进食后的一段时间内，即从进食后 1 小时左右开始，延续 7 ～ 8 小时，虽然同样处于安静状态，但所产生的热量却比未进食前增加。进食能使机体产生额外能量消耗的现象称为食物的特殊动力效应。这种效应与进食的总热量无关，而与食物的种类有关。进食糖与脂肪对代谢的影响较小，是基础代谢的 4% ～ 6%；但进食蛋白质对代谢的影响则较大，可达基础代谢的 30%，持续时间也较长；混合食物可使产热量增加 10% 左右。因此，在配餐计算能量供给时，应补足这份额外消耗的能量。食物特殊动力效应的机制还不十分清楚，可能与肝脏进行蛋白质分解的脱氨基反应或合成糖原等过程有关。

（四）环境温度

当环境温度为 20 ～ 30℃时，人体保持安静状态的能量代谢最为稳定。实验证明，当环境温度低于 20℃时，代谢率开始增加，低于 10℃时，代谢率则显著增加。环境温度降低引起的代谢率增加主要跟寒冷刺激反射性地引起寒战、肌紧张增强有关。当环境温度大于 30℃时，代谢率会随温度的升高而增加。这是由于机体酶促反应加速，发汗增加及循环、呼吸功能增强等的缘故。

（五）其他因素

年龄、性别和某些药物也能影响能量代谢水平。儿童能量代谢率较高，老年人相对较低；同年龄组男性能量代谢率高于女性，平均高 10% ～ 15%；茶碱和咖啡因等药物也可提高能量代谢率。

四 基础代谢

（一）基本概念

基础代谢（basal metabolism，BM）是指人体维持生命的所有器官所需要的最低能量需要。基础状态是指人处于清醒、静卧和空腹（禁食 12 小时以上），环境温度保持在 20 ～ 25℃的状态。在这种状态下，人体各种生理活动都比较稳定，能量的消耗只用于维持血液循环、呼吸等基本的生命活动，能量代谢也比较稳定。基础代谢率（BMR）是指人体在清醒而又极端安静的状态下，不受肌肉活动、环境温度、食物及精神紧张等影响时的能量代谢率，即单位时间内的基础代谢。

（二）基础代谢率的测定

测定基础代谢率要在基础状态下，即在清晨醒来、禁食12小时以上、静卧，且保证环境温度为20～25℃时进行。测出的基础代谢率比一般安静时的代谢率要低些，人在熟睡时的代谢率会更低，但做梦时能量代谢率可增高。

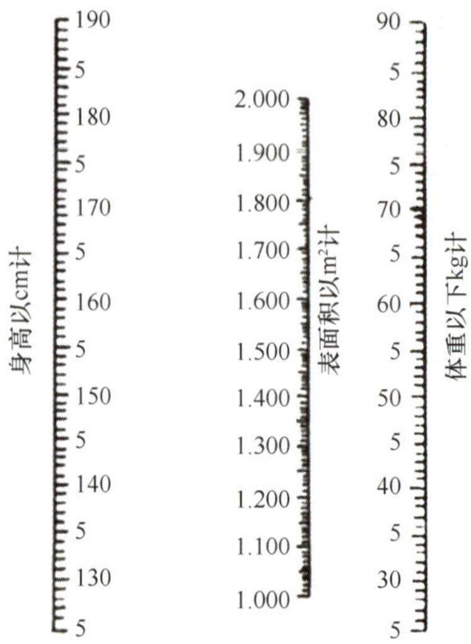

图7-4 人体表面积测算图

研究发现，机体的某些生理指标如肺活量、心输出量、主动脉和气管的横截面积以及肾小球滤过率等与体表面积成正比，而与体重没有线性关系，基础代谢率也是如此。因此，用体表面积来衡量不同个体的代谢率是最适宜的。基础代谢率是以单位时间内每平方米表面积的产热量为单位，通常用kJ/（m^2·h）来表示。我国中等身材成人体表面积为1.6～1.7m^2，受试者的体表面积可根据Stevenson公式来计算：体表面积（m^2）=0.006 1×身高（cm）+ 0.012 8×体重（kg）−0.152 9。

此外，体表面积还可根据人体表面积测算图直接测出。可将受试者的身高和体重在相应两线上的两点连一直线，此直线与中间的体表面积线的交点就是该人的体表面积(图7-4)。

临床上常采用简化测定法测定基础代谢率。受试者一般吃混合食物，通常将基础状态下的非蛋白呼吸商定为0.82，其对应的氧热价为20.19kJ/L，只需测出受试者一定时间内（6分钟）的耗氧量和体表面积，便可计算出基础代谢率，即BMR[kJ/（m^2×h）]=[20.19（kJ/L）×耗氧量（L/h）]/体表面积（m^2）。

（三）基础代谢率的正常值及临床意义

基础代谢率随性别、年龄等不同而有生理变动。当其他情况相同时，男子的基础代谢率平均比女子高；儿童比成人高，以后随年龄的增长，代谢率有所降低。正常人的基础代谢率是相当稳定的，因为在同一个体，只要测定时的条件完全符合基础状态的要求，则在不同时日中重复测定基础代谢率的结果基本相同。我国正常男、女各年龄组基础代谢率的平均值如表7-3所示。

表7-3 中国正常人BMR的平均值[kJ/（m^2·h）]

性别	年龄（岁）						
	11～15	16～17	18～19	20～30	31～40	41～50	≥51
男	195.5	193.4	166.2	157.8	158.7	154.1	149.1
女	193.4	181.7	154.1	146.5	146.9	142.4	138.6

一般来说，基础代谢率的实测值与表7-3中的正常平均值相比，用（实测值−正常平均值）/正常平均值×100%来表示，当相差在10%～15%之内，则无论高或低，都属正常范围；当比值超过20%时，可代表有病理性变化。临床上很多疾病都伴有基础代谢率的异常改变，尤其是甲状腺疾病。当甲状腺功能亢进时，基础代谢率可比正常平均值高25%～80%；而甲状腺功能低下时，基础代谢率将比正常平均值低20%～40%。因此，基础代谢率的测定常是

临床甲状腺疾病的重要辅助诊断方法之一。

人体发热基础代谢率也会升高，一般体温每升高 1℃，基础代谢率约升高 13%；糖尿病、红细胞增多症、白血病及伴有呼吸困难的心脏病等，也常伴有基础代谢率的升高；当机体处于病理性饥饿、肿瘤或营养不良性疾病时，基础代谢率降低；其他如肾上腺皮质或脑垂体的功能下降时，基础代谢率也降低。

链接

甲状腺功能异常

甲状腺作用低下，生成的甲状腺激素过少，就会导致甲状腺功能减退。患有甲状腺功能减退的人，能量消耗慢，代谢速度也变慢。相反，甲状腺的作用旺盛，会释放过多的甲状腺激素入血，引起甲状腺功能亢进，加速身体的代谢过程。以上两种情况统称为甲状腺功能异常。

第 2 节　体温及体温调节

健康人的体温是相对恒定的，这是机体进行新陈代谢和正常生命活动的必要条件。当体温低于 34℃时，意识将丧失，低于 25℃则可使呼吸、心跳停止；而温度过高，酶的活性降低，造成机体功能的严重损害，当体温持续高于 41℃时，可出现神经系统功能障碍，甚至永久性脑损伤，超过 43℃则会有生命危险。

人和高等动物是恒温动物，能保持体温的相对稳定，这依赖于体温调节中枢的调节作用。

一　人体正常体温及其生理变动

（一）体温的概念与测量

人体内部的温度称体温。体温是物质代谢的产物。三大营养物质在氧化过程中释放能量，其中 50% 左右的能量变为体热以维持体温，并以热能的形式不断散发于体外；另约有 50% 的能量转移到三磷酸腺苷（ATP）的高能磷酸键中，供机体利用。能量利用的最终结果仍需转化为热能散出体外。这样就产生了体温。正常体温不是一个具体的温度点，而是一个温度范围。机体深部的体温较为恒定和均匀，称深部温度，如心、肺、腹腔脏器和脑等的温度；而体表的温度受多种因素影响，变化和差异较大，称表层温度，如皮肤和皮下组织的温度。机体表面散热较多较快，所以表层温度比深部温度低，并且易受环境温度、血液供应量、衣着和散热量的影响。临床上所指的体温是指平均深部温度。机体深部温度尤其是血液温度不易测试，一般以口腔、直肠和腋窝的体温为代表，其中直肠体温最接近深部体温。正常值：口腔舌下温度为 37℃（范围 36.3 ～ 37.2℃），直肠温度 37.5℃，比口腔温度高 0.3 ～ 0.5℃，腋下温度为 36.5℃（范围 36.0 ～ 37.0℃）。

（二）体温的生理变动

体温并不是固定不变的，可随昼夜、性别、年龄、运动和情绪的变化而有所波动，但这种波动通常在正常范围内。

1. 昼夜变化　人体体温在一昼夜之中呈明显的周期性波动。一般清晨 2 ～ 6 时体温最低，13 ～ 18 时最高，波动幅值一般不超过 1℃。体温的这种昼夜周期性波动称为昼夜节律或日节律。

动物实验提示，体温的昼夜节律以及体内多种生物节律现象可能受下丘脑视交叉上核的控制。

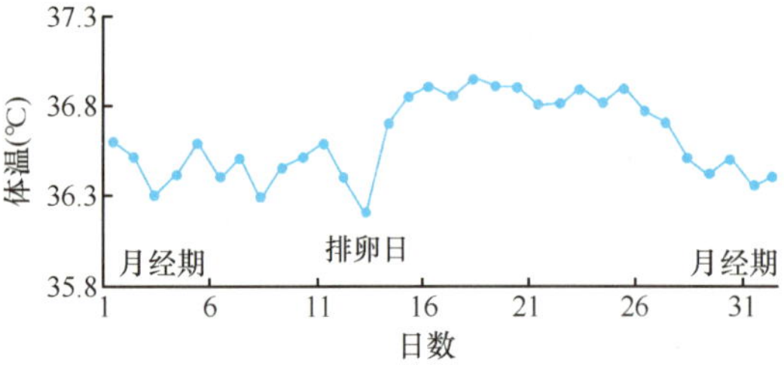

图 7-5 女子月经周期中基础体温的变化

2. 性别影响 虽然成年女性的代谢率比同年龄的男性低 10% ～ 15%，但女性的体温平均比男性约高 0.3℃。这可能与女性的皮下脂肪较多，出汗少，散热能力差有关。此外，女性的基础体温随月经周期而变动，在月经期和排卵前体温较低，排卵时最低，排卵后体温升高 0.2 ～ 0.5℃（图 7-5），这种现象可能与血中孕激素及其代谢产物有关。临床上可以通过连续测定基础体温，以确定排卵日期和月经周期中有无排卵。妊娠期的体温稍高于正常。

3. 年龄影响 新生儿中枢神经系统发育尚未完善，皮肤汗腺发育又不完全，因而体温调节功能较差，容易波动，故应该加强对婴幼儿体温的护理。儿童代谢率高，体温可略高于成人。老年人由于代谢率低，体温偏低，应注意保暖。

4. 肌肉活动 肌肉活动使代谢增强，产热量增加，可导致体温升高，在肌肉剧烈活动时，体温可升高 1 ～ 2℃，所以临床上测体温时应让患者安静，测小儿体温时应防止哭闹。

5. 其他因素 进食、情绪激动、精神紧张和环境温度变化等对体温都有影响，在测体温时，应考虑到这些因素。此外，麻醉药物也能降低体温，故应注意手术麻醉时及术后患者的保温。

二 机体的产热和散热

体内能量物质氧化释放的能量，50% 以热能的形式用于维持体温；其余的化学能则储存于 ATP，经能量转化与利用，最终也转变成热能（做外功除外）。这些热能由血液循环传导到机体表层，通过辐射、传导、对流及蒸发等方式散发到体外。因此，正常的体温维持是机体在体温调节机构的控制下，使产热和散热两个生理过程保持动态平衡的结果。

（一）产热过程

1. 主要产热器官 机体的热量来源于各器官组织中能量物质的分解代谢，机体主要的产热器官有内脏、脑和骨骼肌等，不同情况下各器官的产热不同。大脑占体重的 2%，安静时产热为机体总产热量的 16%，运动时为 1%。内脏器官占体重的 34%，安静时产热量为 56%，运动时为 8%。肌肉、皮肤占体重的 56%，安静时产热为 18%，而运动时为 90%。由此可知，机体安静时热量主要由身体内脏器官供应，其中肝脏是体内代谢旺盛的器官，因此产热量甚大，其温度比主动脉高 0.4 ～ 0.8℃；劳动或运动时产热的主要器官是肌肉，机体剧烈运动时可使产热量增加 40 倍之多。

2. 机体产热的形式 机体的热量主要来源于基础代谢、肌肉活动、食物特殊动力效应、寒战产热和非寒战产热等。

（1）基础代谢产热：指机体为维持基本的生命活动而分解营养物质时产生的热量，其中内脏器官和脑组织的产热量占基础代谢产热量的 70% 左右。

（2）肌肉活动产热：骨骼肌的随意运动可产生巨大的热量。运动时，骨骼肌的产热量是安静时的 10 ～ 20 倍。

（3）食物特殊动力效应产热：见本章第 1 节。

（4）寒战产热：在寒冷环境中，骨骼肌发生不随意的节律性收缩，其节律为 9 ～ 11

次 / 分。其特点是伸肌和屈肌同时收缩，不对外做功，所产生的能量全部转化为热能，产热量可增加 4 ～ 5 倍。

（5）非寒战产热：又可理解为基础代谢产热的增强过程。此种产热以褐色脂肪组织的产热量最大，约占非寒战产热总量的 70%。褐色脂肪细胞内含有丰富的线粒体和大量的中性脂肪小滴，当机体受寒冷、肌肉活动等因素刺激时，交感神经兴奋，引起细胞内的脂肪小滴在线粒体中氧化而快速产热。新生儿的肩胛部、颈部大血管周围以及胸骨背面等处存在有褐色脂肪组织，且新生儿不能发生寒战，所以非寒战产热在新生儿体温调节中有重要意义。

3. 产热活动的调节　神经 - 体液因素参与产热活动的调节。当机体处于寒冷环境或应激状态时，交感神经兴奋，可引起肾上腺髓质活动增强，释放肾上腺素和去甲肾上腺素使机体产热量迅速增加，但维持时间较短。寒冷刺激也可作用于下丘脑，通过下丘脑 - 腺垂体 - 甲状腺轴的活动，使甲状腺激素合成、释放增多，导致机体产热量明显增加。交感神经兴奋也可直接作用于甲状腺，促进甲状腺激素的分泌。甲状腺激素是体内调节产热活动最重要的体液因素，其特点是持续时间长但作用缓慢。此外，环境温度变化还可通过躯体运动神经改变骨骼肌的紧张性及其活动而调节产热过程。基础状态下的代谢产热主要是通过细胞代谢水平的调节实现的。

（二）散热过程

1. 散热部位　人体各器官代谢产生的热量，由循环血液带到体表，通过皮肤将热量散发到外界，所以人体的主要散热部位是皮肤。当环境温度低于人体表层温度时，体热可通过辐射、传导和对流的方式散发到外界，当环境温度高于表层温度时，则通过蒸发方式来散发体热。此外，呼吸、排尿和排便也可散发一小部分热量。

2. 机体散热的方式

（1）辐射散热：是指机体以热射线的形式将体热传给外界。当环境温度为 21 ～ 25℃时，处于安静状态的人有 60% 的热量以辐射方式散发。皮肤与环境之间的温度差及有效散热面积可影响辐射散热量。温度差越大，或是机体有效散热面积越大，辐射散热量就越多。

（2）传导散热：是指机体将热量直接传给同它接触的较冷物体。传导散热量取决于皮肤和接触物之间的温度差、接触物的导热性能和接触面积等。机体深部的热量以传导方式传到表层皮肤，再由皮肤直接传给同它接触的物体，如衣服或床等。由于此类物质都是热的不良导体，所以正常情况下，以传导散发的体热量并不大，仅占总散热量的 3% 左右。另外，人体脂肪的导热性能也很低，因此肥胖者由机体深部向表层传导的热量要少些。水的导热性能较好，所以穿潮湿的衣服不但失去保温作用，反而增加了机体的散热量。临床上对高热患者可利用冰袋、冰帽等进行物理降温。

（3）对流散热：指通过冷热气体的流动来散发体热。人体周围总是围绕一薄层同皮肤接触的空气，人体把热量传给这一层空气，再由空气不断流动（对流）将体热持续的发散到空间。对流散热是传导散热的一种特殊形式，风速影响对流散热的效果。风速越大，对流散热量越多；相反，对流散热量越少。皮肤表层被衣服覆盖，不易实现对流，棉毛纤维间的空气不易流动，因此都有保温作用。

（4）蒸发散热：当外界气温等于皮肤温度时，机体以辐射、传导和对流方式散发的热量等于零。当外界气温高于皮肤温度时，机体不但不能以上述方式散热，反而以同样方式从外界吸收热量。此时，机体唯一有效的散热方式就是蒸发。蒸发散热是指体液的水分在皮肤和黏膜（主要是呼吸道黏膜）表面由液态转化为气态，同时带走大量热量。每蒸发 1g 水可带走 2.44 kJ 热量，因此蒸发是非常有效的散热方式。人体蒸发散热可分为不感蒸发和发汗两种形式。

1）不感蒸发：人即使在低温环境中，皮肤和呼吸道也不断有水分渗出而被蒸发掉，这种水分蒸发不容易被人们感觉到，称为不感蒸发。这种蒸发与汗腺活动无关，故又称为不显汗。在低于 30℃的环境中，不感蒸发的水分相当恒定，为 12 ～ 15g/（h · m^2）。人体 24 小时不感蒸发的水分约 1000ml，其中通过皮肤组织间隙直接渗出而蒸发的水分为 600 ～ 800ml，其余由呼吸道蒸发。当环境温度升高、人体运动增强或发热时，不感蒸发的水分增多；当环境温度降低或患者休克时，不感蒸发则减少。临床上给患者补液时应考虑到这部分液体流失。婴幼儿不感蒸发的速率高于成人，所以婴幼儿在缺水时，更容易出现严重脱水。

2）发汗：汗腺主动分泌汗液的过程称为发汗。汗液的分泌和蒸发可以被人感觉到，故又称为可感蒸发，它是一种高效的散热方式。发汗速度受环境温度、劳动或运动强度的影响。在安静状态下，环境温度升高到 30℃时人便开始发汗。如果空气湿度大，并且衣着较多，气温达 25℃便可引起人体发汗。人进行劳动或运动时，即使环境温度低于 20℃也可发汗，而且汗量往往较多。患先天性汗腺缺乏症或烧伤后大面积植皮的患者，汗腺分泌功能障碍，因此在炎热环境中，体温可升高，甚至威胁生命。

3. 散热活动的调节　机体通过神经、体液机制调节皮肤血流量和发汗活动，使机体的散热量适应机体功能状态和环境温度的变化，以维持体热平衡。

（1）皮肤血流量的调节：当外界环境温度低于机体表层温度时，大部分体热可以通过辐射、传导和对流的方式散发到外界。其散热量多少取决于皮肤和环境之间的温度差，而皮肤温度则受皮肤血流量的控制。机体可通过交感神经系统的活动调节皮肤血管的口径，改变机体表层的血流量进而改变皮肤温度以增加或减少机体热量的散发。在寒冷环境中，交感神经紧张性增高，皮肤血管收缩，皮肤血流量剧减，温度降低，此时机体表层宛如一隔热器，散热量大大减少，起到防止体热散失的作用；而在高温环境中，交感神经紧张性降低，皮肤小动脉舒张，动 - 静脉吻合支开放，皮肤血流量增加，机体深部的热量被血流带到体表，使皮肤温度升高，此时机体表层犹如一散热器，散热作用明显增强，防止体温升高。

（2）发汗活动的调节：人体皮肤上有大汗腺和小汗腺，大汗腺仅分部于腋窝和阴部等处，而小汗腺则遍及全身皮肤。人体汗腺的分泌活动主要受交感胆碱能纤维支配，因此乙酰胆碱（Ach）能促进汗腺分泌，而阿托品阻断发汗。手掌、足底及前额等处的汗腺有一部分受肾上腺素能纤维支配。发汗是一种反射活动，控制发汗的反射中枢分布于自脊髓到大脑皮质的中枢神经系统中，而起主要作用的是下丘脑的发汗中枢，它可能位于下丘脑体温调节中枢中或其附近。由温热性刺激引起的汗腺分泌称为温热性发汗。引起温热性发汗的机制：①温热性刺激作用于皮肤温度感受器，通过交感神经系统反射性地引起发汗。②机体运动或处于炎热环境，外周血液温度升高，被加温的血液作用于下丘脑发汗中枢引起发汗。温热性发汗见于全身各部位，其生理意义是散发体热，参与体温调节。而精神紧张或情绪激动引起的发汗称为精神性发汗，主要见于手掌、足底及前额等部位，精神性发汗在体温调节中的作用不大，其中枢可能在大脑皮质运动区。上述两种类型的发汗并不是截然分开的，在运动或劳动时常同时出现。

● 案例 7–1

徐某，男，50 岁，因天气高温、高热、高湿，在铁皮车间工作时突然晕倒，送到医院时，他仍处于昏迷和全身抽搐状态，体温已升至41.7℃，更严重的是他的各个器官开始衰竭。诊断：中暑。

问题：1. 中暑的原因是什么？哪些人群易中暑？

2. 中暑后应如何急救？预防中暑的措施有哪些？

分析：1. 中暑的原因主要有环境温度过高、产热增加、散热障碍、热适应障碍；从事重体力劳动者、炼钢工人、年老、肥胖者易中暑。

2. 急救措施包括浸浴降温、蒸发降温、冰袋、冰帽；预防措施有热环境下工作者合理作息、改善老年人居住环境、高温作业补充淡盐饮料。

三 体温调节

体温调节（thermoregulation）是指温度感受器感受体内、外环境温度的变化，通过体温调节中枢的活动，引起内分泌腺、骨骼肌、皮肤血管和汗腺等组织器官活动的改变，从而调整机体的产热和散热过程，使体温保持在相对恒定的水平。

（一）体温调节方式

1. 行为性体温调节　是指机体在环境温度改变时，通过行为活动而采取的保温和降温措施。例如，人在炎热环境中，可以减少衣服、促进通风来增加散热；当气温下降穿着又单薄时，人常常会拱肩缩背或跑步来减少散热增加产热。行为性体温调节是大脑皮质参与下的有意识的活动，是对自主性体温调节的补充。

2. 自主性体温调节　是指在体温调节中枢的作用下，机体通过调节皮肤血流量、发汗及寒战等方式来维持体温相对稳定。它是维持体温相对恒定的基础。

自主性体温调节过程是通过生物自动控制系统完成的，当感受器感知温度变化，通过有关传入通路把温度变化信息传送到下丘脑体温调节中枢，其传出信息控制产热器官以及散热装置的活动，从而改变机体的产热和散热过程，使体温维持在一个相对稳定的水平。

（二）温度感受器

温度感受器是指感受所在部分温度变化的特殊结构。根据温度感受器的存在部位可分为外周温度感受器和中枢温度感受器。

1. 外周温度感受器　存在于人体皮肤、黏膜和内脏中，对温度变化敏感，包括冷感受器和热感受器。这两种温度感受器分别感受外周温度变化，并将温度变化信息传至体温调节中枢。当局部温度升高时，热感受器兴奋；反之，局部温度下降时冷感受器兴奋。一般来说皮肤的冷感受器数量多于热感受器。皮肤温度感受器主要监测机体外周的温度变化，感受外环境中的冷刺激，以防体温下降。通常在人体额部皮肤温度30℃左右引起冷觉，在35℃左右产生温觉。

内脏器官也分布温度感受器，实验表明，内脏温度升高时可引起明显的散热反应。

2. 中枢温度感受器　是指存在于中枢神经系统内对温度变化敏感的神经元，广泛分布于脊髓、延髓、脑干网状结构及下丘脑。动物实验中，对兔、猫或狗等的下丘脑前部进行加热或冷却，用电生理的方法记录下丘脑温度敏感神经元的单位放电，发现一些神经元在局部脑组织温度升高时放电频率增加，称为热敏神经元；另一些神经元在局部脑组织温度降低时放电频率增加，称为冷敏神经元。冷敏神经元主要存在于脑干网状结构和下丘脑的弓状核中；

在视前区 - 下丘脑前部（PO/AH）有热敏神经元和冷敏神经元，但以前者居多。这两种温度敏感神经元对局部温度变化非常敏感，实验证明，局部脑组织温度仅变动 0.1℃，神经元的放电频率就会发生。

在脊髓和延髓中均有温度敏感神经元，皮肤、脊髓和中脑的温度信息都会聚集于延髓温度敏感神经元，并于 PO/AH 进行双向信息输送。脑干网状结构也有对局部温度变化发生反应的神经元，它接受来自皮肤及脊髓的温度，并向 PO/AH 传送温度信息。

（三）体温调节中枢

参与体温调节的神经元虽然分布于自脊髓到大脑皮质的中枢神经系统中，但在多种恒温动物分段切除脑的实验中观察到，只要保持下丘脑及以下神经结构完整，动物体温仍能保持正常。如果破坏下丘脑，动物则丧失维持体温相对恒定的能力，这说明调节体温的基本中枢位于下丘脑。体温调节过程涉及多方输入温度信息和多系统的传出反应，因此是一种高级的中枢整合作用。而 PO/AH 在体温调节中枢整合活动中居核心地位，其根据：①广泛破坏 PO/AH 后，与体温调节有关的产热和散热反应均明显减弱或消失。② PO/AH 既能感受局部温度的变化，又是机体各部位的温度传入信息会聚及整合的部位。③致热原等化学物质能直接作用 PO/AH 的温度敏感神经元引起体温调节反应。④由 PO/AH 发出的整合性指令信息是广泛性的，可通过下述 3 条途径调节体温：一是通过交感神经系统的活动，调节皮肤血管的舒缩反应、发汗和非寒战产热；二是通过躯体神经引起行为性体温调节和骨骼肌紧张性的改变；三是通过甲状腺激素和肾上腺髓质激素的分泌来调节机体的代谢水平。

（四）体温相对恒定的调节

环境温度和体温降低或升高的变化，通过刺激不同的外周和中枢温度感受器，将温度变化信息传至大脑皮质和下丘脑体温调节中枢，整合后的传出冲动调节体内的代谢水平和产热、散热器官的活动，进而使机体的产热量和散热量达到新的动态平衡，保持体温的相对恒定。

对体温调节的自动控制机制目前多用调定点学说来解释。体温调定点学说认为体温调节类似于恒温器的调节，PO/AH 的温度敏感神经元是结构基础。为维持体温相对恒定设定的一个温度值（37℃），即体温调定点，该温度值决定着体温水平的高低。下丘脑体温调节中枢根据体温调定点进行体温调节，当体温与调定点一致时，机体的产热和散热活动达到平衡。当体温高于调定点时，体温调节中枢发出指令使机体产热减少，散热增强，体温回落到调定点水平；当体温低于调定点水平，中枢指令机体产热增加，散热减少，使体温升高到调定点水平。

目标检测

一、选择题

A_1 型题

1. 给高热患者进行酒精擦浴降温是利用下列哪项散热方式（　　）

A. 辐射　B. 传导　C. 对流　D. 不感蒸发　E. 蒸发

2. 食物特殊动力作用效应最大的食物是（　　）

A. 糖　B. 脂肪　C. 蛋白质

D. 维生素　　E. 混合食物

3. 人在寒冷环境中增加产热量的主要方式是（　　）

A. 寒战产热

B. 非寒战产热

C. 温度刺激性肌紧张

D. 肝脏代谢增强

E. 内脏代谢增强

4. 当环境温度升高到接近或高于皮肤温度时，唯一有效的散热形式是（　　）

A. 辐射散热　　B. 传导散热

C. 对流散热　　D. 蒸发散热

E. 直接散热

5. 人在安静时，机体能量代谢最为稳定的环境温度是（　　）

A. 5 ～ 10℃　　B. 10 ～ 20℃

C. 20 ～ 30℃　　D. 30 ～ 35℃

E. 35℃以上

6. 关于体温正常变动的叙述错误的是（　　）

A. 正常变动幅度一般不超过 1℃

B. 成年女子的体温平均比男子的高约 0.3℃

C. 老年人体温偏低

D. 剧烈活动和情绪激动时体温升高

E. 成年女子排卵日体温最高

7. 当机体体温与调定点水平一致时（　　）

A. 产热和散热达到平衡

B. 产热降低，散热加强

C. 产热加强，散热降低

D. 产热和散热都降低

E. 产热和散热都加强

8. 呼吸商最小的食物是（　　）

A. 糖　　B. 蛋白质

C. 脂肪　　D. 维生素

E. 无机盐

9. 从生理学角度出发，体温是（　　）

A. 舌下温度　B. 直肠温度

C. 腋窝温度　D. 机体表层平均温度

E. 机体深部平均温度

二、简答题

1. 人体体温临床上常用的测量部位有哪些？其正常值各是多少？

2. 根据散热原理，如何给高热患者降温？

（晏　燕）

第 8 章　肾脏的排泄功能

第 1 节　概　　述

一　排泄的概念及途径

排泄是新陈代谢的最后一个环节，排泄是指机体将体内物质代谢过程中所产生的终产物、过剩的物质及进入到机体内的异物，经血液循环运输到相应的排泄器官而排出体外的过程。人体具有排泄功能的器官有肾脏、肺脏、皮肤、消化道等，其主要排泄物见表 8-1。至于粪便中的食物残渣，因其并未经过血液循环运输，故不属于排泄物。

表 8-1　人体的排泄途径及其排泄物

排泄器官	排泄物质
肾	水、盐类、尿素、尿酸、肌酐、肌酸、药物、毒物、色素等
肺	CO_2、水、挥发性物质等
皮肤及汗腺	水、盐类、乳酸、少量尿素等
消化道	钙、镁、铁、磷等无机盐，胆色素，毒物等

二　肾脏的功能

在所有的排泄器官中，肾排出的代谢产物种类最多，数量最大，并可根据机体的需要，随时调整尿液的质和量，来调节体内水、电解质以及酸碱平衡。故肾脏不仅是人体最重要的排泄器官，在维持机体内环境相对稳定的过程中，起着很重要的作用。此外，肾还具有内分泌功能，分泌肾素、促红细胞生成素、激肽、前列腺素等，还能生成 1，25- 二羟胆钙化醇。因此，肾脏还具有调节心血管活动、钙磷代谢和促进造血等作用。本章重点讨论肾脏的排泄功能。

● 案例 8-1

感动中国 2004 年度人物获奖者田世国的感人事迹——当代孝子捐肾救母。田世国的母亲患尿毒症晚期，生命垂危。医生告诉他，目前的治疗主要靠血液透析，但挽救不了患者的性命，而肾移植是最好的方法。经过仔细考虑，田世国做出了一个令人震撼的决定：捐出自己的一个肾给母亲。2004 年 9 月 30 日，身患尿毒症的田世国的母亲，在手术后短时间内即顺利排尿。

问题：肾有什么重要作用？

分析：肾最主要的功能是排泄代谢废物。在所有的排泄器官中，肾排出的代谢产物种类最多，数量最大；并可根据机体的需要，调节体内水、电解质及酸碱平衡，以维持体内内环境稳态。此外，肾脏还具有调节心血管活动、钙磷代谢和促进造血等作用。所以，靠血液透析难以弥补肾脏的调节和内分泌作用，要挽救生命，最好的方法为肾移植。

三 肾脏的结构和血液循环

（一）肾脏的结构特点

1. 肾单位和集合管　肾单位是肾脏结构和功能的基本单位，它与集合管共同完成泌尿功能。人的每侧肾约有 100 万个肾单位，每个肾单位包括肾小体和肾小管两部分，肾单位由以下各部分组成（图 8-1）。

远曲小管末端与集合管相连，集合管不包括在肾单位内。在尿的生成过程中，特别是在尿的浓缩和稀释过程中起着重要作用。尿液在集合管内生成后，最终汇入乳头管，经肾盏、肾盂、输尿管进入膀胱储存。

2. 皮质肾单位和近髓肾单位　肾单位按其结构及所在部位的不同，可分为皮质肾单位和近髓肾单位两类（图 8-1）。其两者区别见表 8-2。

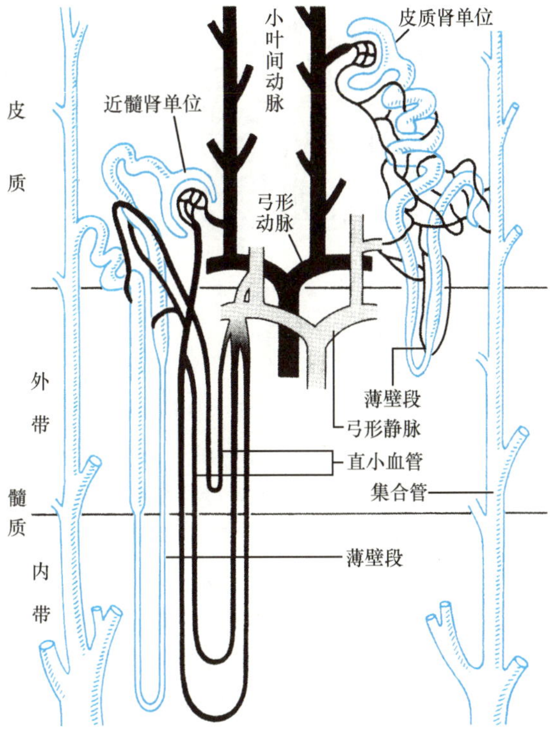

图 8-1　肾单位示意图

表 8-2　皮质肾单位和近髓肾单位主要区别

项目	皮质肾单位	近髓肾单位
分布	外，中皮质层	近髓内皮层
数量	占 85% ～ 90%	占 10% ～ 15%
肾小球体积	较小	较大

续表

项目	皮质肾单位	近髓肾单位
入球小动脉与出球小动脉口径	入球小动脉＞出球小动脉	入球小动脉⩽出球小动脉
出球小动脉分布	呈网状分布于皮质肾小管周围	形成“U”字形直小血管深入髓质
髓袢	轻短，局限于外皮质层	较长，可深入到内髓质
主要生理功能	尿液的生成	尿液的浓缩与稀释

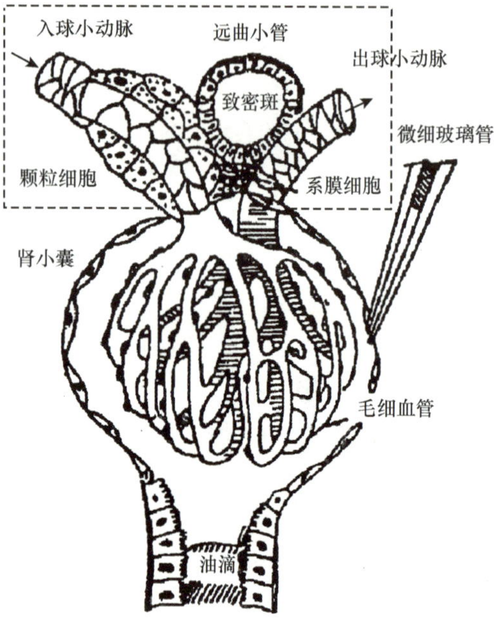

图 8-2　球旁器组成示意图

3. 球旁器　又称近球小体，由球旁细胞（颗粒细胞）、致密斑和球外系膜细胞三部分组成（图 8-2），主要分布于皮质肾单位。球旁细胞是入球小动脉和出球小动脉中的一些特殊分化的平滑肌细胞，细胞内含分泌颗粒，当肾灌注压降低时，能刺激近球细胞能合成和释放肾素，从而调节着肾血流量和肾小球毛细血管血压。致密斑位于远曲小管的起始部，为高柱状细胞，它同入球小动脉和出球小动脉相接触，其功能是感受小管液中 NaCl 含量的变化，并将其信息传至近球细胞，调节肾素的释放。球外系膜细胞位于入球小动脉和出球小动脉之间，具有吞噬和收缩等功能。

（二）肾脏的血液循环特点

1. 肾血流量大　正常成年人安静时肾血流量约有 1.2L/min，相当于心输出量的 20% ～ 25%。其中约 94% 的血液分布在肾皮质，5% ～ 6% 分布在外髓，其余不到 1% 分布在内髓。故通常所说的肾血流量主要指肾皮质血流量，有利于肾小球的滤过，对血液的净化以及维持机体内环境相对稳定具有重要作用。

2. 有两套毛细血管　肾动脉多次分支后成为入球小动脉，进入肾小体后，形成肾小球毛细血管网，毛细血管内的血压较高，故有利于肾小球的滤过。肾小球毛细血管汇集成出球小动脉离开肾小球后，再次形成管周毛细血管网，其血压较低，且因水分滤出而形成较高的胶体渗透压，这有利于肾小管的重吸收。故肾有两套串联的毛细血管网且两套毛细血管血压差异较大。

第 2 节　尿的生成过程

尿是在肾单位和集合管内生成的。尿生成的基本过程包括 3 个相互联系的重要环节：①血浆在肾小球的滤过，形成原尿（超滤液）；②超滤液在流经肾小管和集合管的重吸收；③肾小管和集合管的分泌，最后形成终尿（图 8-3）。

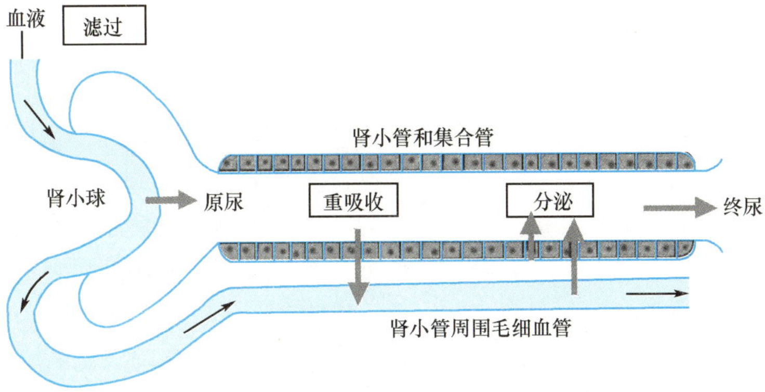

图 8-3　尿的生成过程示意图

一 肾小球的滤过功能

肾小球的滤过是尿液生成的第一步。肾小球的滤过是指当血液流经肾小球毛细血管时，血浆中除大分子血浆蛋白以外的水、无机盐、小分子有机物等，透过滤过膜进入肾小囊形成原尿的过程。原尿又称为超滤液。用微穿刺法从肾小囊中直接抽取原尿进行化学分析，结果表明，原尿中除蛋白质以外，其余成分及浓度等与血浆基本相同（表 8-3）。因此，原尿就是血浆的超滤液。

表 8-3　血浆、原尿和终尿中主要物质比较

成分	血浆（g/L）	原尿（g/L）	终尿（g/L）	重吸收率（%）
水	900	980	960	99
蛋白质	60～80	0.3	0.0	100
葡萄糖	1.0	1.0	0.0	100
Na^+	3.3	3.3	3.5	99
K^+	0.2	0.2	1.5	94
Cl^-	3.7	3.7	6.0	99
PO_4^{3-}	0.03	0.03	1.2	67
尿素	0.3	0.3	20.0	45
尿酸	0.02	0.02	0.5	79
肌酐	0.01	0.01	1.5	0
氨	0.001	0.001	0.4	0

链接

微穿刺技术

微穿刺技术是利用显微操作仪将外径6～10μm的微吸管插入肾小体的囊腔中。同时，在于囊腔相接部位的近球小管内注入液状石蜡，防止滤液进入肾小管。用微吸管直接抽取肾小囊腔中的液体进行微量化学分析，结果发现，除了蛋白质含量很少外，各种晶体物质（如葡萄糖、氯化物、无机磷酸盐、尿素、尿酸和肌酐等）的浓度都与血浆中的非常接近，而且渗透压及酸碱度也与血浆的相似，从而证明了囊内液的确是血浆的超滤液。

决定肾小球滤过的主要因素有肾血浆流量、滤过膜、有效滤过压。

（一）滤过膜

1. 滤过膜的结构　滤过膜由三层结构组成，即内层为肾小球毛细血管内皮细胞，中层为

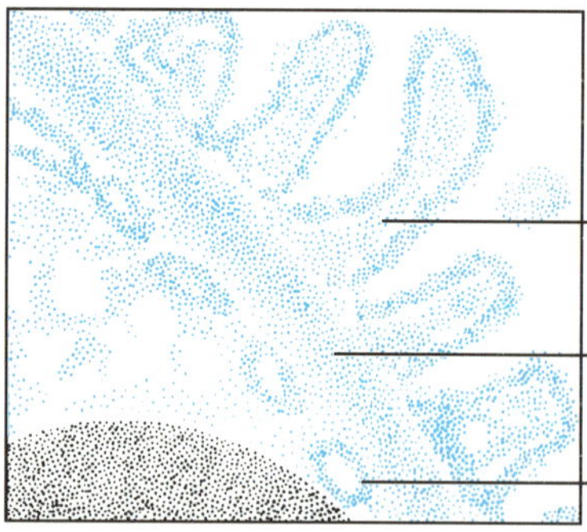

图 8-4　肾小球滤过膜示意图

基膜，外层是肾小囊脏层上皮细胞层，每层结构上都存在不同直径的微孔，其功能特点各不相同。滤过膜三层结构上的孔道，构成了物质滤过的机械屏障（图 8-4）。电镜下观察到：毛细血管内皮细胞上有许多直径 70～90m 的小孔，称为窗孔，可有效阻止血细胞通过，但对血浆成分几乎无限制作用；基膜层是由水合凝胶构成的微纤维网，膜上具有 2～8nm 的多角形网孔，可允许水和部分溶质通过，是滤过膜的主要屏障，可有效阻止血浆蛋白的滤过；脏层上皮细胞具有足突，相互交错形成裂隙，裂隙表面附有一层滤过裂隙膜，膜上有直径 4～11nm 的微孔，是滤过膜的最后一道屏障，可阻止血浆蛋白通过。

除机械屏障外，滤过膜三层结构上还具有带负电荷的物质（主要是糖蛋白），所以它对血液中带负电荷的物质不易通过，形成了滤过的电学屏障，有效限制带负电荷的血浆蛋白滤过。但在病理情况下，滤过膜上带负电的糖蛋白减少或消失，就会导致带负电的血浆蛋白滤过量比正常增加，从而出现蛋白尿。

滤过膜的机械屏障和电学屏障对物质的滤过有选择性，其中以机械屏障为主。两道屏障使滤过膜对血浆成分的滤过有着严格的限制，对原尿的成分起着决定性的作用。

2. 滤过膜的通透性　取决于被滤过物质的分子量大小和所带电荷。一般来说，相对分子量小于 69 000，有效半径小于 2.0nm 的带正电荷或呈电中性的物质可以自由滤过，如葡萄糖、水、Na^+ 等；相对分子量大于 69 000，有效半径大于 4.2nm 的大分子物质则不能滤过；有效半径介于 2.0～4.2nm 的各种物质只能部分滤过，且随着有效半径的减小，滤过量逐渐增多；血浆中的白蛋白相对分子量虽然只有 69 000，有效半径为 3.6nm，但由于其带有负电荷，因此不能通过电学屏障，故原尿中几乎没有蛋白质。有些物质相对分子量不大，但由于与血浆蛋白结合，因而不能滤过。如血红蛋白相对分子量约 64 000，有可能通过滤过膜，但正常情况下，由于它和血浆触珠蛋白结合成复合物，所以不能滤出。只有当大量溶血时，血浆中血红蛋白量超过触珠蛋白结合能力时，未被结合的血红蛋白才被滤出，从而出现血红蛋白尿。

3. 滤过膜的面积　指肾小球滤过膜的总面积，它与肾小球滤过率有密切关系。生理情况下，成人两肾约有 200 万个肾单位处于活动状态，滤过的总面积约为 $1.5m^2$，这样的滤过面积对肾小球的滤过十分有利，以保证肾小球持续而稳定地滤过。但在急性肾小球肾炎时，由于肾小球毛细血管管腔变窄或完全阻塞，以致活动状态的肾小球数目减少，有效滤过面积减少，因而使肾小球滤过率降低，结果造成少尿甚至无尿。

（二）滤过的动力——有效滤过压

肾小球滤过的动力是有效滤过压，与组织液生成的有效滤过压相似，由滤过的动力和阻力两部分组成。促进肾小球滤过的动力是肾小球毛细血管血压和肾小囊内滤液的胶体渗透压，滤过的阻力是血浆胶体渗透压和肾小囊内压，由于滤液中的蛋白含量极低，其胶体渗透压可忽略不计。因此，肾小球有效滤过压＝肾小球毛细血管血压－（血浆胶体渗透压＋囊内压）（图 8-5）。肾小球毛细血管血压为 45mmHg。由于入球小动脉粗而短，血流阻力小；出球小动脉细而长，血流阻力大，所以血液在流经肾小球毛细血管时血压下降不多，入球小动脉端的血

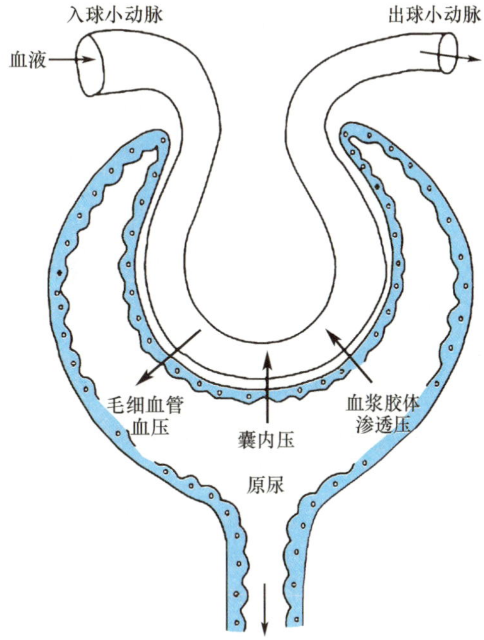

图 8-5 肾小球有效滤过压示意图

压和出球小动脉端的血压几乎相等。囊内压较为恒定，约为 10mmHg。由于血液在流经肾小球毛细血管时，水分和晶体物质不断被滤过，生成滤液，造成血中的蛋白质浓度不断增加，引起肾小球毛细血管内的血浆胶体渗透压随之升高。在入球小动脉端的血浆胶体渗透压约为 25mmHg，出球小动脉端的血浆胶体渗透压约为 35mmHg，故：

入球端有效滤过压 = 45-（25+10）=10（mmHg），有滤液生成。

出球端有效滤过压＝45-（35+10）=0（mmHg），无滤液生成。

也就是说当血浆胶体渗透压升高至 35mmHg 时，有效滤过压下降到 0，此时滤过作用停止，无滤液生成，达到了滤过平衡。

由此可见，虽然肾小球毛细血管全程都有滤过功能，但只有从入球小动脉端到滤过平衡点的这一段毛细血管才产生了滤过作用。滤过平衡点越靠近入球小动脉端，有滤过作用的毛细血管越短，则肾小球滤过率越低；反之亦然。因此，在其他因素不变时，肾小球滤过率取决于有滤过作用的毛细血管长度，而有滤过作用的毛细血管长度取决于血浆胶体渗透压上升的速度和滤过平衡点的位置。

（三）肾小球滤过率

单位时间内（每分钟）两肾生成的原尿量，称为肾小球滤过率。正常成人肾小球滤过率为 125ml/min，故每天两肾生成的原尿总量可达 180L。肾小球滤过率与肾血浆流量的比值称为滤过分数。正常安静情况下，肾血浆流量为 660ml/min，则滤过分数 =125/660，约为 19%。这说明在安静状态下，流经肾小球毛细血管的血浆约有 1/5 形成了原尿。肾小球滤过率和滤过分数可作为衡量肾小球滤过功能的指标。

（四）影响肾小球滤过的因素

决定肾小球滤过的三个主要因素中的任何一个因素发生改变，都将对肾小球的滤过作用产生影响。

1. 滤过膜的改变　主要包括滤过膜通透性和有效滤过面积两个方面。正常情况下，成人两肾肾小球毛细血管的有效滤过面积约 $1.5m^2$，接近人体总表面积。只有在肾小球遭到大量破坏，如肾小球肾炎时，可导致肾小球滤过面积减少，使肾小球滤过率降低，出现少尿或无尿。生理情况下，滤过膜的通透性也较稳定。当病变造成滤过膜的电学屏障作用降低或机械屏障被破坏时，滤过膜的通透性将会增加，使本不该滤过的大分子物质，如血浆蛋白、红细胞等通过滤过膜，则出现蛋白尿甚至血尿。

2. 有效滤过压的改变　肾小球毛细血管血压、血液胶体渗透压和囊内压之中任何一种发生改变都会影响肾小球的滤过率。

正常情况下，因肾血管的自身调节作用，肾血流量较稳定，肾小球毛细血管血压没有明显的变化。当人体动脉血压波动在 80 ～ 160mmHg 时，对肾小球毛细血管血压的影响不大，肾小球滤过率基本不变。如因大出血、休克等导致动脉压低于 80mmHg，则超出了肾血流量自身调节的范围，肾小球毛细血管血压相应降低，则使有效滤过压下降，尿量减少；若动脉压降至 40 ～ 50mmHg，可导致无尿。动脉血压升高，对尿量的影响不大。但原发性高血压晚期，肾小球入球小动脉硬化，肾小球毛细血管血压降低，也会导致肾小球滤过率下降，进而出现少尿或无尿。

生理情况下，血浆胶体渗透压和囊内压均较稳定。只有当某些因素使血浆蛋白浓度降低或数量减少时，血浆胶体渗透压下降，有效滤过压随之升高，尿量增多。例如，静脉大量输入等渗盐水时尿量增多，就与血浆蛋白被稀释，血浆胶体渗透压降低有关。在输尿管结石、肾盂结石、肿瘤压迫等情况下，通向膀胱的尿路发生梗阻，导致囊内压升高，以致有效滤过压下降，肾小球滤过率降低。

链接

生理性蛋白尿出现的原因

生理性蛋白是机体受到某些刺激而引起的暂时性蛋白尿，刺激消除后即可消除本身不存在病理改变，尿蛋白定性试验一般不超过“+”，定量试验＜ 0.5g/24h。常见原因：①剧烈运动后、发热、寒冷刺激、精神紧张、过度兴奋等因素引起肾局部血管痉挛，致微血管壁通性增加，引起功能性蛋白尿，一般 2 ～ 3 天后消退，②站立时间过长、脊柱前凸姿态等因素压迫肾静脉而引起体位性蛋白尿，多见于青少年；③输注成分血浆、清蛋白及其他蛋白制剂，或进食过多蛋白质时，可引起摄入性蛋白尿；④处于妊娠状态的机体所引起的妊娠性蛋白尿；⑤受白带、月经血、精液、前列腺液等污染而造成的假性蛋白尿；⑥ 60 岁以上老年人容易发生老年性蛋白尿，需注意随访检查血压等。

3. 肾小球血浆流量的改变　按照成年人的血量占体重的 7% ～ 8% 计算，60kg 左右的人，血量为 4200 ～ 4800ml。每分钟流经肾的血流量有 1000 ～ 1200ml，平均每 4 分钟就将全身的血液滤过一次，每天过滤全身血液达 360 次之多。肾通过对血液反复的滤过和选择性重吸收，保留了有用的物质，清除了代谢废物，实现了对血液的净化处理，维持了内环境的相对稳定。肾小球血浆流量的改变是影响肾小球滤过的主要因素，是肾小球滤过的前提。正常情况下，在肾血流量自身调节的基础上，肾小球血浆流量保持相对稳定。一些生理因素（如剧烈运动）和病理因素（如大失血、缺氧）可以通过交感神经使肾血流量显著减少，降低肾小球血浆流量及滤过率。

● 案例 8-2

患者，男，20 岁。1 周前因感冒后出现尿色变红，并感到乏力、两侧腰部钝痛到医院检查。尿常规检查发现，尿蛋白（+++），红细胞（++），诊断为急性肾小球肾炎。

问题：患者为什么会出现血尿、蛋白尿？

分析：尿的生成过程包括肾小球的滤过、肾小管和集合管的重吸收和分泌。患者出现血尿、蛋白尿的原因主要是肾小球的滤过膜损伤，导致滤过膜的电学屏障作用降低或机械屏障被破坏时，滤过膜的通透性增大，使本不该滤过的大分子物质，如血浆蛋白、红细胞等通过滤过膜，致使出现蛋白尿和至血尿。

二 肾小管和集合管的重吸收功能

原尿在囊内压的推动下流入肾小管后称为小管液。小管液中绝大部分水和溶质又被肾小管和集合管上皮细胞重新吸收返回血液的过程称为肾小管和集合管的重吸收。例如，原尿中的葡萄糖和氨基酸等在终尿中几乎为零，表明该种物质近 100% 被重吸收，同时其他物质也不同程度地被重吸收。

（一）重吸收的部位

肾小管各段和集合管都具有重吸收能力，因肾小管各段上皮细胞在形态上有差异，近球小管上皮细胞的管腔侧微绒毛的总面积可达 50 ～ 60m^2，重吸收物质的种类最多，数量最大，所以近球小管是各类物质重吸收的主要部位（表 8-4）。

表 8-4 各种物质重吸收的部位和数量

部位	水的重吸收（%）	主要溶质的重吸收
近球小管	65 ～ 70	全部：葡萄糖、氨基酸、维生素等 大部：Na^+、K^+、Ca^{2+}、Cl^- 等 部分：硫酸盐、磷酸盐、尿素、尿酸等
髓袢	10	部分：Na^+、Cl^-
远曲小管	10	部分：Na^+、HCO_3^-
集合管	10 ～ 20	部分：钠盐、尿素

（二）重吸收的特点

1. 选择性　比较原尿和终尿的成分（表 8-2）可以看出，肾小管和集合管对物质的吸收具有选择性。一般情况下，凡是对机体有用的物质，如葡萄糖、氨基酸、Na^+、HCO_3^- 等，肾小管和集合管上皮细胞能够全部重吸收或大部分重吸收；而有的物质重吸收较少，甚至完全不被重吸收。既避免了营养物质的流失，又能有效地清除代谢终产物、过剩的及有害的物质，达到净化血液的目的。

2. 有限性　当小管液中某种物质的浓度过高，超过肾小管和集合管上皮细胞对其重吸收的最大限度时，则不能被全部重吸收，该物质就会出现在终尿中。这是肾小管和集合管上皮细胞膜上转运该物质的转运体数量有限的缘故。例如，血浆中葡萄糖浓度升高时，超出近球小管上皮细胞的重吸收限度，增多的葡萄糖不能被重吸收而出现糖尿。

（三）几种重要物质的重吸收

1. Na^+、Cl^- 的重吸收　Na^+、Cl^- 是细胞外液的主要成分，其重吸收关系着内环境的稳态。滤液中 99% 以上的 Na^+ 和 Cl^- 被重吸收，其中 65% ～ 70% 的 Na^+、Cl^- 在近端小管被重吸收，约 20% 在髓袢被重吸收，约 12% 在远曲小管和集合管被重吸收。①近端小管是 Na^+、Cl^- 重吸收的主要部位，在近端小管的前半段 Na^+ 进入上皮细胞的过程与 H^+ 的分泌以及与葡萄糖、氨基酸的转运相偶联（图 8-6）。上皮细胞基底侧膜中钠泵的作用，造成细胞内的低 Na^+，小管液中的 Na^+ 和细胞内的 H^+ 由顶端膜的 Na^+-H^+ 交换体进行逆向转运，Na^+ 进入上皮细胞，H^+ 分泌到小管液中。Na^+ 在近端小管前半段重吸收时还促进葡萄糖和氨基酸的重吸收。由于 Na^+-H^+ 交换使 H^+ 进入小管液，HCO_3^- 便被重吸收，而 Cl^- 却不被重吸收，导致小管液中的 Cl^-

浓度高于管周组织间液中的Cl^-浓度。在近端小管后半段Cl^-顺浓度梯度经紧密连接进入细胞间液而被重吸收，Na^+在Cl^-内流造成的电位差作用下顺电位梯度也通过细胞旁途径被动重吸收。②髓袢升支粗段，Na^+-K^+-2Cl^-同向转运体将1个Na^+、1个K^+和2个Cl^-转入细胞内，进入细胞的Na^+通过基底侧膜中的钠泵泵到组织间液，Cl^-被动进入组织间液（图8-7）。③远曲小管和集合管侧对Na^+的重吸收是在醛固酮的调节下进行的。当Na^+和Cl^-的重吸收受到药物的抑制或醛固酮的作用减弱，使Na^+的重吸收减少时，都可以产生利尿效应。

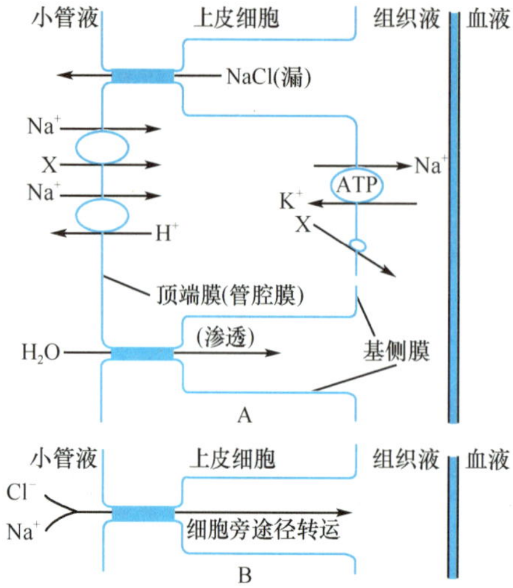

图8-6 近端小管的物质转运示意图

X代表葡萄糖、氨基酸、磷酸盐和Cl^-

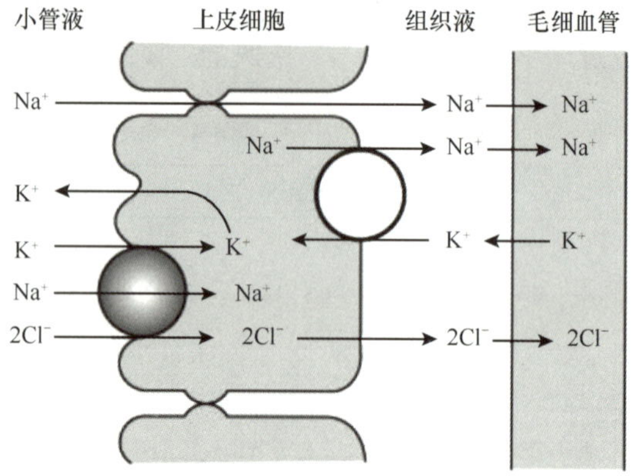

图8-7 髓袢升支粗段对Na^+、2Cl^-和K^+的转运

实心圆表示转运体；空心圆表示钠泵

2. 水的重吸收 原尿中99%的水被重吸收，仅有1%排出。除髓袢升支粗段外，其余各段肾小管和集合管都对水都有重吸收能力。水的重吸收有两种情况。一种是在近端小管和髓袢降支伴随着Na^+、Cl^-和葡萄糖等溶质重吸收，为等渗性重吸收。这部分占水重吸收量的65%～70%，其重吸收量不因机体的水状况而发生改变，称为必需重吸收，对尿量没有明显影响。另一种是在远曲小管和集合管受抗利尿激素（ADH）等物质的影响进行调节性重吸收，其对水的重吸收量可根据机体对水的需求情况进行调节。特点：当机体缺水时，水的重吸收量增多，尿量减少（尿液被浓缩）；水过剩时，重吸收减少，尿量增多（尿液被稀释）。正常人24小时尿量约为1.5L，占滤液的1%，若调节性重吸收量减少1%，尿量将增加1倍。可见，调节性重吸收是影响终尿量的关键因素，对维持机体的水平衡和血浆晶体渗透压起着重要的作用。

3. HCO_3^-的重吸收 肾小管上皮的管腔膜对HCO_3^-不易通透，其重吸收与上皮细胞管腔膜上的Na^+-H^+交换（见本节后文）有密切关系。小管液中99%的HCO_3^-以CO_2的形式被重吸收，其中约85%在近端小管被重吸收，其余在髓袢、远端小管和集合管被重吸收。CO_2是高度脂溶性物质，可迅速通过管腔膜进入细胞内。在细胞内，CO_2和水在碳酸酐酶的作用下重新结合生成H_2CO_3，H_2CO_3又解离成H^+和HCO_3^-，H^+经Na^+-H^+交换再进入小管液，大部分HCO_3^-则以Na^+-HCO_3^-同向转运的方式进入细胞间隙再入血，小部分HCO_3^-则是以Cl^--HCO_3^-逆向转运的方式进入细胞间隙再入血，由于CO_2通过管腔膜的速度更快，故HCO_3^-的重吸收常优先于Cl^-。通过Na^+-H^+交换，实现了排酸保碱的目的，HCO_3^-的优先重吸收对于体内酸碱平衡的维持具有重要意义。乙酰唑胺为碳酸酐酶抑制剂，应用乙酰唑胺后，Na^+-H^+交换减少，Na^+、

HCO_3^-、Cl^- 和水的重吸收也会减少，可引起利尿。

4. 葡萄糖的重吸收　原尿中葡萄糖的浓度与血糖浓度相等，但正常人终尿中几乎不含葡萄糖，这说明原尿中的葡萄糖在流经肾小管时近 100% 被重吸收。实验表明，葡萄糖重吸收部位仅限于近端小管，其余各段肾小管没有重吸收葡萄糖的能力。如上所述，葡萄糖的重吸收是通过 Na^+- 葡萄糖同向转运体以继发性主动转运方式被转入小管上皮细胞，再以易化扩散方式进行细胞间液。由于肾小管对葡萄糖的重吸收是有一定限度的，当小管液中的葡萄糖超过一定浓度时，尿中就会出现糖，称为糖尿。因肾小管中的糖来源于血糖，故把不出现糖尿的最高血糖浓度称为肾糖阈。肾糖阈反映了肾小管上皮细胞对葡萄糖的最大重吸收限度，正常值为 8.88 ～ 9.99mmol/L（160 ～ 180mg/dl）。一旦血糖浓度超过肾糖阈，肾小管液中的糖就不能全部被重吸收，一部分将会随尿排出。随着血糖浓度的升高，原尿中葡萄糖的含量进一步增加，尿糖也随之增加。

5. K^+ 的重吸收　每日从肾小球滤过的 K^+ 约为 35g，而每日从尿中排出的仅有 2 ～ 4g。原尿中的 K^+ 绝大部分在近球小管主动重吸收，K^+ 的重吸收量占总滤过量的 94%，终尿中的 K^+ 主要是由远曲小管和集合管分泌的，其分泌量的多少取决于体内血 K^+ 的浓度，受醛固酮的调节。

6. 其他物质的重吸收　肾小球滤过的微量血浆蛋白在近球小管经入胞作用被重吸收。氨基酸也在近球小管被重吸收，其机制与葡萄糖的重吸收相似。HPO_4^{2-}、SO_4^{2-} 等物质的重吸收机制基本上也与葡萄糖相似，也是继发性主动转运。尿素则在近球小管和髓袢升支细段及内髓部集合管内顺浓度差扩散而被动重吸收。

（四）影响肾小管和集合管重吸收的因素

1. 小管液中溶质的浓度　小管液中溶质所形成的渗透压，将会阻碍肾小管对水的重吸收。因小管液中溶质浓度增加，使小管液渗透压升高，致水的重吸收减少而引起尿量增多的现象，称为渗透性利尿。例如，糖尿病患者的多尿，就是由于血糖升高超过肾糖阈，使小管液中葡萄糖含量增多，肾小管不能将过多的葡萄糖全部重吸收入血，小管液渗透压因而增高妨碍了水的重吸收而造成多尿。临床上根据这一原理，使用可在肾小球自由滤过但又不被肾小管重吸收的甘露醇等，提高小管液溶质的浓度，减少水的重吸收，借以达到利尿和消肿的目的。

2. 球 - 管平衡　近球小管对溶质和水的重吸收量不是固定不变的，而是随肾小球滤过率的变动而发生变化。当肾小球滤过率增大时，原尿中的 Na^+ 和水的总含量增加，使近球小管对 Na^+ 和水的重吸收率提高；反之则降低。实验证明，无论肾小球滤过率增大或减小，近球小管的对 Na^+ 和水的重吸收率始终占肾小球滤过率的 65% ～ 70%，这种现象称为“球 - 管平衡”。球 - 管平衡这种多滤过多吸收、少滤过少吸收的特点与近球小管对 Na^+ 和水的定比重吸收有密切关系，具有重要的生理意义，即可使尿中排出的溶质和水不会因肾小球滤过率的增减而出现大幅度的变动。球 - 管平衡在某些情况下可能被打乱。例如，患糖尿病或使用渗透性利尿剂时，小管液溶质浓度升高，近球小管对 Na^+ 和水重吸收率减少，而肾小球滤过率不受影响，这时重吸收百分率将低于 65% ～ 70%，尿量排出将明显增多。

三　肾小管和集合管的分泌功能

肾小管和集合管的分泌是指肾小管和集合管上皮细胞将自身代谢产生的物质或血浆中的物质排入小管液的过程。肾小管和集合管主要分泌 H^+、NH_3 和 K^+ 等。

（一）H^+的分泌

除髓袢细段外，肾小管各段和集合管的上皮细胞均有分泌 H^+ 的功能，但主要在近球小管分泌。H^+ 的分泌与 HCO_3^- 的重吸收有关。H^+ 的分泌有两种机制，H^+-Na^+ 交换和 H^+ 泵主动分泌 H^+，以前者为主。

近球小管分泌 H^+ 是通过 H^+-Na^+ 交换实现的。在近球小管，上皮细胞代谢产生或由小管液进入细胞的 CO_2，在碳酸酐酶的催化下与 H_2O 结合生成 H_2CO_3，进而解离成 HCO_3^- 和 H^+。H^+ 和小管液中 Na^+ 与细胞膜上的转运体结合，通过反向转运，H^+ 分泌到小管液中，Na^+ 进入上皮细胞内，此过程称 H^+-Na^+ 交换。重吸收的 Na^+ 与细胞内的 HCO_3^- 结合形成 $NaHCO_3$，一起经组织间隙返回血液（图 8-8）。H^+ 的分泌伴随着 Na^+ 和 HCO_3^- 的重吸收，因此起到了排酸保碱的作用，同时对维持体内酸碱平衡具有非常重要的意义。

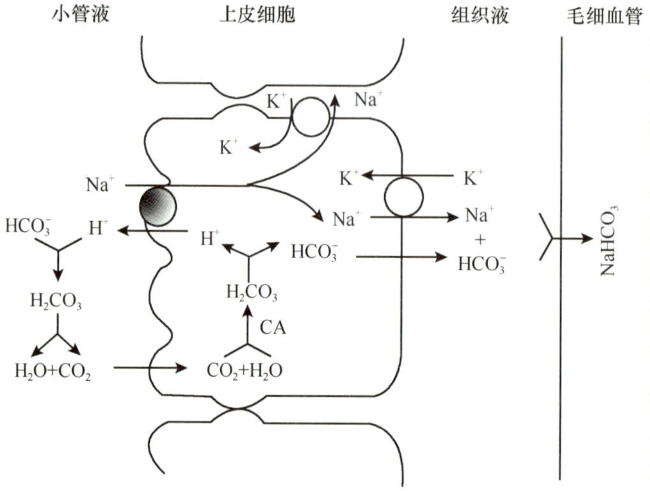

图 8-8 HCO_3^- 的重吸收示意图

CA：碳酸酐酶；实心圆表示转运体；空心圆表示钠泵

（二）NH_3 的分泌

NH_3 来自谷氨酰胺脱氨基作用，主要由远曲小管和集合管分泌。NH_3 是具有脂溶性的碱性物质，通过小管上皮细胞膜向 pH 低的方向自由扩散。由于 H^+ 的分泌，使小管液中的 pH 较管周组织液低，故 NH_3 向小管液中扩散。进入小管液后，NH_3 与其中的 H^+ 结合成 NH_4^+，与 Cl^- 结合形成铵盐（NH_4Cl）随尿排出。NH_4^+ 的生成使小管液中的 NH_3 和 H^+ 的浓度降低，加速了 NH_3 向小管液扩散，促进了 H^+ 的分泌（图 8-9）。通过 H^+-Na^+ 交换促进 HCO_3^- 重吸收。因此，NH_3 的分泌间接地发挥排酸保碱的作用，对维持机体的酸碱平衡具有重要意义。

（三）K^+ 的分泌

机体主要通过肾脏排出 K^+，而尿中的 K^+ 是由远曲小管和集合管所分泌。一般情况下，K^+ 的摄入量和排出量保持平衡，即多进多排，少进少排。但当食物中缺 K^+ 或其他原因引起 K^+ 不足时，尿中仍排 K^+，即不进也排。临床上不能进食的患者，势必造成血钾浓度降低，应注意补充适量的钾，以免发生低钾血症。

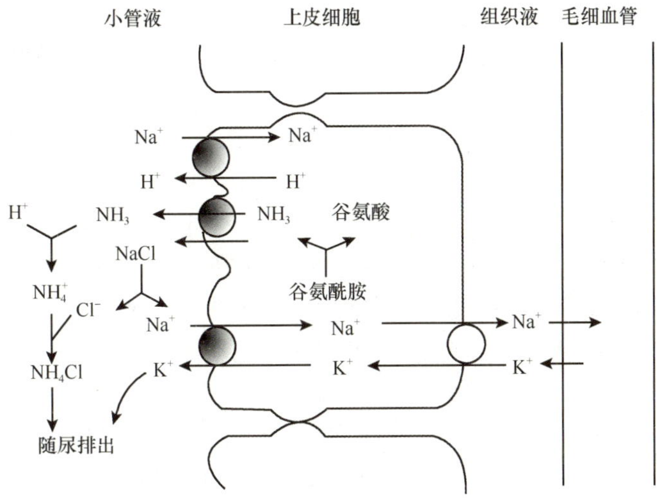

图 8-9 H^+、NH_3 和 K^+ 分泌关系示意图

实心圆表示转运体；空心圆表示钠泵

K^+ 的分泌与 Na^+ 的重吸收有密切的关系，即 Na^+ 的主动重吸收促使 K^+ 的分泌，形成 K^+-Na^+ 交换。由于 H^+-Na^+ 交换和 K^+-Na^+ 交换并存，在排 H^+ 和排 K^+ 之间存在着竞争。即 H^+-Na^+ 交换增多时，K^+-Na^+ 交换减少；K^+-Na^+ 交换增多时，H^+-Na^+ 交换减少。例如，酸中毒时，肾小管分泌 H^+ 增多，H^+-Na^+ 交换随之增多，K^+-Na^+ 交换减少，K^+ 的排出量下降，则将出现血钾浓度升高。碱中毒时，肾小管分泌 H^+ 减少，H^+-Na^+ 交换随之也减少，K^+-Na^+ 交换增多，K^+ 的排出量增多，则将出现血钾浓度降低。

（四）其他物质的分泌

肾小管上皮细胞排出的还有一些其他物质，包括机体代谢产物如肌酐、马尿酸等，以及进入到体内的物质如酚红、青霉素、碘锐特等。每日随尿排出的肌酐量大于肾小球滤过的量，当肾小管功能受损或肾小球滤过率减少时，血肌酐含量就会增加。因此，临床上常用血肌酐水平作为判断肾功能的指标。同时，临床上采用的酚红排泄试验，就是经静脉注入酚红之后，通过测定尿中排出的酚红来判断肾小管的排泄功能。

案例 8-3

患者，女，53 岁。近日来消瘦，常感疲乏；尿频，夜尿多，烦渴，饮水量增加，饭量增大，餐后 2 ～ 3 小时即感饥饿。经检查，空腹血糖 23.6mmol/L（正常值 3.9 ～ 6.1mmol/L），餐后 2 小时血糖 29.5 mmol/L（正常值 3.9 ～ 7.8mmol/L），尿糖（+++）（正常尿糖为阴性）。诊断为糖尿病。

问题： 1. 糖尿病患者为什么会出现多尿？

2. 患者尿的成分会有什么变化？为什么？

分析： 1. 当血糖浓度超过肾糖阈后，近端小管不能将葡萄糖全部重吸收，而造成小管液中溶质浓度增加，渗透压升高，使水的重吸收减少，尿量增多，特别是夜尿多，这就是多尿的原因。

2. 该患者尿中出现了葡萄糖。正常人尿糖检测是阴性，但是当血糖浓度超过肾糖阈后，超过了近端小管上皮细胞对葡萄糖的吸收限度，葡萄糖不能全部被重吸收入血，因而随尿液排出，即可出现糖尿。

第 3 节 尿液的浓缩和稀释

小管液在流经各段肾小管和集合管时，其渗透压可发生很大的变化。尿液的浓缩和稀释是以尿和血浆的渗透压相比较而言的。正常血浆的渗透压约为 300mOsm/L，原尿的渗透压与血浆的基本相同。如果排出的尿渗透压比血浆的高，称为高渗尿，表明尿液被浓缩；反之，如果排出的尿渗透压比血浆的低，则称为低渗尿，表明尿液被稀释。肾对尿液的浓缩和稀释功能很强，在人体缺水时，尿液被浓缩，以便将水尽可能保留在体内，这时尿液的渗透压可高达 1200 ～ 1400mOsm/L；当大量饮清水后，尿液被稀释，以便将多余的水排出体外，尿的渗透压可降至 30 ～ 40mOsm/L。可见，肾对尿液的浓缩和稀释能力很强，这对于维持体液平衡和渗透压恒定具有极其重要的作用。

一 尿液浓缩和稀释的机制

尿液的浓缩与稀释取决于小管液中水的重吸收。水重吸收的多少则与肾髓质组织液的渗透压及调节远曲小管和集合管功能的抗利尿激素有密切关系。

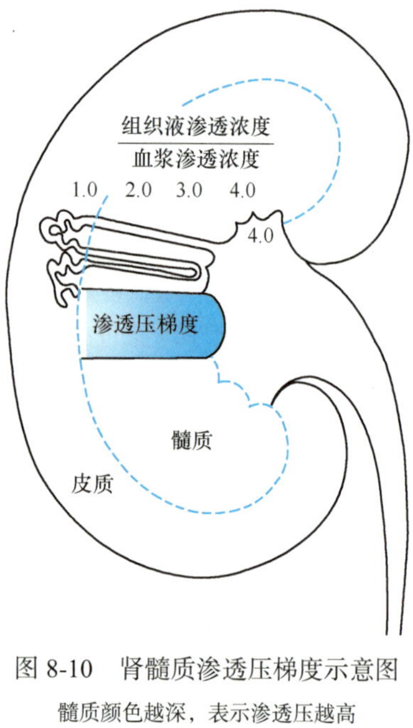

图 8-10 肾髓质渗透压梯度示意图
髓质颜色越深，表示渗透压越高

（一）肾髓质组织液高渗梯度形成

用冰点降低法测定鼠肾的渗透浓度，观察到肾皮质部组织液的渗透浓度与血浆浓度之比为 1.0，说明皮质组织液与血浆是等渗的。而进入髓质后由外髓至内髓，组织液与血浆渗透浓度之比逐渐升高，分别为 2.0、3.0、4.0（图 8-10）。这表明肾髓质的渗透梯度由外向内逐步升高，具有明显的渗透梯度。当小管液从外髓集合管流向内髓集合管时，由于渗透作用，水便不断进入高渗的组织液，使小管液不断被浓缩而形成高渗液，形成浓缩尿。因此，髓质高渗梯度是促进远曲小管和集合管重吸收水分、使尿液浓缩的基础。

肾髓质渗透梯度的形成与近髓肾单位髓袢的形态结构和功能有关，同时肾小管和集合管各段对水、NaCl 和尿素的通透性不同是尿浓缩与稀释的必要条件（表 8-5）。

表 8-5 各段肾小管和集合管对不同物质的通透性及作用

肾小管节段	水	NaCl	尿素	作用
髓袢降支细段	易通透	不易通透	不易通透	水进入内髓部组织液，使小管液 NaCl 浓度和渗透压逐渐升高
髓袢升支细段	不易通透	易通透	中等通透	NaCl 由小管液进入内髓部组织液，使渗透压升高；部分尿素由内髓组织液进入小管液，加入尿素的再循环

续表

肾小管节段	水	NaCl	尿素	作用
髓袢升支粗段	不易通透	Na^+、主动重吸收，Cl^- 继发性主动重吸收	不易通透	NaCl 进入外髓部组织液，使之渗透压升高
远曲小管和集合管	在有抗利尿激素时，集合管对水易通透	主动重吸收	在皮质和外髓部不易通透，内髓部易通透	水重吸收使小管液中尿素浓度升高。NaCl 和尿素进入内髓组织液使之渗透压升高。部分尿素进入髓袢升支细段，形成尿素再循环

1. 外髓部高渗梯度的形成　外髓部高渗梯度的形成，有赖于髓袢升支粗段对 Na^+ 和 Cl^- 的主动重吸收，而对水没有通透性，故髓袢升支粗段小管液向皮质方向流动时，管内 NaCl 不断被吸收到组织间液，而水不能被重吸收，小管液渗透浓度逐渐下降；而升支粗段外周组织间液浓度升高，造成外髓高渗状态。故外髓部高渗梯度的形成主要是由升支粗段对 NaCl 的重吸收所形成的。

2. 内髓部高渗梯度的形成　在内髓部尿素的再循环和 NaCl 的重吸收共同参与渗透梯度的形成。

（1）尿素的再循环：当小管液流经远曲小管和皮质部、外髓部集合管时，小管液中的水不断被重吸收，使小管内尿素的浓度逐渐升高。当小管液进入内髓部集合管时，由于此处管壁对尿素的通透性较大，尿素顺浓度梯度从管内扩散到组织间液，使该处渗透压升高。因髓袢升支细段对尿素具有中等通透能力，从内髓部集合管扩散到组织液的尿素便顺浓度差进入升支细段内，而后再经过升支粗段、远曲小管、集合管，再次从内髓部集合管扩散到组织液，形成尿素的再循环（urea recycling）（图 8-11）。尿素的再循环使内髓组织液中的尿素浓度增高，对内髓部高渗梯度的形成有重要作用。

（2）NaCl 的重吸收：髓袢降支细段对水易通透，但对 Na^+、Cl^- 不易通透，在渗透压的作用下，管内的水不断被重吸收，使小管液中的 NaCl 浓度越来越高，渗透压随之升高，到髓袢降支细段底部 NaCl 浓度达到最高，渗透压也最大。而髓袢升支细段对 Na^+、Cl^- 的通透性很高，对水则不易通透，小管液向皮质方向流动时，Na^+、Cl^- 顺浓度梯度扩散进入内髓部组织液，使内髓部组织液中 NaCl 浓度进一步提高，形成内髓部高渗。而小管液内 NaCl 浓度逐渐降低变成低渗。

综上所述，外髓部的高渗梯度主要由髓袢升支粗段对 NaCl 主动重吸收所形成；内髓部的高渗梯度主要是由集合管的尿素和髓袢升支细段的 NaCl 向组织液扩散共同形成的。

（二）肾髓质渗透压梯度的保持

肾髓质高渗梯度的保持与直小血管的逆流交换作用密切相关。直小血管呈 U 型与髓袢平行深入到内髓，直小血管对水和溶质都有很高的通透性。当血液经直小血管向髓质深部流动时，在任一平面组织液的渗透浓度均高于直小血管内的血浆，因此组织液中的 NaCl、尿素不断向直小血管内扩散，而血液中的水则进入组织液，越向内髓部深入，直小血管中血浆的渗透浓度越高，在折返处，其渗透浓度达最高值。转向升支后，因血管内溶质 NaCl、尿素的渗透浓度比同一水平组织液的浓度高，于是 NaCl、尿素就顺浓度差不断向组织液扩散，并可再次透入直小血管降支，而水又从组织液向血管中渗透，形成 NaCl、尿素在直小血管升支和降支间的循环，产生逆流交换作用。这样 NaCl、尿素等溶质就不会被血液循环大量带走；同时组织液中的水分能不断随血流返回体循环，使肾髓质保持在高渗状态。

直小血管维持髓质间隙梯度的能力与血液流动的速度有关。正常条件下髓质血流量减少，流速较慢有利于 Na^+ 和尿素在直小血管升、降支中循环。如果过度增加直小血管的血流量及流速会导致髓质渗透梯度的减小，从而影响尿液的浓缩（图 8-11）。

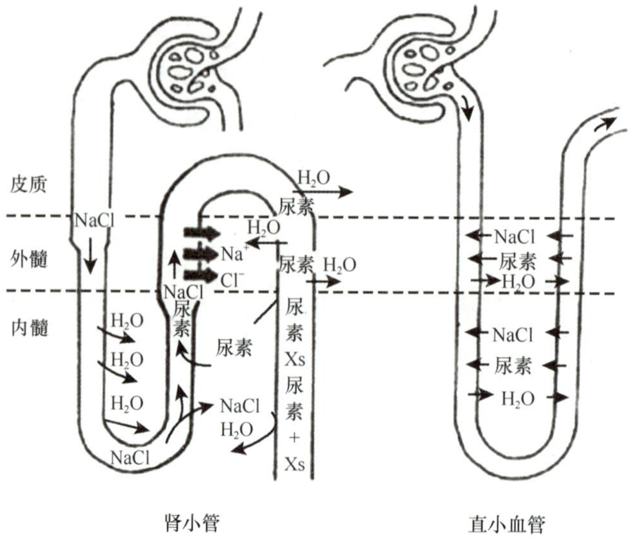

图 8-11　尿浓缩机制示意图

Xs：未被重吸收的溶质

二 尿液浓缩和稀释的过程

尿液的浓缩和稀释在远曲小管和集合管进行。它受肾髓质高渗梯度和抗利尿激素两个因素的控制。

（一）尿的浓缩

尿的浓缩是由于小管液中水被重吸收而溶质仍然留在小管液中形成的。若机体缺水，抗利尿激素释放增多，远曲小管和集合管对水的通透性增大，水就不断渗入到高渗的髓质组织液，使小管液逐渐浓缩而变为高渗液，最终形成浓缩尿。

（二）尿的稀释

尿的稀释是由于小管液中溶质被重吸收但水不能被重吸收形成的。若体内水过剩时，抗利尿激素释放减少，远曲小管和集合管对水的通透性降低，水重吸收减少，而 Na^+ 仍被主动重吸收，小管液的渗透压进一步降低，最终形成稀释尿。

由此可见，髓质渗透梯度建立是尿液浓缩的先决条件，而抗利尿激素的有无则是决定尿液到底是浓缩还是被稀释的关键。

三 影响尿浓缩及稀释的因素

（一）影响高渗梯度建立的因素

1. 外髓部　髓袢升支粗段对 NaCl 的主动重吸收是外髓高渗梯度建立的主要动力。呋塞米和依他尼酸（利尿酸）等利尿剂可抑制升支粗段对 NaCl 的重吸收，从而影响外髓高渗梯度的建立，具有强大的利尿作用。

2. 内髓部　内髓高渗梯度的形成机制与尿素的再循环和 NaCl 的重吸收有关。当蛋白质摄入不足造成营养不良时，尿素合成减少，使尿浓缩能力减弱。

（二）髓袢的功能状态

髓袢越长，肾的浓缩能力越强，人类肾髓袢的长度随个体生长发育而逐渐伸长。婴儿髓袢很短，所以不能排出较高浓缩尿。当肾盂肾炎引起肾髓质纤维化，肾囊肿引起肾髓质萎缩，均会使髓袢功能受损，尿浓缩能力降低。

（三）直小血管的逆流交换

当直小血管的血流速度过快，使 NaCl 和尿素不能充分交换，溶质被血液带走，使髓质高渗梯度降低。如直小血管血流过慢，也可因水不能及时被血带走，使髓质高渗梯度降低。高血压病人可因髓质血流增加导致高渗梯度降低、尿浓缩能力减弱。

（四）抗利尿激素的分泌量

抗利尿激素是尿液浓缩和稀释的关键。当其释放量增加时，原曲小管和集合管对水的重吸收量增加，尿液浓缩；抗利尿激素分泌减少时，远曲小管和集合管对水的重吸收量减少，尿液稀释，尿量增加。

第 4 节　尿生成的调节

尿的生成包括肾小球滤过作用、肾小管和集合管的重吸收及分泌作用。因此，凡是可以影响这三个过程的因素都可以调节尿的生成。

一 自身调节

不依赖神经和体液因素的作用，在一定血压变动范围内保持肾血流量相对稳定的现象称为肾血流量的自身调节。肾血流量是尿生成的前提。在安静状态下，当肾灌注压在 80 ～ 160mmHg 变动时，肾血流量和肾小球滤过率能够保持相对稳定（图 8-12）。一般认为，当动脉压降低时，肾入球小动脉平滑肌紧张性降低，血管舒张，阻力减小，进入肾入球小动脉的血流量不致减少；反之，当肾动脉血压升高时，肾入球小动脉收缩，口径缩小，阻力增大，以保持肾血流量相对稳定。当动脉血压的变化超过肾自身调节能力时，肾血流量会发生明显变化。自身调节的作用，就是使肾血流量保持相对稳定，以完成正常人安静时肾生成尿的功能。

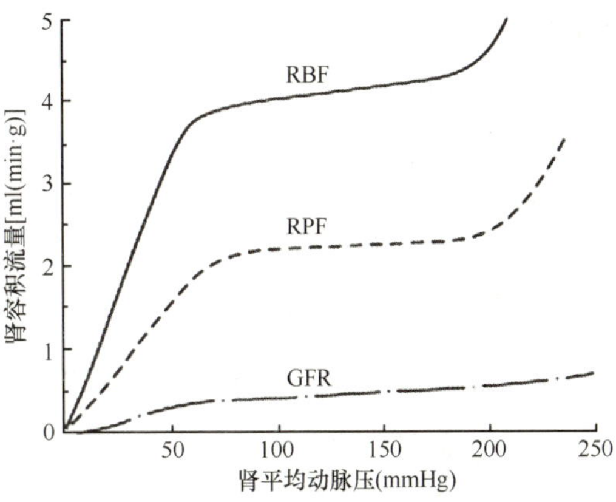

图 8-12　肾血流量的自身调节

RBF：肾血流量；RPF：肾血浆流量；GFR：肾小球滤过率

二 神经调节

由于肾血管受交感缩血管神经的单一支配，肾交感神经兴奋时，肾血管收缩，使肾的血流量减少。在一般情况下，肾交感神经紧张性很低，肾主要依靠自身调节来维持肾血流量的相对稳定，以保证其正常的泌尿功能。在紧急的情况下，肾交感神经紧张性增加，肾血管平滑肌收缩，肾血流量减少，肾小球滤过率下降，全身血液重新分配，以保证心、肺、脑的血液供应。例如，在剧烈运动时或环境温度升高时，肾交感神经反射性活动加强，肾血管收缩，肾血流量减少，增加骨骼肌或皮肤血流量，保证整体功能活动正常进行。病理情况下，如大出血、缺氧、剧烈疼痛等，也都可以通过交感神经兴奋，减少肾血流量，保证心、脑等重要器官的血液供应。

在交感神经兴奋的同时，也可以通过肾上腺素和去甲肾上腺素的分泌加强交感神经的作用。此外，血管升压素、血管紧张素都可以使肾血管收缩。由此可见，神经和体液调节可以减少肾血流量，有利于保证活动器官和重要脏器的血液供应。

三 体液调节

（一）抗利尿激素的作用

抗利尿激素（ADH）又称血管升压素，是由下丘脑视上核和室旁核的神经元合成，经神经垂体释放入血的一种激素。ADH 的生理作用是增加远曲小管和集合管上皮细胞对水的通透性，以促进水的重吸收，使尿量减少。ADH 的分泌主要受血浆晶体渗透压和循环血量两种因素影响。

1. 血浆晶体渗透压的改变　血浆晶体渗透压是生理情况下调节抗利尿激素释放的重要因素。在下丘脑视上核及其附近有渗透压感受器，它对血浆晶体渗透压的变化非常敏感。人体在因剧烈运动而大量出汗或病理情况下发生严重的呕吐、腹泻时，机体丢失水分过多，血浆晶体渗透压升高时，可刺激渗透压感受器，使抗利尿激素合成和释放增加，水的重吸收增加，使尿液浓缩，尿量减少。相反，正常人在短时间内大量饮清水后，血浆晶体渗透压降低，抗利尿激素合成和释放减少，水的重吸收减少，使尿液稀释，尿量增多。例如，一次饮用1000ml 清水后，约过 30 分钟尿量就开始增加，到第 1 小时末，尿量达到最高值；随后，尿量减少，2 ～ 3 小时后尿量恢复到原来水平。这种大量饮用清水后引起尿量明显增多的现象，称为水利尿。如果饮用的是等渗盐水（0.9%NaCl 溶液），则尿量不出现饮清水后的上述变化（图 8-13）。

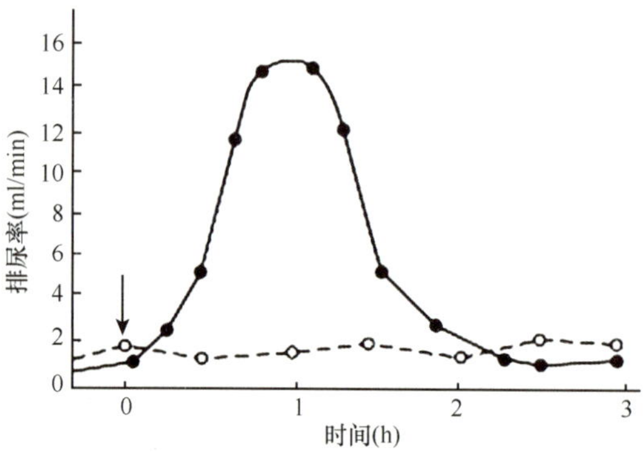

图 8-13　一次饮 1000ml 清水（实线）和饮 1000ml 等渗盐水（虚线）

箭头表示饮水时间

2. 循环血量的改变　当循环血量增加时（超过 5% ～ 10%），刺激心房和胸腔大静脉等处的容量感受器，兴奋经迷走神经传入中枢，反射性地抑制 ADH 释放；反之，循环血量减少时，上述抑制反射减弱，ADH 释放增多（图 8-14）。例如，大量补液时，循环血量增加，容量感受器兴奋，反射性抑制 ADH 释放，水重吸收减少，尿量增加，以排出体内过多的水分；急性大失血时，循环血量减少，容量感受器抑制，反射性引起 ADH 释放增多，水重吸收增多，尿量减少，利于恢复血容量。

综上所述，血浆晶体渗透压升高、循环血量减少，可使抗利尿激素的分泌和释放增多；反之，则抑制其分泌和释放。

此外，一些其他因素仍会影响 ADH 的合成和释放。例如，当动脉血压升高时，可刺激颈动脉窦压力感受器，反射性抑制抗利尿激素的释放。剧烈疼痛、精神紧张、应激等情况发生时，均可促进抗利尿激素的释放；而弱的寒冷刺激和心房钠尿肽可抑制抗利尿激素的释放。

由上可见，抗利尿激素的合成和释放，是由机体的功能状态决定的。临床上因下丘脑和神经垂体病变，抗利尿激素的合成和释放发生障碍，尿量明显增加，严重时可达 10L/d 以上，称为尿崩症。

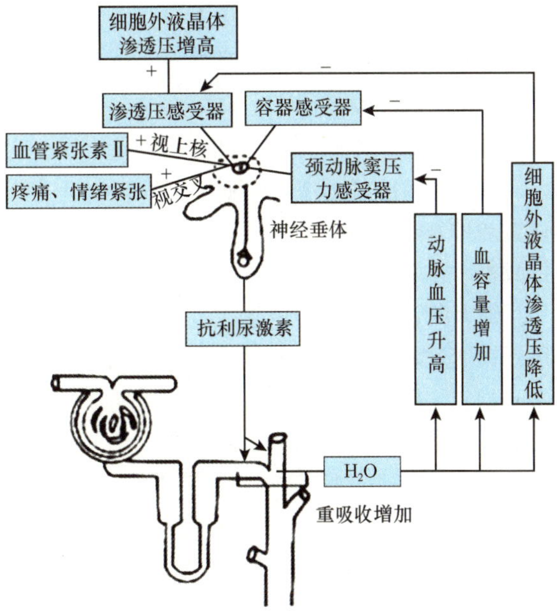

图 8-14 抗利尿激素的分泌调节

（二）醛固酮的作用

醛固酮是肾上腺皮质球状带分泌的一种类固醇激素。其主要作用是促进远曲小管和集合管对 Na^+ 的主动重吸收和促进 K^+ 的分泌。由于在重吸收 Na^+ 的同时伴有 Cl^- 和水的重吸收，因而醛固酮有保 Na^+ 排 K^+ 保水，维持细胞外液容量稳定的作用。

醛固酮的分泌主要受肾素 - 血管紧张素 - 醛固酮系统和血浆中 Na^+、K^+ 浓度的调节（图 8-15）。

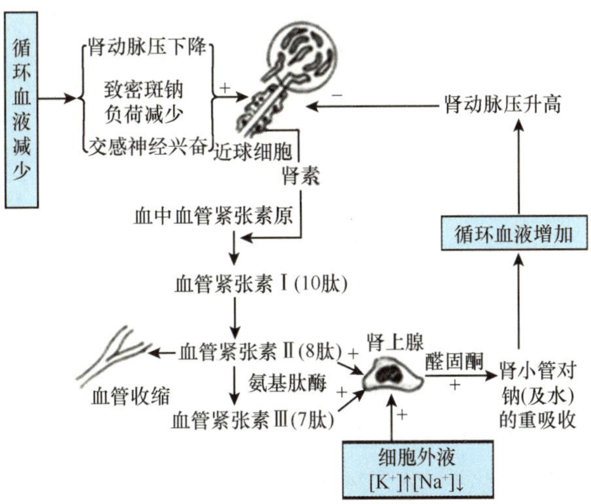

图 8-15 肾素 - 血管紧张素 - 醛固酮系统

1. 肾素 - 血管紧张素 - 醛固酮系统　肾素主要是由肾脏球旁细胞分泌。它催化由肝脏产生的血管紧张素原水解生成血管紧张素Ⅰ，后者在肺内转换酶作用下降解为血管紧张素Ⅱ，并进一步被氨基酞酶水解为血管紧张素Ⅲ。血管紧张素Ⅱ与血管紧张素Ⅲ都可刺激肾上腺皮质球状带合成分泌醛固酮，实现保 Na^+ 排 K^+ 保水，使尿量减少。因此，它们之间构成互相关联的功能系统，称为肾素 - 血管紧张素 - 醛固酮系统（RAAS）。RAAS 的活动水平，主要取决于肾素分泌的量。当循环血量发生减少时，球旁细胞会受到肾血流量、肾交感神经、致密斑 Na^+ 负荷的影响，使肾素的分泌增多，进而血管紧张素 - 醛固酮作用加强。

2. 血钠和血钾浓度　血中 K^+ 浓度升高或血中 Na^+ 浓度降低，特别是血中 K^+ 浓度升高，都可以直接刺激肾上腺皮质球状带，促使醛固酮分泌增多；反之，血钾浓度降低或血钠浓度升高，则醛固酮分泌减少。

（三）心房钠尿肽

心房钠尿肽是心房肌细胞产生的多肽类激素。它主要抑制集合管对 NaCl 的重吸收，具有强大的排 Na^+ 利尿作用。此外，还能抑制肾素和醛固酮的分泌。因此，心房钠尿肽总的效应是减少血容量和降低血压。

综上所述，机体的尿生成过程就是在神经和体液调节之下肾脏对血浆不断处理的过程。每昼夜通过肾处理的血浆量接近体重的 3 倍，因而肾脏能够及时排出多余的水分、含氮类代谢产物、无机盐、过多的酸或碱以及药物、毒物等，在维持人体内环境的相对稳定中起着重要的作用。然而肾脏疾患比较多见，细菌感染、变态反应、先天缺陷、结石、肿瘤、化学毒物等都可以损害肾脏，影响肾脏的功能，从而破坏内环境的稳态。同时，肾脏受损，可致使红细胞生成素减少，造成贫血；骨钙化醇分泌减少，会影响 Ca^{2+} 的吸收，导致血钙降低，骨钙不足。而受损肾脏的肾素分泌量却较正常时期明显增多，其结果为血压上升，出现高血压。

第 5 节　排　尿

一　尿量及尿的理化特性

由于尿液直接来源于血浆，而血浆是内环境的重要组成部分，因此，尿量的测定和理化性质的检验是发现机体某些病理变化的途径之一。

（一）尿量

尿量是反映肾功能的重要指标之一。正常成人每昼夜尿量为 1 ～ 2L，平均 1.5L。尿量的多少与水的摄入量及经肾外渠道的排出量有关。例如，大量饮水后尿量增多，大量出汗则尿量减少，食物成分对尿量也有影响。

每昼夜尿量长期超过 2.5L，称为多尿；持续介于 0.1 ～ 0.5L，称为少尿；不足 0.1L，称为无尿。多尿、少尿和无尿均属异常。长期多尿，可因水分的过量丢失引起脱水；清除每昼夜所产生的固体代谢物至少需要 0.5L 的尿液，所以，少尿和无尿将造成代谢产物在体内堆积，破坏内环境的相对稳定，特别是无尿，给机体带来严重影响。

表 8-6　正常成人尿中主要化学成分及 24 小时排出量

电解质	含量（g）	非蛋白含氮化合物	含量（g）
Cl^-	5 ～ 9	尿素	10 ～ 30
Na^+	3 ～ 5	肌酐	1.0 ～ 2.0
K^+	2 ～ 4	尿酸	0.1 ～ 1.0
Ca^{2+}	0.1 ～ 0.3	马尿酸	0.1 ～ 1.0
Mg^{2+}	0.1 ～ 0.2	氨	0.3 ～ 1.0
SO_4^{2-}	0.6 ～ 1.0		
$H_2PO_4^-$	0.7 ～ 1.5		

（二）尿液的理化性质

1. 化学成分　尿是由水及溶于其中的溶质组成。水占 95% ～ 97%，其余为溶质。尿中的溶质包括有机物和无机盐两大类（表 8-6）。有机物中主要是蛋白质代谢产生的含氮化合物，如尿素、肌酐、尿酸等。无机盐主要来自食盐及蔬菜类食品，主要有钠、镁、钾、钙、氯、硫酸盐、磷酸盐、草酸盐等。除此之外，正常人尿中尚可排出极微量的糖和蛋白质，用一般方法难以测出，因此可忽略不计。当肾脏发炎时，可出现蛋白尿；服用过量的糖或精神极度紧张，可出现暂时性糖尿；糖尿病患者尿中还可出现酮体；肝病患者尿中胆色素往往增多。

2. 颜色　新鲜尿液呈透明、淡黄色，尿的颜色主要来自胆红素代谢产物，并受一些食物和药物的影响。例如，摄入大量胡萝卜或维生素 B_2 时，尿呈亮黄色。病理情况下可出现血尿、血红蛋白尿（洗肉水色或深褐色）、胆红素尿（黄色）、乳糜尿（乳白色）。

3. 气味　新鲜尿液的气味来源于其中挥发性酸，放置时间过久后，在细菌作用下，尿素分解，出现氨味。有些食物或药物也会使尿出现特殊气味，但新鲜尿液就有氨臭味，常提示慢性膀胱炎。

4. 酸碱度　尿液多为弱酸性，pH 介于 5.0 ～ 7.0。尿的酸碱度受食物和新陈代谢产物的影响。富含蛋白质的饮食，产生尿液为酸性。富含蔬菜水果的饮食，尿稍偏碱性。荤素搭配饮食，尿 pH 约为 6.0。

链接

管　型　尿

管型尿是尿液中的蛋白质在肾小管、集合管内凝固而形成的一种圆柱状结构物，管型的形成必须有蛋白尿。在病理情况下，由于肾小球基底膜的通透性增加，大量蛋白质由肾小球进入肾小管形成蛋白尿。尿蛋白在远端肾小管内，由于浓缩(水分吸收)酸化(酸性物增加)和软骨素硫酸酯的存在，蛋白质在肾小管腔内凝聚、沉淀，形成管型。若尿蛋白与尿中红细胞、白细胞、上皮细胞或上皮碎片凝固在一起，则分别称为红细胞管型尿、白细胞管型尿、上皮细胞管型尿、颗粒管型尿。若尿凝固物不带上述任何有形成分则称为透明管型尿。管型尿的出现往往提示有肾实质性损害。

二 排尿反射

尿的生成是连续不断的过程，但尿液的排放是间断的。生成后的尿液经输尿管被运输到膀胱，当膀胱储存到一定量时将反射性引起排尿。

（一）膀胱和尿道的神经支配

支配膀胱和尿道的神经主要有三对：盆神经、腹下神经、阴部神经（图 8-16）。

1. 盆神经（副感神经纤维）　由脊髓低段 2 ～ 4 节侧角发出，传入纤维传导膀胱充盈感觉，兴奋时可使膀胱逼尿肌收缩、尿道内括约肌松弛，促进排尿。

2. 腹下神经（交感神经纤维）　由脊髓胸段 11 节～腰段 2 节的侧角发出，其传入纤维传导膀胱痛觉，兴奋时则使膀胱逼尿肌松弛、尿道内括约肌收缩，阻止尿的排放。

3. 阴部神经（躯体神经纤维）　由脊髓骶段 2 ～ 4 节前角发出，传入纤维传导尿道感觉，兴奋时引起尿道外括约肌收缩，抑制排尿，受意识所控制。

（二）排尿反射

排尿反射是自主神经和躯体运动神经共同参与的反射活动。

膀胱有储尿和排尿两方面的功能。随着膀胱的充盈，当储尿量达到 0.4 ～ 0.5L 时，膀胱内压迅速上升，并伴有排尿欲望；随着储尿量继续增加，逼尿肌则产生节律性收缩，出现紧迫的排尿欲望，由尚能有意识地控制排尿直至出现明显的痛觉并难以控制排尿。

膀胱充盈达一定程度，将刺激膀胱壁牵张感受器。冲动沿盆神经传入，到达脊髓骶部初级排尿中枢，同时上传至大脑皮质排尿反射高位中枢，并产生尿意。若环境条件允许，则通过盆神经引起膀胱逼尿肌收缩，膀胱内括约肌舒张，尿液进入后尿道，刺激后尿道感受器，可反射性地加强初级排尿中枢的活动，并抑制阴部神经使尿道外括约肌松弛，尿液被排出体外。所以排尿反射是一种正反馈调节，直至尿液排空为止（图 8-17）。

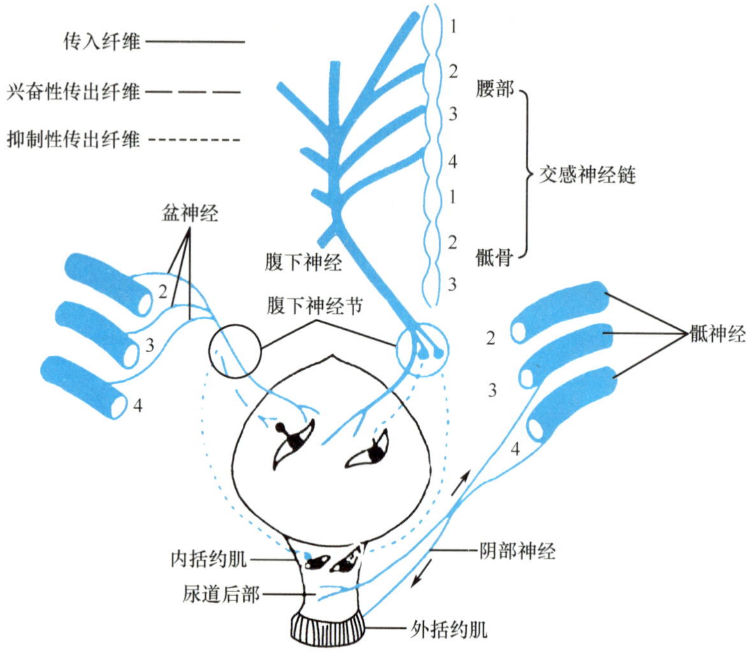

图 8-16 膀胱和尿道的神经支配

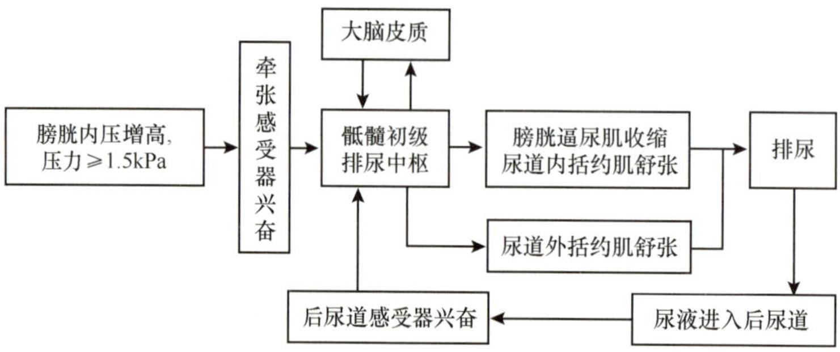

图 8-17 排尿反射过程示意图

若环境不允许，大脑皮质高级中枢将抑制脊髓初级中枢活动，通过腹下神经和阴部神经传出冲动增多，抑制排尿。

婴幼儿时期，由于大脑皮质发育尚未完善，对初级排尿中枢的抑制能力较弱，不仅排尿次数多，且有夜间遗尿现象。

（三）排尿异常

当膀胱受到炎症或机械刺激（膀胱结石）时，可以出现尿意频繁，导致排尿次数增多而每次尿量减少，此即为尿频。生理性尿频见于饮水过多、精神紧张、气候改变等。当骶部脊髓初级排尿中枢或排尿反射的反射弧其他部位受损时，即使膀胱充满尿液却不能自主排出，出现尿潴留。尿道受阻时也会出现潴留。当大脑皮质与初级排尿中枢之间失去联系时，排尿反射失去意识控制，尿液不自主地流出的现象称为尿失禁。

链接

首次导尿为何不宜超过 1000ml

导尿术是临床上为尿潴留患者实施治疗的一种与排尿有关的护理技术，以减轻患者痛苦。对膀胱高度膨胀，患者极度衰弱者，放尿液速度不可过快，首次放尿量不得超过 1000ml，以防腹腔内压力突然降低，受到压迫的盆腔血管扩张，血液大量滞留在腹腔血管内，引起血压下降而虚脱，出现晕倒等情况。另外大量放尿使膀胱内压突然降低，也可导致膀胱黏膜急剧充血而发生血尿。所以对尿潴留患者，首次导尿不得超过 1000ml。

目标检测

一、选择题

A_1 型题

1. 人体最重要的排泄器官是（　　）
   A. 皮肤　B. 肾　C. 消化道　D. 肺　E. 都不是
2. 肾小球滤过的结构基础是（　　）
   A. 有效滤过压　B. 滤过膜　C. 肾血流量　D. 动脉血压　E. 滤过率
3. 肾小球有效滤过压等于（　　）
   A. 肾小球毛细血管血压 –（血浆胶体渗透压 + 囊内压）
   B. 肾小球毛细血管血压 – 血浆胶体渗透压 – 囊内压
   C. 肾小球毛细血管血压 + 血浆胶体渗透压 + 囊内压
   D. 血浆胶体渗透压 –（肾小球毛细血管血压 + 囊内压）
   E. 囊内压 –（血浆胶体渗透压 + 肾小球毛细血管血压）
4. 肾小管和集合管对水的重吸收占滤过量的（　　）
   A. 70%　B. 80%　C. 90%　D. 99%　E. 60%
5. 葡萄糖的吸收只限于（　　）
   A. 远曲小管　B. 近端小管　C. 集合管　D. 髓袢　E. 都不是
6. 正常情况下，尿量决定于（　　）
   A. 滤过量　B. 水的调节重吸收　C. 水的必需重吸收　D. 肾小球滤过率　E. 有效滤过压
7. 直接影响远曲小管和集合管重吸收水的激素是（　　）
   A. 醛固酮　B. 抗利尿激素　C. 肾素　D. 肾上腺素　E. 血管紧张素
8. 醛固酮的作用是（　　）
   A. 保 Na^+ 排 K^+　B. 保 K^+ 排 Na^+　C. 保 Na^+ 保 K^+　D. 排 Na^+ 排 K^+　E. 以上都不是
9. 醛固酮作用的主要部位是（　　）
   A. 近端小管　B. 髓袢　C. 集合管　D. 远曲小管和集合管　E. 远曲小管
10. 以下关于尿量的说法正确的是（　　）
   A. 少尿：< 1000 ml
   B. 无尿：< 100ml
   C. 多尿：> 2000ml

D. 无尿：0ml

E. 多尿：＞ 3000 ml

11. 肾小球滤过率是指（　　）

A. 每分钟两肾生成的原尿量

B. 每分钟通过两肾尿量

C. 每分钟一侧肾生成的尿量

D. 每分钟两肾小管液的总量

E. 以上都不对

12. 肾小球滤过的动力是（　　）

A. 肾小球毛细血管血压

B. 肾小球有效滤过压

C. 血浆胶体渗透压

D. 囊内压

E. 血浆晶体渗透压

13. 当动脉血压（　　），肾血流量可保持不变

A.80 ～ 180mmHg　B.60 ～ 180mmHg

C.80 ～ 120mmHg　D.100 ～ 120mmHg

E.60 ～ 90mmHg

14. 血浆晶体渗透压升高，抗利尿激素释放，尿量（　　）

A. 不变 减少　B. 减少 增多

C. 增多 减少　D. 减少 减少

E. 增多 增多

15. 循环血量增加，抗利尿激素释放，尿量（　　）

A. 不变 减少　B. 减少 增多

C. 增多 减少　D. 减少 减少

E. 增多 增多

16. 膀胱内充满尿液但不能自行排出，称为（　　）

A. 尿失禁　B. 遗尿

C. 尿频　D. 尿潴留

E. 尿急

二、问答题

1. 影响肾小球滤过的因素有哪些？
2. 简述尿的生成的过程。
3. 糖尿病患者为什么会出现糖尿和多尿？
4. 大量饮清水后尿量如何变化？为什么？

（张艳杰）

第9章　感觉器官

人体对内外环境变化的感受或感知，是机体赖以生存的重要功能之一。当体内外各种刺激作用于机体时，首先作用于感受器或感觉器官，再被转换成相应的神经冲动，经过一定的神经传导通路到达大脑皮质的特定部位，从而产生相应的感觉。可见，感觉的形成是由感受器或感觉器官、神经传导通路和大脑皮质中枢三部分的共同活动完成的。

第1节　概　述

一　感受器、感觉器官

感受器（receptor）是指分布在体表或组织内部的一些专门感受机体内外环境变化的特殊结构或装置。感受器的结构有很多种，最简单的就是外周神经末梢，如体表和组织内部与痛觉有关的游离神经末梢；有的感受器是在裸露的神经末梢周围再包绕一些结缔组织的被膜样结构，如环层小体和肌梭等；还有一些是高度分化了的感受细胞，如视网膜中的视锥细胞和视杆细胞及耳蜗中的毛细胞等。这些感受细胞连同它们的附属结构（如眼的屈光系统、耳的集音和传音装置），就构成了各种复杂的感觉器官（sense organ）。人和高等动物最主要的感觉器官有眼、耳（含耳蜗和前庭）、鼻、舌等器官。

机体的感受器种类很多，并且有多种分类方法。根据分布部位不同，感受器分为外感受器和内感受器。外感受器位于身体的表面，感受外界环境的变化，如皮肤的痛觉、嗅觉、听觉感受器等；内感受器存在于身体内部的器官和组织，感受内环境的变化，如颈动脉窦和主动脉弓的压力感受器、颈动脉体和主动脉体的化学感受器等。根据所受刺激的性质不同，感受器又可分为机械感受器、化学感受器、温度感受器及光感受器等。

二　感受器的一般生理特性

（一）感受器的适宜刺激

一种感受器通常只对某种特定形式的刺激最敏感，这种形式的刺激就称为该感受器的适宜刺激（adequate stimulus）。例如，一定波长的电磁波是视网膜上感光细胞的适宜刺激，一定频率的机械振动是耳蜗毛细胞的适宜刺激等。

（二）感受器的换能作用

感受器能将所接受的各种形式的刺激能量转换为传入神经的动作电位，这种能量转换称为感受器的换能作用（transducer function）。因此，可以将感受器看成生物换能器。感受器受刺激后，在换能过程中，一般不直接把刺激能量转换为神经冲动，而是通过跨膜信号转导，先在感受细胞或感觉神经末梢产生一种过渡性的电位变化，这种电位变化称为感受器电位（receptor potential）。感受器电位具有局部电位特点，其大小与刺激强度和感受器的功能状态有关，并且可发生时间和空间总和，当达到一定水平时，便可触发感受器细胞产生动作电位。

（三）感受器的编码功能

感受器完成换能作用的同时，还把外界刺激所包含的环境变化信息也转移到动作电位的序列之中，这种现象称为感受器的编码（coding）功能。这种编码作用十分复杂。目前还有很多问题尚不清楚。目前认为，感觉系统能将刺激信号转变为可识别的感觉信号，主要由刺激的类型、部位、强度和持续时间决定。每一种感受器都有自己的适宜刺激，当某一类型的刺激作用于特定感受器而引起其兴奋本身就决定了对这种感觉的识别。与刺激部位有关的是感受器的感受野（receptive field），它是指感受器对适宜刺激发生反应的空间范围。刺激强度与感受器反应的大小有关，后者又与感觉神经上动作电位频率的高低有关；较强刺激可以作用于感受野中更多的感受器，使其共同参与对刺激的反应。刺激持续时间对感觉系统判断某些刺激是否继续存在具有意义；由于感受器有适应现象的存在，可影响感觉系统对刺激持续时间的正确判断。

（四）感受器的适应现象

当同一恒定的刺激持续作用于某种感受器时，经过一段时间后，其传入神经上的动作电位的频率会逐渐下降，这种现象称为感受器的适应（adaptation）。适应是所有感受器的一个功能特点，但每种感受器的适应快慢程度有很大的差别，有的适应较快，称为快适应感受器，如嗅觉、触觉感受器等，这类感受器有利于机体接受其他新的刺激；有的适应过程缓慢，称为慢适应感受器，如肌梭、颈动脉窦压力感受器、痛觉感受器等，这类感受器有利于机体对某些功能状态（如姿势、血压等）进行长时间持续的监测并根据其变化进行调整机体活动。需要强调的是适应并非疲劳，因为感受器对某一强度的刺激产生适应后，若加大同样性质刺激的强度，其相应的传入冲动又会增加。

第2节 视觉器官的功能

视觉是人们从外界获得信息的主要途径，至少有70%以上的信息来自于视觉（vision）。眼是引起视觉的外周感觉器官，人眼的适宜刺激是波长为380～760nm的电磁波。人眼中与视觉直接有关的功能结构包括作为附属结构的折光系统和由感光细胞构成的视网膜（图9-1）。来自外界的可见光经眼的折光系统成像于视网膜上，视网膜上的感光细胞对光线进行信息处理、换能、转化等产生神经冲动，沿视神经传至视觉中枢，从而产生视觉。

一 眼的折光系统及其调节

（一）眼的折光系统与成像

角膜、房水、晶状体和玻璃体构成眼的折光系统，这四种折光体均透明且无血管分布，因其折光率和曲率半径均不相同，当光线进入眼内到达视网膜之前，要在其间的界面上发生多次折射，其中最主要的折射发生在角膜的前表面。

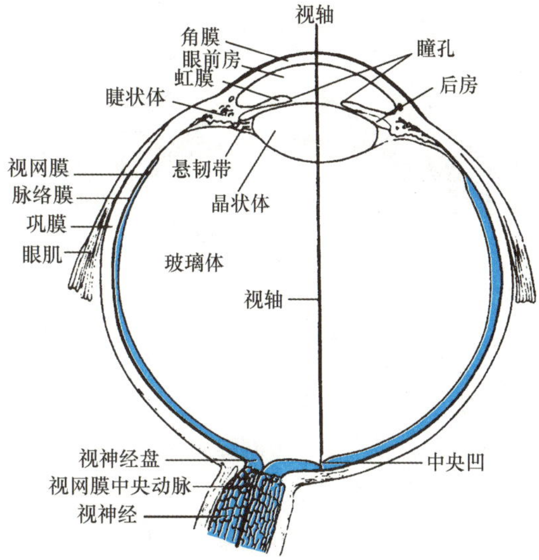

图 9-1 眼球的水平切面（右眼）

眼的成像原理与凸透镜的成像原理相似，但要复杂得多，因为它的折光系统不是一个简单的单球面折光体，而是由一系列折射率和折射面不同的复杂的折光系统组成。因此，要利用光学计算原理精确地分析和描述眼的折光情况是相当困难的。为了便于理解和易于应用，有学者设计出简化眼（reduced eye）的人工模型。简化眼是假定眼球的前后径为 20mm，内容物是均匀的单球面折光体，光线由空气进入眼内只在球形界面处折射一次，折射率为 1.333，节点 *n* 在角膜后方 5mm 处，后主焦点 *b* 在节点后方 15mm 处，正相当于人眼视网膜的位置。这个模型和正常安静时的人眼一样，正好能使远处物体发射来的平行光线聚焦在视网膜上形成一个清晰的物像（图 9-2）。

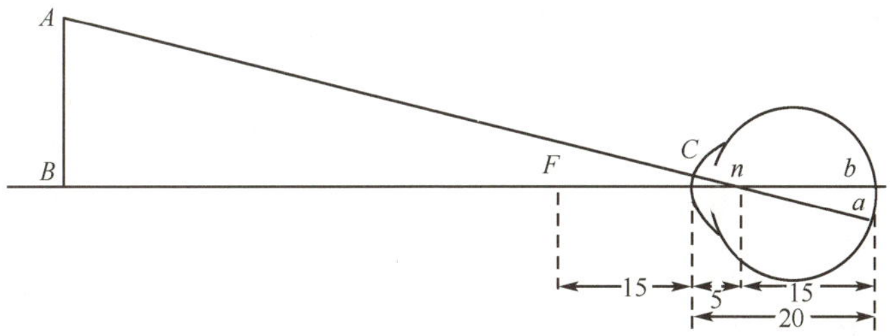

图 9-2 简化眼成像示意图

利用简化眼模型可以很方便地计算出物体在视网膜上成像的大小。如图 9-2 所示，根据相似三角形原理，计算公式如下：

$$\frac{AB\text{（物体的大小）}}{Bn\text{（物体至节点距离）}}=\frac{ab\text{（物像的大小）}}{nb\text{（节点至视网膜距离）}}$$

公式中 *nb* 不变，为 15mm，若已知物体的大小和它与眼球的距离，就可计算出物像的大小。因此视网膜上物像的大小不仅与物体的大小有关，也与物体和眼的距离有关。

（二）眼的调节

人眼能看清 6m 以外的物体，这是由于远处物体发出的光线近似于平行，眼无须进行调节（即处于静息状态），光线经折射后恰好聚焦在视网膜上。随着物体的移近，物体发出的光线会越来越辐散，但通过眼的调节作用，仍可使近处辐散的光线在视网膜上形成清晰的物像。这是因为眼在看近物时进行了调节的缘故。人眼的调节包括晶状体的调节、瞳孔的调节和双眼球会聚。

1. 晶状体调节　晶状体是一个富有弹性的双凸透镜的透明体，其四周借睫状小带与睫状体相连。睫状体内有平滑肌，称为睫状肌，受动眼神经中的副交感纤维支配。当眼看远物时，

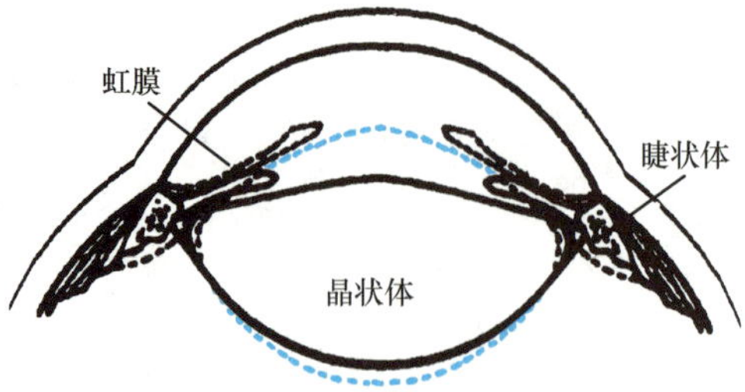

图 9-3 视近物时晶状体和瞳孔的调节

虚线表示视近物进行调节时晶状体和虹膜的位置

睫状肌处于松弛状态，这时睫状小带拉紧，晶状体被牵拉成扁平状，这时的平行光线经折射后恰好成像在视网膜上，所以能看清远物。当看近物时，由于物体发出的光线呈辐射状，如果眼仍处于安静状态，则物像将落在视网膜的后方，造成视物不清，此时必须经过晶状体的调节才能看清近物。其调节的过程：当看近物时，视网膜上模糊物像的信息传至视觉中枢，反射性地引起动眼神经中的副交感纤维兴奋，使睫状肌收缩，从而使睫状小带松弛，晶状体因其自身的弹性而变凸（以前凸起较为明显），折光力增强，使物像前移，恰能成像于视网膜上（图 9-3）。

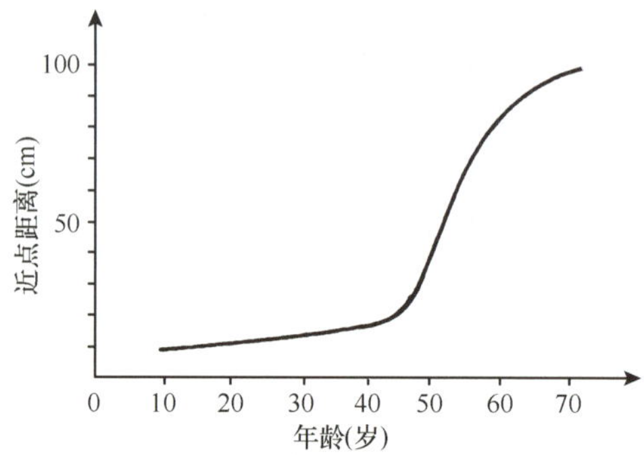

图 9-4 近点与年龄的关系

晶状体的调节能力是有一定限度的，主要取决于晶状体的弹性，弹性越好，晶状体凸起的能力就越强，所能看清的物体的距离就越近。晶状体的调节能力用近点来表示。近点是指眼在尽最大调节时能看清物体的最近距离。近点越近，表示晶状体的弹性越好，调节能力越强。晶状体的弹性随年龄的增长而减弱，调节力减弱，近点也因而变远(图 9-4)。例如，8 岁、20 岁和 60 岁的人的近点分别是 8.6cm、10.4cm 和 83.3cm。由于年龄的原因造成晶状体的弹性明显降低的人，看远物清楚，看近物则困难，这种现象称为老视，即老花眼。老视眼看近物时可佩戴凸透镜进行矫正。

2. 瞳孔的调节　瞳孔的大小可以调节进入眼内的光线量。瞳孔调节包括两种反射：一种是看近物时，可反射性地引起双侧瞳孔缩小，这种现象称瞳孔近反射。其意义是调节进入眼内的光线量和减少折光系统的球面像差和色像差，使成像清晰。另一种称瞳孔对光反射，即光线强时瞳孔缩小，光线弱时瞳孔扩大。其意义是调节入眼的光线量，避免视网膜在强光下受到损害；在弱光下增加进入眼内的光线量，以产生清晰的视觉。瞳孔对光反射的中枢在中脑，临床上检查瞳孔对光反射，可以判断中枢神经系统病变的部位、全身麻醉的深浅度及病情的危重程度等。

3. 双眼球会聚　当双眼注视一个由远移近的物体时，两眼视轴向鼻侧会聚的现象，称为双眼球会聚，也称辐辏反射。其意义是能使视网膜成像对称，避免发生复视，以产生清晰的视觉。

● 案例 9-1

患者，男，66 岁。双眼视力下降 2 年。2 年前患者出现双眼视力下降，症状逐渐加重，伴单眼复视、视力疲劳及色觉改变。视力：右眼 0.2，左眼 0.3；双眼晶状体混浊。初步诊断：双眼年龄相关性白内障。

问题： 1. 什么是白内障？

2. 年龄相关性白内障发病的相关因素有哪些？

分析： 1. 白内障是指晶状体透明度降低和（或）颜色改变所导致的光学质量下降的退行性改变。

2. 年龄相关性白内障病因复杂，是多种因素长期综合作用导致的晶状体退行性改变。年龄、职业、紫外线照射、过量饮酒、吸烟、营养状况、糖尿病、高血压等均为年龄相关性白内障的相关致病因素。

（三）眼的折光异常

正常人眼安静时对来自远处物体的平行光线无须调节即能成像于视网膜上，因而能看清远物；近处物体只要离眼的距离不小于近点，经过眼的调节也能成像于视网膜上形成清晰的物像，这种眼称为正视眼（emmetropia）。若由于眼的折光能力异常或眼球形态异常，使平行光线不能在视网膜上成像，这种眼称为非正视眼（ametropia），也称为屈光不正，包括近视眼、远视眼和散光眼（图9-5）。

1. 近视　近视的发生是由于眼球前后径过长（轴性近视）或折光系统的折光能力过强（屈光性近视）引起，故远物发出的平行光线被聚焦在视网膜的前方，因而在视网膜上形成模糊的像。近视眼看近物时，由于近物发出的是辐散光线，故眼不需要调节或只作较小程度的调节，就能使光线聚焦在视网膜上。因此，近视眼的近点小于正常眼。近视眼可用凹透镜加以矫正。

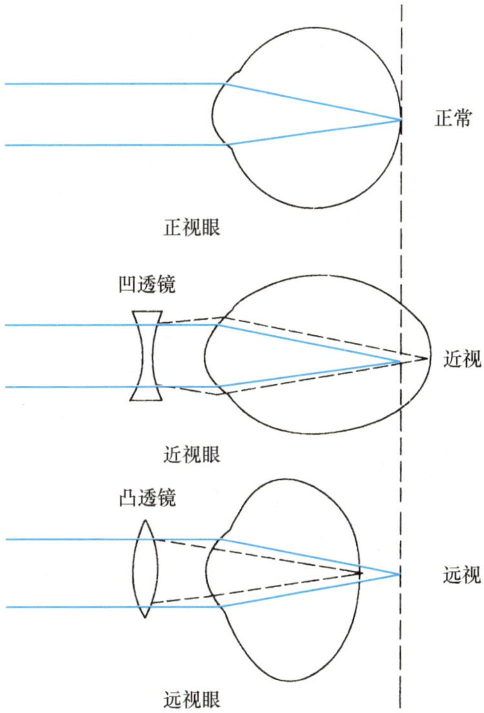

图9-5　眼的折光异常及其矫正

实线为矫正前折射情况；虚线为矫正后折射情况

链接

假性近视及预防

假性近视是青少年常见的一种视觉异常，由于近距离用眼，睫状肌过度紧张，从而导致痉挛，晶状体凸度增大、变厚，即使看远物时仍处于紧张调节状态，晶状体无法恢复到原有的厚度，物像变得模糊，从而形成假性近视。预防假性近视的措施主要有减少近距离用眼时间，多做户外运动，或适当放眼远眺，做眼保健操。假性近视如果早预防、早治疗，可避免发展为真性近视。

2. 远视　是由于眼球前后径过短（轴性远视）和折光系统的折光能力过弱（屈光性远视）引起，使来自远物的平行光线聚焦在视网膜的后方，因而不能清晰地成像于视网膜上。常见于眼球发育不良、多系遗传因素。远视眼在安静状态下看远物时，经过眼的调节才能使物像落在视网膜上；看近物时需要作更大程度的调节才能看清物体。可见，远视眼无论看近物还是看远物，都需要调节，故容易产生疲劳，近点比正常眼远。远视眼可用合适的凸透镜加以矫正。远视眼与老花眼在使用凸透镜矫正时有所不同，老花眼只在看近物时才需要凸透镜矫正，而远视眼不论看近物还是远物均需用凸透镜矫正。

3. 散光　正常眼内折光系统的各折光面都是正球面，球面上各经线上的曲率都相等，从而使到达角膜表面各个点上的平行光线经折射后均能聚焦于视网膜上。散光是由于角膜表面不呈正球面所致，即角膜表面不同方位的曲率半径不相等，平行光线进入眼内不能在视网膜上形成焦点，造成视物不清或物像变形。规则散光通常用柱面镜加以矫正。

二 视网膜的感光功能

来自外界物体的光线，通过眼的折光系统进入眼内并在视网膜上形成物像，这是一种物理现象，它只有被视网膜上的感光细胞所感受，并转变成生物电信号传入中枢，经视觉中枢分析处理后才能形成主观意识上的感觉。

（一）视网膜的结构特点

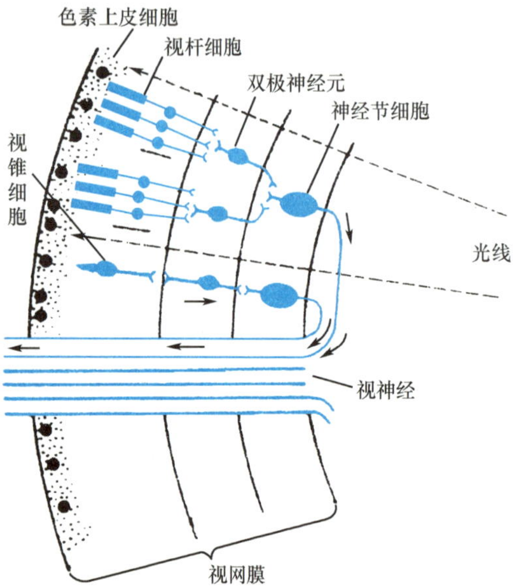

图 9-6 视网膜结构示意图

视网膜是位于眼球壁最内层的组织，具有感光功能，厚度仅 0.1 ～ 0.5mm，但结构十分复杂。视网膜在组织学上可分为 10 层结构，但主要由 4 层细胞组成（图 9-6），由外向内依次为色素细胞层、感光细胞层、双极细胞层和神经节细胞层。

在视网膜中，存在两种感光换能系统，即视杆系统和视锥系统。视杆系统由视杆细胞和与它们相联系的双极细胞及神经节细胞等组成；视锥系统由视锥细胞和与它们相联系的双极细胞及神经节细胞组成。两种感光系统中能感受光线刺激的感光细胞是视杆细胞和视锥细胞，它们的细胞内都含有大量的感光色素。两种感光细胞都通过终足与双极细胞发生突触联系，双极细胞再和神经节细胞联系，这种纵向联系是视觉信息传递的重要结构基础。人一侧眼的视网膜中有 1.2×10^8 个视杆细胞和 6×10^6 个视锥细胞，而一侧视神经中仅有 1.2×10^6 根视神经纤维。因此，感光细胞通过双极细胞到神经节细胞总的会聚程度为 105 ：1。在视网膜的周边区可见 250 个视杆细胞经少数几个双极细胞会聚于一个神经节细胞；而在中央凹处常见一个视杆细胞仅与一个双极细胞相联系，之后又与一个神经节细胞相连接。感觉通路中会聚程度越低，其感觉分辨能力就越高；会聚程度越高，其感觉分辨能力越低。因此视锥系统比视杆系统的分辨能力高。神经节细胞的轴突构成视神经，在视神经穿过视网膜的地方形成视神经乳头，此处没有感光细胞，故没有感光功能，是生理盲点（blind spot）。如果一个物体的成像正好落在此处，人将看不到该物体。但正常时由于用双眼视物，一侧视野中的盲点可被对侧眼的视野所补偿，因此平时人们并不能感觉到自己视野中有盲点的存在。

1. 视杆细胞　主要分布于视网膜的周边部分，对光的敏感性较高，能在昏暗环境中感觉弱光刺激而引起视觉，但对物体细微结构分辨能力较低，不能分辨颜色，故称为暗视觉系统。自然界中以夜间活动为主的动物如鼠、猫头鹰等，视网膜上只有视杆细胞。

2. 视锥细胞　高度集中于视网膜中央凹处，且此处仅见视锥细胞，无视杆细胞。视锥细胞对光的敏感性较差，只在较强的光线刺激下才发生反应，能分辨颜色，且对所视物体细微结构具有较高的分辨能力，其主要功能是白昼视物，这种视觉功能称为明视觉系统。某些白昼活动的动物如鸡，视网膜上只有视锥细胞。

（二）视杆细胞的感光原理

经证实，视锥细胞与视杆细胞在光线的作用下，两类感光细胞内部都发生了一系列光化学反应。其中对视杆细胞的光化学反应研究较多。

19 世纪末，就有人从视网膜中提取出一定纯度的视色素，即视紫红质（rhodopsin），它是视杆细胞内的感光物质，是由一分子视蛋白与一分子视黄醛共同组成的结合蛋白质。当光线照射视紫红质时，可使之迅速分解为视蛋白与视黄醛，这是一个多阶段反应，其颜色也由红色变为黄色，最后变为白色。视黄醛在光照条件下其分子构象会发生改变，即它在视紫红质分子中本来呈 11- 顺型，是一种较弯曲的分子构象，光照时变为全反型，是一种较直的分子构象。视黄醛分子构象的这种改变，又会引起视蛋白分子构象的变化，经过较复杂的信号传递系统的活动，可诱发视杆细胞产生感受器电位，较特殊的是视杆细胞的感受器电位是一种超极化型的电位变化。这种超极化型感受器电位的产生，是光刺激在视网膜中转换为电信号的关键一步。以这种电位变化为基础，在视网膜内经过复杂的电信号传递过程，最终诱发神经节细胞产生动作电位，然后传入中枢。

在生理情况下，视紫红质的光化学反应是可逆的，两者处于动态平衡状态，其反应的平衡点决定于光照的强度。当受强光线照射时，视紫红质分解为视蛋白和全反型视黄醛，视紫红质的分解远远大于合成速度，视杆细胞内的视紫红质含量很少，使视杆细胞对光线的刺激不敏感，甚至失去感光能力；当光线较暗时，视黄醛首先由全反型转变为 11- 顺型，再与视蛋白结合成视紫红质，合成速度大于分解速度，视杆细胞内的视紫红质增多，从而对光线的感受能力增强，能感受弱光刺激。维生素 A 经代谢可转变成视黄醛。在视紫红质分解与再合成的过程中，会有一部分视黄醛被消耗，要依靠体内储存的维生素 A 来补充（相当部分储存于肝）。体内储存的维生素 A 最终要从食物中获得，如果长期维生素 A 摄入不足，就会影响人在暗光下的视力，而引起夜盲症（图 9-7）。

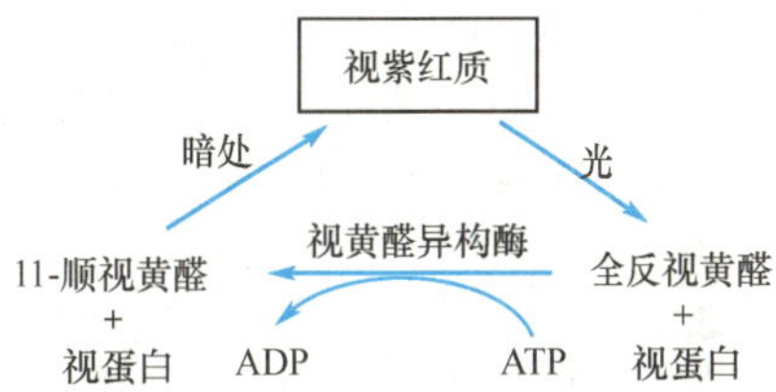

图 9-7　视紫红质的光化学反应

链接

夜　盲　症

夜盲症就是在夜晚或暗环境下视力很差或完全看不见东西。造成夜盲症的根本原因是视网膜视杆细胞缺乏合成视紫红质的原料或视杆细胞本身的病变。概括起来有三方面：①暂时性夜盲。由于饮食中缺乏维生素 A 或因某些消化系统疾病影响维生素 A 的吸收，导致视网膜视杆细胞没有合成视紫红质的原料而造成夜盲。这种夜盲是暂时性的，只要多吃猪肝、胡萝卜、鱼肝油等富含维生素 A 的食物，即可补充维生素 A 的不足，很快就会痊愈。②获得性夜盲。往往由于视网膜视杆细胞营养不良或本身的病变引起。常见于弥漫性脉络膜炎、广泛的脉络膜缺血萎缩等，这种夜盲症随着有效的治疗、疾病的痊愈而逐渐改善。③先天性夜盲。系先天遗传性眼病，如视网膜色素变性，视杆细胞发育不良，失去合成视紫红质的功能，因而发生夜盲。

（三）视锥细胞的感光原理与色觉

视网膜上有三种视锥细胞，分别含有三种不同的视锥色素。由于视锥色素中的视蛋白的分子结构不同，决定了与之结合的视黄醛分子对某种波长的光线最为敏感。光线作用于视锥细胞时，也激发细胞产生超极化型感受器电位，最终在相应的神经节细胞上产生动作电位，然后传至中枢。

辨别颜色是视锥细胞的重要功能。色觉是由于不同波长的光线作用于视网膜后在人脑引起的主观感觉，这是一种复杂的物理和心理现象。人眼可分辨约 150 种颜色，但主要是光谱上的红、橙、黄、绿、青、蓝、紫 7 种颜色。人类产生颜色视觉的确切原因尚未完全搞清楚。早在 19 世纪初，Young 和 Helmholtz 提出视觉的三原色学说。该学说认为：人的视网膜上的 3 种视锥细胞，分别含有对红、绿、蓝色光敏感的视色素。当一定波长的光线作用于视网膜时，使 3 种视锥细胞按一定的比例受到刺激，产生不同程度的兴奋，这样的信息传至视觉中枢，就会产生某种颜色的视觉。

三原色学说可以较好地解释色盲和色弱的发生机制。色盲是一种色觉障碍，对全部颜色或部分颜色缺乏分辨能力，因此色盲可分为全色盲和部分色盲。全色盲的人表现为不能分辨任何颜色，只能分辨光线的明暗，呈单色视觉。全色盲的人很少见，较为常见的是部分色盲。临床上常见的是红色盲和绿色盲，表现为不能分辨红色和绿色，其原因可能是由于缺乏对红光和绿光敏感的视锥细胞。色盲绝大多数是由遗传因素引起的，只有极少数是由视网膜的病变引起的。有些色觉异常的产生并不是由于缺乏某种视锥细胞，而只是由于某种视锥细胞的反应能力较弱引起的。这样，会使患者对某种颜色的识别能力较正常人稍差，这种色觉异常称为色弱，色弱常由后天因素引起。

三原色学说无法解释颜色的对比现象，如将蓝色块放在黄色背景上，人们就会感觉此蓝色块特别蓝，而黄色背景也特别黄，这种现象称为颜色对比，而蓝色和黄色则称为对比色或互补色。Hering 于 1876 年提出了对比色学说。他认为，在红、绿、蓝、黄四种颜色中，红色和绿色、蓝色与黄色分别形成对比色。由于任何颜色都是由红、绿、蓝、黄四种颜色按不同比例混合而成，因此对比色学说又称为四色学说。

三 与视觉有关的几种生理现象

（一）视力

眼对物体细小结构的分辨能力，称为视敏度或视力。视力的量度通常以视角的倒数来表示。视角是指物体上两点发出的光线射入眼球后，在节点上相交时形成的夹角（图 9-8）。眼能辨别两点所构成的视角越小，表示视力越好。视角的大小与视网膜像的大小成正比。视力表就是根据这一原理设计的。在距离人眼 5m 处，两个相距 1.5mm 的光点发出的光线射入眼后形成的视角正好为 1 分角，此时在视网膜上的成像正好相当于一个视锥细胞的平均直径。因此，视角为 1 分角的视力为正常视力，按国际标准视力表表示为 1.0，按对数视力表表示为 5.0。

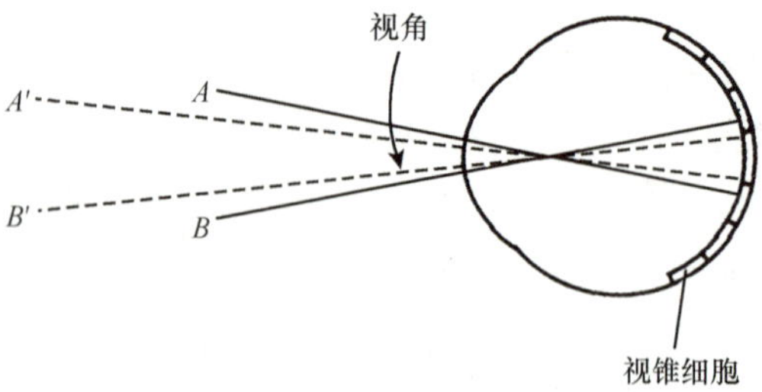

图 9-8 视力与视角示意图

A、B 两个光源发出的光经节点不折射，形成的物像兴奋了两个被隔开的视锥细胞，人眼能分辨为两点；A′、B′ 为远移了的两点光源，形成的物像集中在一个视锥细胞上，人眼不能分辨为两点

（二）视野

单眼固定注视前方一点时，该眼所能看到的空间范围，称为视野（visual field）。正常人

的视野受面部结构的影响，鼻侧和上方视野较小，颞侧和下方视野较大。在同一光照下，不同颜色的视野也不一致，白色视野最大，黄色、蓝色次之，红色再次之，绿色视野最小（图 9-9）。临床上检查视野，可帮助诊断视网膜或视觉传导通路上的某些疾病。

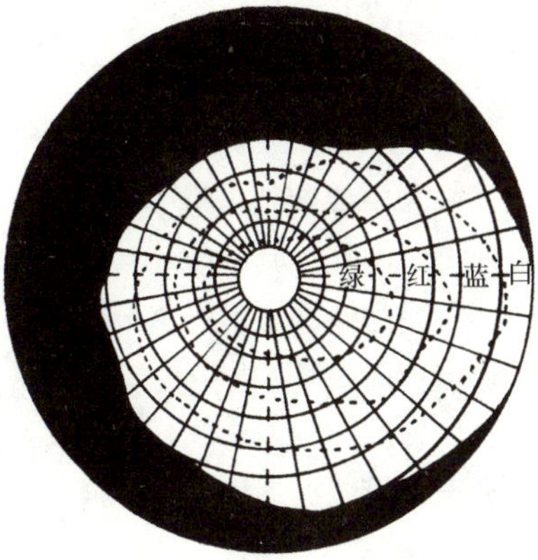

图 9-9 右眼的颜色视野

（三）暗适应与明适应

人长时间在明亮处，当突然进入暗处时，起初看不清任何东西，经过一定时间后，视觉敏感度逐渐升高，在暗处的视觉逐渐恢复，这种现象称为暗适应（dark adaptation）。相反，人长时间在暗处，当突然来到明亮处时，最初感到光亮耀眼，不能看清物体，稍待片刻后才能恢复视觉，这一过程称为明适应（light adaptation）。

暗适应是人眼在暗处对光的敏感度逐渐提高的过程，该过程主要决定于视杆细胞中视紫红质在暗处再合成的速度。由于在亮处，视杆细胞内的视紫红质大量分解，剩余量很少，突然进入暗处，不能看清物体。在暗处，经过一段时间后，视紫红质合成逐渐增多，对弱光的感受能力增强，暗视觉才逐渐恢复。此过程需 25 ～ 30 分钟。明适应过程较快，通常在几秒内完成。明适应是由于在暗处视杆细胞蓄积了大量的视紫红质，到亮处时遇强光而迅速分解，因而产生耀眼的光感，当视紫红质大量分解后，视锥细胞便发挥在亮光下的感光作用。

（四）双眼视觉和立体视觉

两眼同时看物体时所产生的视觉称为双眼视觉（binocular vision）。与单眼视觉相比，双眼视觉的视野扩大，可弥补单眼视觉生理盲点的缺陷，同时形成立体视觉。立体视觉（stereoscopic vision）是指双眼视物时，主观上可产生被视物体的厚度和空间的深度或距离等感觉。其主要原因是两眼存在一定距离，在看同一个物体时，在视网膜上成的像并不完全相同，由于这种视差而造成的并不完全相同的图像信息经过中枢神经系统处理后，才形成立体感的视觉。

第 3 节　听觉器官的功能

听觉的外周感觉器官是耳，它由外耳、中耳和内耳的耳蜗组成。人听觉器官的适宜刺激是频率为 20 ～ 20 000Hz 的声波。声波通过外耳和中耳组成的传音系统到达内耳，经内耳耳蜗的感音换能作用将声波的机械能转变为听神经纤维上的神经冲动，后者沿听神经传到大脑皮质的听觉中枢而产生听觉。

一　外耳和中耳的传音功能

（一）外耳的功能

外耳由耳郭和外耳道组成。耳郭的形状有利于收集声波，起集音作用。有些动物的耳郭可以转动，以探测声源的方向。人耳耳郭的运动能力已经退化，必要时可通过头部运动来帮助判断声源的位置。

外耳道是声波传导的通路，其一端开口于耳郭，另一端终止于鼓膜，其长度约有 2.5cm，具有传音和增压作用。

（二）中耳的功能

中耳主要包括鼓膜、听骨链、鼓室和咽鼓管等结构，主要功能是将声波刺激能量准确高效地传给内耳，其中鼓膜和听骨链在传音过程中还起增压作用。

鼓膜为椭圆形半透明薄膜，面积为 50～90mm^2，厚度约 0.1mm，它的形状如同一个浅漏斗，其顶点朝向中耳，内侧与锤骨柄相连。鼓膜很像电话机受话器中的振膜，是一个压力承受装置，具有较好的频率响应和较小的失真度，它的振动可与声波振动同始同终，几乎没有残余振动，有利于把声波振动如实地传递给听骨链。

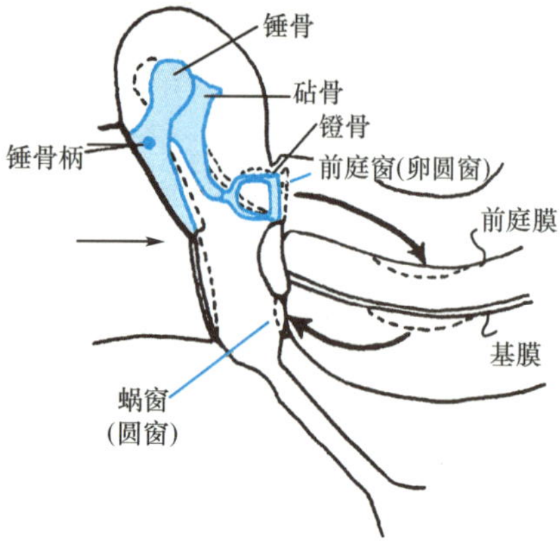

图 9-10　听骨链和耳蜗关系示意图

听骨链由 3 块听小骨构成，从外到内依次为锤骨、砧骨和镫骨（图 9-10），锤骨柄附着于鼓膜内面，镫骨底板和前庭窗膜相连，砧骨居中。3 块听小骨形成一个固定角度的杠杆，其中锤骨柄为长臂，砧骨长突为短臂，支点的位置刚好在整个听骨链的重心上，因此在能量传递过程中惰性最小，效率最高。

声波由鼓膜经过听骨链到达卵圆窗膜时，其振动的压强增大而振幅稍减小，这就是中耳的增压作用。其原因主要有两个方面：①鼓膜的实际振动面积约为 59.4mm^2，而卵圆窗膜的面积只有 3.2mm^2，两者之比约为 18.6 ∶ 1；②听骨链杠杆的长臂与短臂之比为 1.3 ∶ 1，因此经听骨链杠杆作用后，短臂一侧的压力将比长臂侧增大 1.3 倍。通过以上两方面的共同作用后，在整个中耳传递过程中总的增压效应为 24.2 倍，而振幅约减小 1/4。

咽鼓管是连接鼓室和鼻咽部之间的通道，其鼻咽部的开口常处于闭合状态，在吞咽或张大口时，由于鼻咽部某些肌肉的收缩，可使管口开放。咽鼓管的主要功能是调节鼓室内空气的压力，使之与外界大气压保持平衡，这对于维持鼓膜的正常位置、形状和振动性能具有重要意义。如果由于某种原因（如炎症）使咽鼓管发生阻塞，鼓室内的空气将由于被组织吸收而使压力降低，引起鼓膜内陷，会使患者出现耳闷、耳聋、鼓膜疼痛等症状，从而使听力受到影响。

（三）声波传入内耳的途径

声音是通过气传导与骨传导两种途径传入内耳的。

1. 气传导　声波经外耳道空气传导引起鼓膜振动，再经听骨链和卵圆窗膜进入耳蜗，这种传导方式称为气传导（air conduction），是声波传导的主要途径。此外，鼓膜的振动也可引起鼓室内空气的振动，再经圆窗膜传入耳蜗。但是这种气传导在正常情况下并不重要，只是当听骨链运动障碍时才起部分代偿作用，但这时的听力较正常时大为降低。

2. 骨传导　声波直接引起颅骨的振动，从而引起耳蜗内淋巴的振动，这种传导方式称为骨传导（bone conduction）。在正常情况下，骨传导的效率比气传导的效率低得多，因此在正常听觉中其作用很小。但是当鼓膜或中耳病变引起传音性耳聋时，气传导明显受损，而骨传导却不受影响，甚至相对增强；当耳蜗病变引起感音性耳聋时，气传导和骨传导的作用均受损。临床上常借助音叉检查患者气传导和骨传导的情况，帮助判断听觉障碍时病变的部位和原因。

二 内耳的感音功能

内耳又称迷路，包括耳蜗和前庭器官两部分，耳蜗的主要作用是把传递到耳蜗的机械振动转变为听神经纤维的神经冲动。前庭器官与平衡感觉有关。

耳蜗由一条骨质的管道围绕一锥形骨（耳蜗轴）盘旋而成。在耳蜗管的横断面上有两个分界膜，一为斜行的前庭膜，另一为横行的基底膜。此二膜将管腔分为前庭阶、鼓阶和蜗管（图 9-11）。前庭阶和鼓阶内都充满外淋巴，它们在耳蜗底部分别与卵圆窗膜和圆窗膜相接，而在蜗顶部通过蜗孔相沟通。蜗管是一个充满内淋巴的盲管。基底膜上有声音感受器称为螺旋器(spiral organ of Corti)或柯蒂器(organ of Corti)，其横断面上可见数行纵向排列的毛细胞，每个毛细胞的顶部都有数百条排列整齐的听毛，有些较长的听毛其顶端埋植在盖膜的胶冻状物质中，盖膜的一侧与耳蜗轴相连，另一侧游离并悬浮在内淋巴中。这样的结构使得毛细胞的顶部与内淋巴相接触，而底部与外淋巴相接触，毛细胞的底部有丰富的神经末梢。

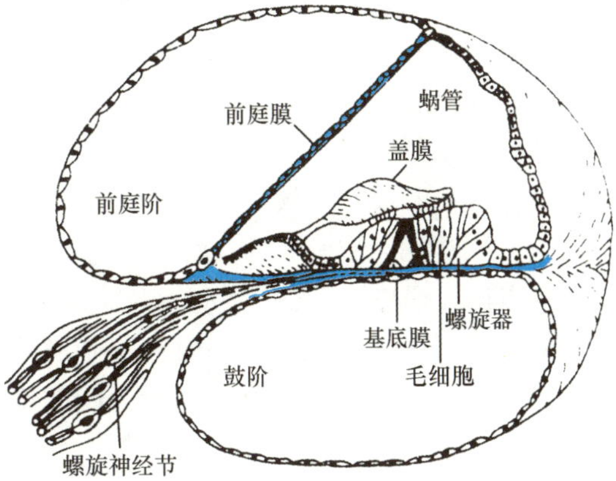

图 9-11　耳蜗的横断面示意图

（一）基底膜的振动与行波学说

内耳的感音作用是把传到耳蜗的机械振动转变为蜗神经的神经冲动，即将机械能转换为生物电能。在这一转变过程中，耳蜗基底膜的振动起着关键作用。

当声波振动通过听骨链到达卵圆窗膜时，压力变化立即传给耳蜗内的液体和膜性结构。如果卵圆窗内移，前庭膜和基底膜也将下移，最后鼓阶的外淋巴压迫圆窗膜，使之外移；相反，当卵圆窗膜外移时，则整个耳蜗内的淋巴和膜性结构均作反方向的移动，如此反复，形成振动。在基底膜振动时，基底膜与盖膜之间的相对位置也会随之发生相应的变化，从而使毛细胞受到刺激而引起生物电变化。

进一步的观察表明，基底膜的振动是以行波的方式进行的，即内淋巴的振动首先引起靠近蜗底的基底膜振动，然后以行波的形式沿基底膜向耳蜗的顶部传播，就像人在抖动一条绸带时，行波沿绸带向远端传播一样。不同频率的声波引起的行波都是从基底膜的底部开始的，但频率不同，行波传播的远近和最大振幅出现的部位也不同。声波振动频率越高，行波传播越近，引起最大振幅出现的部位越靠近蜗底部；反之，声波频率越低，则行波传播越远，最大振幅出现的部位越靠近蜗顶部，这是行波学说的主要论点，也是被认为耳蜗能区分不同声音频率的基础，即耳蜗的底部感受高频声波，耳蜗的顶部感受低频声波。在动物实验和临床研究中都已得到证实，如耳蜗底部受损时，主要影响高频听力；而耳蜗顶部受损时，则主要影响低频听力。

（二）耳蜗的生物电现象

当行波引起基底膜的振动时，毛细胞的顶端和盖膜之间发生交错的移位运动，引起毛细胞听毛弯曲，这种机械变化会引起毛细胞兴奋，使耳蜗及与之相连的蜗神经纤维产生一系列的电变化。

1. 耳蜗内电位　在耳蜗未受到声波刺激时，从内耳不同部位的结构中，可以引导出电位差。如将参考电极接地并插入鼓阶（存在外淋巴），使之保持零电位，将测量电极插入蜗管内（存在内淋巴），可测得电位为 +80mV，这一电位称为耳蜗内电位（endocochlear potential，EP）或内淋巴电位（endolymphatic potential）。而此时毛细胞的静息电位为 -80 ～ -70mV。这样蜗管内与毛细胞的静息电位差可达 150 ～ 160mV。耳蜗静息电位是产生其他电变化的基础。

2. 耳蜗微音器电位　当耳蜗受到声波刺激时，在耳蜗及其附近的结构所记录到一种与声波的频率和幅度完全一致的电位变化，称为耳蜗微音器电位（cochlear microphonic potential，CMP）。耳蜗微音器电位呈等级式反应，其电位随刺激强度的增大而增大。耳蜗微音器电位无真正的阈值，没有潜伏期和不应期，不易疲劳，不发生适应现象。实验证明，耳蜗微音器电位是耳蜗受到声波刺激时，由多个毛细胞产生的感受器电位的复合型电位变化，这种电位变化可以诱发蜗神经纤维产生动作电位。

3. 蜗神经动作电位　耳蜗对声波刺激的一系列反应中最后出现的电变化就是蜗神经动作电位。它是耳蜗对声波刺激进行换能和编码作用的总结果，其作用是向听觉中枢传递声波信息。

蜗神经动作电位的波幅和形状并不能反映声音的特性，但它可以通过神经冲动的节律、间隔时间以及发放冲动的纤维在基底膜上起源的部位等，来传递不同形式的声音信息。作用于人耳的声波是多种多样的，由此所引起的蜗神经纤维的冲动及其序列的组合也是十分复杂的，对不同声波频率和强度的分析还需要中枢神经系统活动的参与。

耳蜗及蜗神经的生物电现象可归纳为：耳蜗在没有声波刺激时存在静息电位，当有声波刺激时，在静息电位的基础上，使耳蜗毛细胞产生微音器电位，进而触发蜗神经产生动作电位，该神经冲动沿着蜗神经传入听觉中枢，经分析处理后引起主观上的听觉。

（三）听阈和听域

声音起源于发音体的振动，但不是所有的物体振动都能被人耳听到，必须是在一定频率和强度范围内的振动，才能使人产生正常的听觉。对每一频率的声波来说，都有一个刚能引起听觉的最小强度，称为听阈（hearing threshold）；如果振动频率不变，振动强度在听阈以上增加时，听觉的感受也会增强，但超过一定限度时，人的听觉就不能再正常地感受声波中所包含的各种信息，而且还会产生鼓膜的疼痛感，这个限度称为最大可听阈。图 9-12 是以声波频率为横坐标，以声压为纵坐标而绘制成的听力曲线。图中下方曲线为不同频率的听阈，上方曲线为不同频率的最大可听阈，两者所包含的面积范围称为听域。从听域图中可见，人耳最敏感的声波频率范围在 1000 ～ 3000Hz，人类的语言频率也主要分布在 300 ～ 3000Hz。

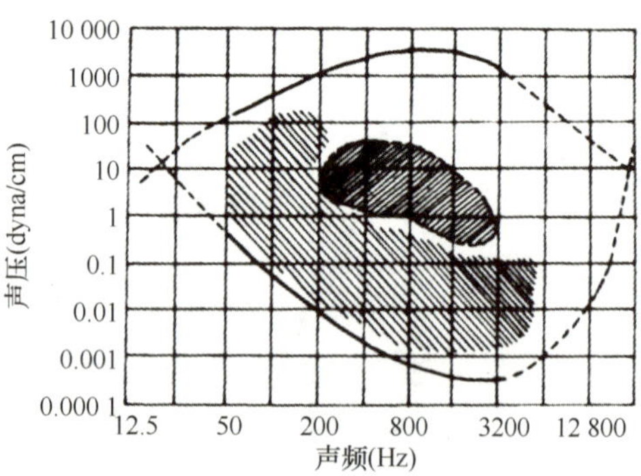

图 9-12　人的正常听域图

中心斜线区代表通常的语言区；下方斜线区代表次要的语音区

第 4 节　前庭器官的功能

前庭器官在结构上属于内耳迷路的一部分，包括三个半规管、椭圆囊、球囊，它们是人体对自身的运动状态及头部空间位置的感受器，在保持身体平衡、维持正常姿势中起重要的作用。

一　前庭器官的感受细胞

前庭器官的感受细胞都是毛细胞，它们具有类似的结构和功能。每个毛细胞的顶部通常都有 60 ～ 100 根纤细的毛，称为纤毛，按一定的形式排列；其中有一根最长，位于细胞顶端的一侧边缘部，称为动纤毛；其余纤毛较短，称为静纤毛，呈阶梯状排列。毛细胞的底部有感觉神经末梢分布。各类毛细胞的适宜刺激是与纤毛发出处平面平行方向的机械力作用。图 9-13 是在一个半规管壶腹中的毛细胞上所做的实验，当动毛和静毛都处于自然状态时，细胞膜内存在着约 -80mV 的静息电位，毛细胞底部的神经纤维上有中等频率的持续放电；当外力使顶部静纤毛倒向动毛侧时，毛细胞膜出现去极化，膜内电位上移到阈电位（-60mV）时，其传入神经纤维上发放的冲动频率增加，表现为兴奋效应；与此相反，当外力使顶部动纤毛倒向静毛侧时，毛细胞膜出现超极化，其传入神经纤维上发放的冲动频率减少，表现为抑制效应。上述现象是前庭器官中所有毛细胞感受刺激的一般规律。

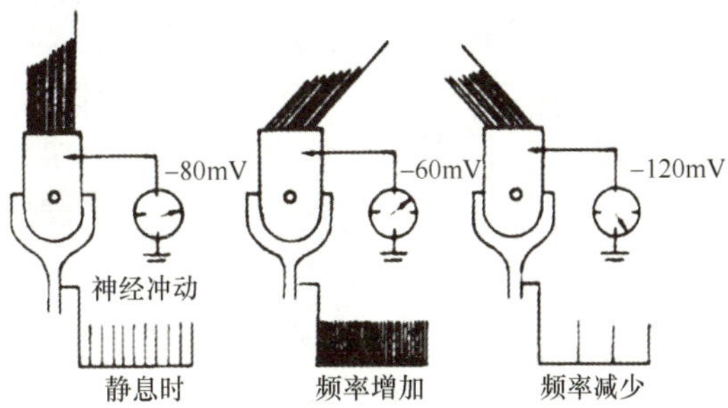

图 9-13　前庭中毛细胞纤毛受力侧弯时对静息电位和神经冲动频率的影响

在正常情况下，机体的运动状态和头部在空间位置的改变都能以特定的方式改变毛细胞纤毛的倒向，使相应的神经纤维发放的冲动频率发生改变，把这些信息传送到中枢，引起特殊运动觉和位置觉，并出现各种躯体和内脏功能的反射性改变。

二　半规管的功能

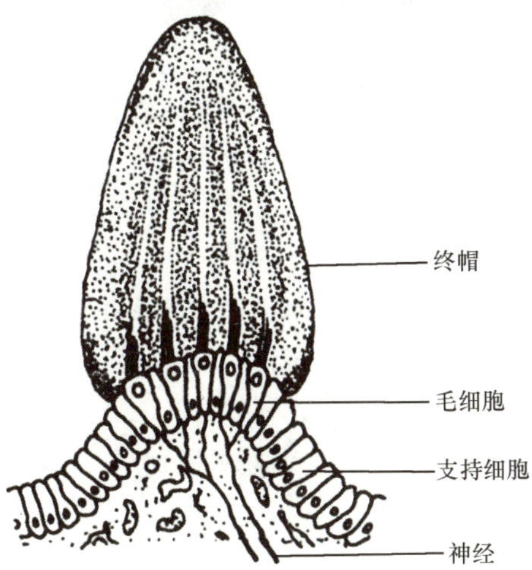

图 9-14　壶腹嵴模式图

人体两侧内耳各有上、外、后三条相互垂直的半规管，分别代表空间的三个平面。每条半规管与椭圆囊连接处都有一个膨大的部位，称为壶腹，壶腹内有一块隆起的结构称壶腹嵴，其中有一排感受性毛细胞，其纤毛较长，外面罩有一种称为终帽的胶状物（图 9-14）。毛细胞上动毛和静毛的相对位置是固定的。当充满于管腔内的内淋巴由管腔向壶腹嵴方向移动时，正好使毛细胞顶部的纤毛由静毛向动毛一侧弯曲，于是引起该壶腹嵴向中枢发放的神经冲动频率明显增加。

半规管的功能是感受旋转变速运动。当躯体旋转开始时，由于内淋巴的惯性作用，它的启动要比人体和半规管本身的运动晚。因此当人体向左旋转时，将使左侧半规管的内淋巴压向壶腹方向，使该侧毛细胞产生较多的神经冲动兴奋；相反，右侧的内淋巴则离开壶腹，使毛细胞抑制而产生的冲动减少。当匀速旋转时，半规管内内淋巴不再流动，于是两侧壶腹中的毛细胞都处于不受刺激状态，中枢获得的信息与不进行旋转时相同。当人体突然停止旋转时，内淋巴由于惯性，两侧壶腹中毛细胞纤毛的弯曲方向和传入冲动情况正好与旋转开始时相反。其他两对半规管，同样也可以感受与来自它们所处平面上方向一致的旋转变速运动的刺激，从而产生不同的旋转运动感觉，并引起姿势反射以维持身体平衡。

三 椭圆囊和球囊的功能

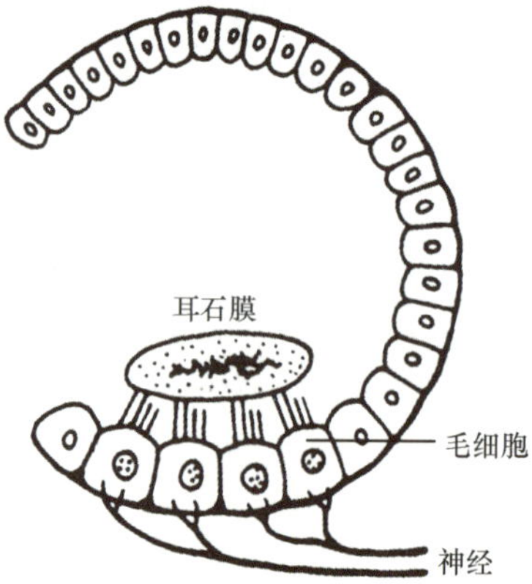

图 9-15 囊斑模式图

椭圆囊和球囊是膜质的小囊，内部充满内淋巴液，囊内各有一个特殊的结构，分别称为椭圆囊斑和球囊斑。囊斑中含有感受性毛细胞，其纤毛常埋植于耳石膜（也称位砂膜）的胶质中（图 9-15）。耳石膜主要由碳酸钙和蛋白质组成，其比重大于内淋巴，因而具有较大的惯性。

椭圆囊和球囊的功能是感受头部的空间位置和直线变速运动。当人体直立而静止不动时，椭圆囊囊斑的平面与地面平行，毛细胞的顶部朝上，耳石膜在纤毛的上方；球囊囊斑则处于垂直位，毛细胞的纵轴与地面平行，耳石膜悬在纤毛外侧。当头部的空间位置发生改变时，或者当人体作直线变速运动时，由于重力或惯性的作用，耳石膜与毛细胞的相对位置将发生改变，可使纤毛发生弯曲，倒向一侧，从而使传入神经纤维发放的冲动发生变化，这种信息传入中枢后，可产生头部空间位置的感觉或直线变速运动的感觉，同时引起姿势反射，以维持身体平衡。

四 前庭反应与眼震颤

当前庭器官受刺激而兴奋时，其传入冲动到达有关的神经中枢后，除引起一定的位置觉、运动觉以外，还能引起各种姿势反射和植物性功能的改变，这种现象称为前庭反应。

（一）前庭器官与姿势反射

当进行直线变速运动时，可刺激椭圆囊和球囊，反射性地改变颈部和四肢肌紧张的强度。例如，当汽车向前开动时，由于惯性，身体会向后倾倒，但在身体向后倾倒之前，会使囊斑毛细胞的纤毛向后弯曲，其传入信息可反射性地使躯干部的屈肌和下肢伸肌的张力增加，从而使身体向前以保持身体平衡。人们在乘电梯上升的过程中，可反射性引起头前倾，四肢伸肌紧张抑制而下肢屈曲，产生两腿“发软”的感觉；电梯下降时，可反射性引起抬头，伸肌紧张加强而下肢伸直，产生两腿“发硬”的感觉。

同样，在进行旋转变速运动时，可刺激半规管，反射性地改变颈部和四肢肌紧张的强度，以维持身体平衡。例如，当人体绕纵轴向左旋转时，可反射性地引起右侧颈部肌紧张加强，左侧减弱，使头向右侧偏移；左侧上、下肢伸肌紧张增强，肢体伸张，右侧上、下肢屈肌紧张增强，肢体屈曲，躯干向右偏移，以防摔倒。可见，当发生直线变速运动或旋转变速运动时，产生的姿势反射结果，常与引起这些反射的刺激相对抗，其意义在于通过产生一定的姿势，保持运动过程中的身体平衡。

（二）前庭器官与内脏反射

当半规管受到过强或过长时间的刺激时，常可引起自主神经系统的功能失调，导致心率加快、血压下降、呼吸频率增加、出汗以及皮肤苍白、恶心、呕吐、眩晕等，称为前庭自主神经反应。主要表现以迷走神经兴奋占优势的反应。对于一些人，这种现象特别明显，如出现晕车、晕船等，这些反应可能是由于其前庭器官的功能过于敏感而引起。

（三）眼震颤

前庭反应中最特殊的是躯体旋转运动时引起眼球不自主的节律性运动，称为眼震颤（nystagmus）。在生理情况下，两侧水平半规管受刺激（如绕身体纵轴旋转）时可引起水平方向的眼震颤，上半规管受刺激（如侧身翻转）时可引起垂直方向的眼震颤，后半规管受到刺激（如前、后翻滚）时可引起旋转性眼震颤。人类在地平面上的活动较多，所以以水平震颤最为常见。水平震颤包括两个运动时相：先是两眼球向一侧缓慢移动，称为眼震颤的慢动相，当移动到眼裂的顶端时，再突然快速地返回到眼裂的中心位置，称为眼震颤的快动相。例如，当头部保持前倾 30° 姿势，人体以垂直方向为轴向左旋转，开始时因内淋巴的惯性滞后移位使左侧壶腹嵴的毛细胞受到刺激而兴奋，右侧则相反，于是出现两侧眼球先缓慢向右侧移动，然后突然返回到眼裂正中，接着又出现新的慢动相和快动相，如此反复不已（图 9-16）。当旋转变为匀速旋转时，由于内淋巴的惯性滞后作用消除，眼球不再震颤而居于眼裂正中。当旋转减速或停止时，内淋巴因惯性而不能立即停止运动，使壶腹嵴产生与开始时相反的压力变化，又引起与旋转开始方向相反的慢动相和快动相组成的眼震颤。检查眼震颤情况，可以帮助判断前庭器官的功能状态。

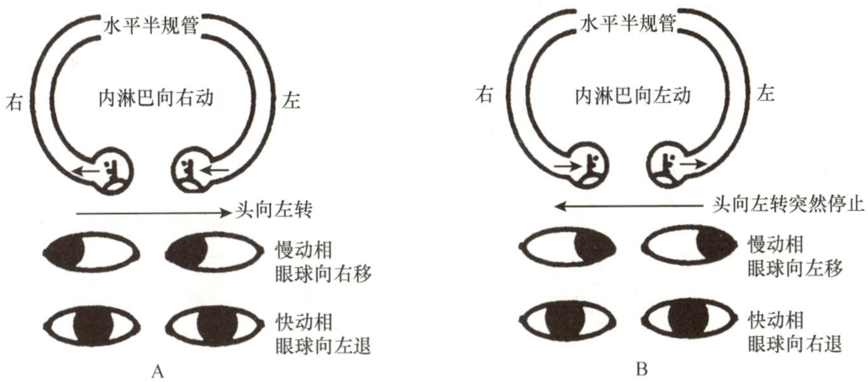

图 9-16 旋转变速运动时水平半规管壶膜嵴毛细胞受刺激情况和眼震颤方向示意图

A. 旋转开始时的眼震颤方向；B. 旋转突然停止后的眼震颤方向

第 5 节 嗅觉和味觉功能

人类之所以能感受自然环境的不断变化，眼的视觉和耳的听觉功能起着主要作用，但除了这两种感觉外，人类还有其他感觉，如嗅觉、味觉等，这些感觉功能对人类的生存生活和发展同样是重要的。

一 嗅觉器官

人的嗅觉器官是嗅上皮，位于鼻腔上鼻道及鼻中隔后上部的鼻黏膜中。嗅上皮由嗅细胞、支持细胞、基底细胞和Bowman腺组成。嗅细胞是一种双极神经元，也是嗅觉感受器所在部位，细胞的游离端（朝向鼻腔的一端）有嗅纤毛，基底端的突起形成嗅丝，属于无髓纤维，穿过筛骨到达嗅球，进而传向更高级的嗅觉中枢，引起嗅觉。

嗅觉感受器的适宜刺激是空气中有气味的化学物质，即嗅质。嗅细胞的纤毛受到这种化学物质的刺激后，可使嗅细胞去极化，并以电紧张方式传播至嗅细胞中枢突的轴突始段而产生动作电位，神经冲动经嗅球传到更高级的嗅觉中枢，引起嗅觉。嗅觉的敏感度常以嗅阈来评定，也就是能引起嗅觉的某种物质在空气中的最小浓度。不同动物的嗅觉敏感度差异很大，即使同一动物，对不同气味的敏感度也不相同。如人的嗅觉，当空气中含人工麝香浓度为 $5\times10^{-9}\sim5\times10^{-6}$mg/L 时可以嗅出，而乙醚则需达到 6mg/L 才能嗅出。人的嗅觉适应较快，当某种气味突然出现时，可引起明显的嗅觉，若这种气味物质持续存在，对该气味的嗅觉很快减弱甚至消失。当对某一气味适应后，对其他气味仍敏感。

二 味觉器官

人的味觉器官是舌，味觉的感受器是味蕾，由味细胞、支持细胞和基底细胞组成，主要分布在舌背部表面和舌缘，口腔和咽部黏膜也有散在的味蕾存在。味细胞是味觉感受细胞，顶端有纤毛，称为味毛，能从味蕾的味孔中伸出，暴露于口腔，是味觉感受的关键部位。

味觉感受器的适宜刺激是食物中有味道的物质，即味质。人类的味觉系统能感受和区分多种味道，这些味道都是由酸、甜、苦、咸和鲜五种基本味道组合而成的。人舌表面的不同部位对不同味刺激的敏感度不一样，一般是舌尖对甜味较敏感，舌两侧对酸味较敏感，舌两侧前部对咸味较为敏感，软腭和舌根对苦味敏感。鲜味由谷氨酸钠所产生，目前对鲜味的认识远不如其他四种基本味觉。味觉的敏感度往往受食物和其他刺激物温度的影响，在 20 ～ 30℃时味觉的敏感性最高。低于或高于这个温度范围，都将使味觉敏感度下降。味觉强度与味质的浓度有关，浓度越高，所产生的味觉越强。此外，味觉强度也与唾液腺的分泌有关，唾液可稀释味蕾处的刺激物，从而改变味觉强度。

人的味觉也有适应现象，当对一种味觉刺激适应后，对其他味觉无影响。机体的味觉不仅能辨别不同的味道，而且个人喜爱的味道常引起愉快的心理和精神反应，可增加食欲，使摄入的营养物质相应增多，故味觉也与摄取营养成分和调节内环境稳态有关。

目标检测

一、选择题

A_1 型题

1. 下列哪一项不属于眼的折光系统（　　）
   A. 角膜　B. 房水　C. 晶状体
   D. 视网膜　E. 玻璃体
2. 对近视眼叙述错误的是（　　）
   A. 因眼球前后径过长所致
   B. 近点较正常眼远
   C. 因折光系统的折光能力超过正常所致
   D. 物像聚焦在视网膜之前
   E. 佩戴凹透镜矫正
3. 视杆细胞的感光特点是（　　）
   A. 感受强光刺激　B. 对光的敏感性高
   C. 视物分辨率高　D. 有颜色的视觉
   E. 能看清物体的细微结构

4. 关于视紫红质的叙述不正确是（　　）
A. 是视杆细胞的感光色素
B. 强光下大多处于分解状态
C. 光越暗，被分解得越少
D. 维生素 A 参与视紫红质的合成
E. 光照时首先影响视蛋白分子改变而导致视黄醛分子构型改变

5. 引起夜盲症的主要原因是（　　）
A. 晶状体调节异常
B. 视神经受损
C. 长期维生素 A 摄入不足
D. 瞳孔调节异常
E. 视锥细胞受损

6. 在同一光照条件下，用不同颜色的目标物所测的视野从大到小的顺序为（　　）
A. 绿、红、蓝、白　B. 红、白、蓝、绿
C. 红、绿、蓝　D. 白、蓝、绿、红
E. 白、蓝、红、绿

7. 听觉的感受器是（　　）
A. 鼓膜与听骨链　B. 内淋巴与蜗管
C. 壶腹嵴　D. 囊斑
E. 耳蜗螺旋器

8. 耳蜗的主要功能是（　　）
A. 集音作用　B. 判断音色作用
C. 声音增压作用　D. 感音换能作用
E. 传音作用

9. 正常人对声音频率的可听范围是（　　）
A. 20 ～ 20 000Hz　B. 100 ～ 6000Hz
C. 1000 ～ 3000Hz　D. 1000 ～ 10 000Hz
E. 5000 ～ 20 000Hz

10. 半规管壶腹嵴的适宜刺激是（　　）
A. 直线匀速运动　B. 直线变速运动
C. 躯体空间位置改变　D. 旋转匀速运动
E. 旋转变速运动

二、简答题

1. 人眼视近物时是通过怎样调节而看清物体的？
2. 简述视网膜上两种感光细胞的分布及功能特点。
3. 简述声波传入内耳的途径。

（孙晓霞）

第 10 章 神经系统的功能

神经系统在人体的功能活动调节中起主导作用，它直接或间接地调节体内各组织细胞、器官和系统的活动，使之相互联系、相互协调成为一个统一的有机整体，从而使机体适应内、外环境的变化，以保持生命活动的正常进行。人脑随着生产劳动和社会生活的发展，在结构和功能上产生了质的飞跃，能够实现学习与记忆、思维、意识、语言等高级神经活动，使人类不仅能被动地适应环境，而且能主动地认识和改造环境。

神经系统通常分为中枢神经系统（central nervous system）和周围神经系统（peripheral nervous system）两部分，前者指脑和脊髓，后者指脑和脊髓以外的神经系统。

第 1 节 神经系统功能活动的基本原理

一 神经元和神经胶质细胞

神经系统内主要含神经细胞（神经元，neuron）和神经胶质细胞（glial cell）两类细胞。神经细胞是神经系统结构和功能的基本单位。神经胶质细胞主要对神经元起支持、保护和营养等辅助作用，可通过再生修复受损的神经组织。

（一）神经元

1. 神经元的基本结构和功能 各类神经元的大小、形态差异很大，但结构上大都由胞体与突起两部分构成，胞体的功能主要是合成神经递质、接受信息、整合信息并发出指令。突起又分树突（dendrite）和轴突（axon）两种，树突短而分支多，主要功能是接受信息的传入，并把信息传向胞体。一个神经元一般只有一个轴突。轴突的起始部分称为始段（initial segment）。此处阈值最低，是神经冲动的发起处。通常树突和胞体接受信息并由胞体进行整合，然后通过轴突将信息传递给另一个神经元或效应器（图 10-1）。

2. 神经纤维及其功能 神经纤维（nerve fiber）是由轴索（轴突和感觉神经元的长树突）外包有神经胶质细胞（构成髓鞘和神经膜）而成的。根据外面有无髓鞘，可分为有髓鞘神经纤维（myelinated nerve fiber）和无髓鞘神经纤维（unmyelinated nervefiber）。有髓纤维是指有髓鞘的神经纤维；无髓纤维是指没有髓鞘，只有一层神经膜的神经纤维。

神经纤维的主要功能是传导兴奋。在神经纤维上传导的兴奋（动作电位）称为神经冲动。神经纤维传导兴奋的特征有四点：①完整性，神经纤维只有在其结构和功能都完整时才能传导兴奋；如果神经纤维受损或被切断，或局部应用麻醉剂都将使兴奋传导将受阻。②绝缘性，一根神经干内含有许多神经纤维，但多条纤维同时传导兴奋时基本上互不干扰。③双向性，在神经纤维上任何一点，人为给予足够强的刺激，引起的兴奋可沿纤维同时向两端传播。但在整体情况下，神经冲动的传导表现为单向性，即由胞体传向末梢或由末梢传向胞体（感觉神经纤维），这是由突触的极性所决定的。④相对不疲劳性，相对突触而言，神经纤维的兴奋传导表现为不易产生疲劳，连续电刺激 9 ～ 12 小时，神经纤维仍然保持传导兴奋的能力。

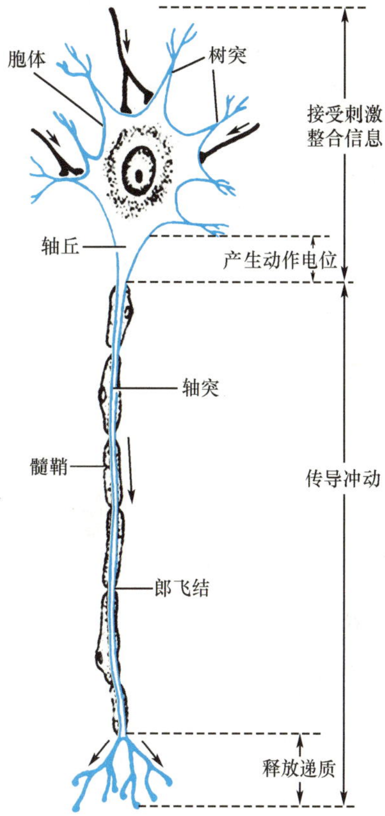

图 10-1　运动神经及其功能示意图

链接

局部麻醉药的作用机制

局部麻醉药是一类应用于局部神经末梢或神经干周围的药物，能可逆性阻断神经冲动的发生和传导，引起局部痛觉暂时消失。作用机制是阻断电压依赖性 Na^+ 通道和 K^+ 通道，使神经传导受阻。常用的有普鲁卡因、丁卡因、利多卡因、布比卡因等。

3. 神经的营养性作用　神经对所支配的组织，除能通过神经冲动快速调控其功能活动外，还能通过其末梢缓慢释放某些物质，改变所支配组织的代谢活动，影响其结构和生理功能。动物实验表明，当神经被切断后，它所支配的肌肉内糖原合成减慢，蛋白质分解加速，肌肉逐渐萎缩。临床上，脊髓灰质炎患者前角运动神经元变性死亡后，它所支配的肌肉也发生萎缩。

（二）神经胶质细胞

神经胶质细胞是组成神经组织的重要成分。它占神经系统体积的一半，数量上为神经元的 10 ～ 50 倍。中枢神经系统内的胶质细胞分为星形胶质细胞、少突胶质细胞、小胶质细胞。周围神经系统内的胶质细胞主要有形成髓鞘的施万细胞和位于神经节内的卫星细胞等。

1. 神经胶质细胞的特征　神经胶质细胞也有突起，但没有树突和轴突之分；因细胞膜上缺少 Na^+ 通道，不能产生动作电位；细胞间有低电阻的缝隙连接，没有化学性突触；有较强的分裂增殖能力；在星形胶质细胞膜上有多种神经递质的受体。

2. 神经胶质细胞的功能

（1）支持、分隔和屏障作用：神经胶质细胞充填于神经元及其突起间的空隙内，构成神经元的网架，起支持作用；星形胶质细胞的突起可覆盖投射到同一神经元群的每一神经末梢，避免不同来源传入纤维的相互干扰，起到隔离中枢神经系统内不同区域的作用；星形细胞的部分突起末端膨大形成血管周足，与毛细血管的内皮紧密相接，构成血－脑屏障。血－脑脊液屏障和脑－脑脊液屏障也是由胶质细胞参与形成的。

（2）修复与再生作用：当脑和脊髓损伤时，小胶质细胞转变为巨噬细胞参与清理变性神经组织碎片，由星形胶质细胞分裂增生，填充缺损，但在脑部增生过强可形成脑瘤。

（3）物质代谢和营养作用：星形胶质细胞通过血管周足细胞的突起连接毛细胞血管与神经元，对神经元起到运输营养物质和排出代谢产物的作用。另外还能产生神经营养因子，维持神经元的生长、发育和功能的完整性。

（4）调节细胞外 K^+ 的浓度：神经元的强烈兴奋，可引起细胞外 K^+ 浓度明显升高，K^+ 可进入胶质细胞并在胶质细胞间扩散，从而维持了细胞外离子浓度的稳定及神经元的正常活动。

（5）参与神经递质及生物活性物质的代谢：星形胶质细胞能摄取谷氨酸和 γ- 氨基丁酸，及时消除此两种递质对神经元的持续作用，并可将其转变为神经元可重新利用的递质前体物质。此外，星形胶质细胞还能合成分泌血管紧张素原、前列腺素、白细胞介素和多种神经营养因子。

链接

超声——打开血 – 脑屏障，治疗严重脑病的曙光

血 – 脑屏障能严格维护大脑内环境的稳态，保护大脑抵御感染、毒素和其他威胁。但是它的存在也让大脑疾病很难治疗。目前科学家发现将超声与微泡结合起来，超声能使微泡挤开组成血 – 脑屏障的细胞，引起血 – 脑屏障渗漏，可以帮助医生将化疗药物递送到恶性脑瘤中。

此外，短暂渗漏还能激活大脑对 β 淀粉样蛋白的炎症应答。将微泡注射到阿尔茨海默病小鼠模型体内，然后用超声束扫描小鼠的整个头骨。在 6 ～ 8 周的治疗后，发现超声疗法的确能够减少淀粉样蛋白斑块，小胶质细胞也清除了更多的 β 淀粉样蛋白，研究人员用 3 项记忆任务对小鼠进行测试，发现小鼠记忆力得到了恢复。

如果这一技术进一步成熟，解决好安全问题，如打开血 – 脑屏障能避免损伤组织、过度的免疫反应或者引起脑出血等，将为大脑疾病的治疗方式带来一场革命。

二 突触传递

人类的中枢神经系统内约含 10^{11} 个神经元，其中仅大脑皮质中神经元就有 140 亿，它们构成了非常复杂的神经网络，神经元与神经元之间最重要、最基本的联系方式是突触（synapse）。突触是神经元与神经元之间、神经元与效应细胞之间传递信息的部位。根据信息传递媒介不同，突触可分为电突触和化学突触。

（一）电突触传递

电突触（electrical synapse）也称为缝隙连接。缝隙连接通道直接沟通两个细胞的细胞质，允许带电离子通过。以离子流为基础的局部电流和突触后电位能以电紧张的形式通过电突触。电突触的传递特点是快速性、双向性和低电阻。其传递主要发生在同类神经元之间，意义是促进同类神经元群的同步化活动。胶质细胞的缝隙连接也很普遍，也具有传递信息的作用。

（二）化学性突触传递

化学性突触一般由突触前膜、突触间隙和突触后膜三部分组成，根据突触前、后两部分之间有无紧密的解剖学关系，可将化学性突触分为定向突触（directed synapse）和非定向突触（non-directed synapse）两种。

1. 定向突触传递　定向突触是指突触前、后两部分之间有紧密解剖关系的突触，即突触前末梢释放的递质仅作用于范围极为局限的突触后膜，如经典的突触和神经 - 肌肉接头。

（1）经典突触的微细结构：通常是由一个神经元的轴突末梢与另一个神经元之间相接触形成的突触。在电子显微镜下，一个神经元的轴突末梢常常分成许多小支，其末端膨大成球状，称为突触小体，贴附在另一个神经元的表面。在此接触处，各有一层膜隔开（图 10-2）。轴突末梢的膜称为突触前膜，厚约 7nm，与之相对的另一个神经元的胞体膜或突起膜称为突触后膜，厚度亦为 7nm，两膜之间为突触间隙，宽 20 ～ 40nm。一个经典的突触由突触前膜、突触间隙与突触后膜三部分构成。在突触小体的轴浆内，含有大量线粒体和囊泡（突触小泡）。囊泡直径 20 ～ 80nm，其内含有高浓度的神经递质。突触的结构与神经 - 肌肉接头的结构极为相似。不同的突触内，所含小泡的形状、大小及递质种类均可不同，这样构成了人体内极为复杂的突触传递。

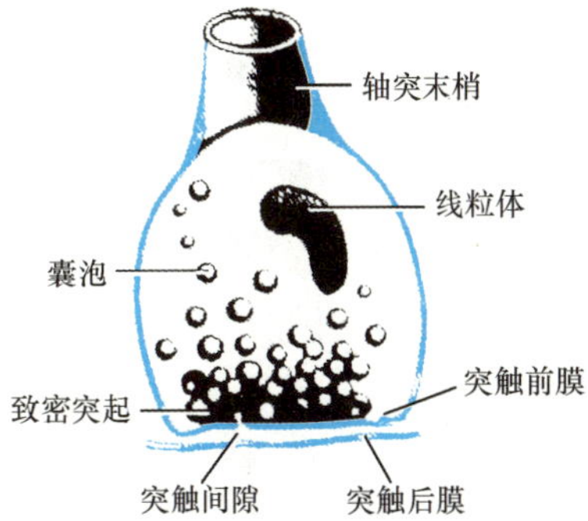

图 10-2　化学突触结构示意图

通常情况下，一个神经元可以通过突触末梢的分支与许多神经元建立联系；同样，它也可以接受许多神经元突触传递的影响。据估计，一个脊髓前角运动神经元，可形成大约 2000 个突触，而一个大脑皮质的神经元，突触数目可达 3 万个左右。

（2）经典突触的传递过程：突触传递（synaptic transmission）是指突触前神经元的信息，通过突触传递给突触后神经元的过程。当神经冲动传到轴突末梢时，突触前膜去极化，引起突触前膜对 Ca^{2+} 的通透性增加，膜外的 Ca^{2+} 进入突触小体。由于 Ca^{2+} 的作用，使囊泡向突触前膜移动、融合、破裂，以出胞的方式将所含的递质释放出来，并通过突触间隙扩散到突触后膜，与后膜上的特异性受体结合，使突触后膜的离子通道开放或关闭，改变了突触后膜对离子的通透性。由于离子的流动，使突触后膜的膜电位发生去极化或超极化变化，产生兴奋性或抑制性的突触后电位，进而引起突触后神经元兴奋或抑制。递质的释放是以囊泡为单位进行的，这种释放形式称为量子式释放。

1）兴奋性突触后电位（excitatory postsynaptic potential，EPSP）：特征是突触后膜出现局部去极化。它的产生是由于突触前膜释放兴奋性递质，与突触后膜的受体结合后，提高了突触后膜对 Na^+、K^+（尤其是 Na^+）的通透性；由于 Na^+ 内流，使突触后膜发生局部去极化，这就是兴奋性突触后电位。EPSP 是局部电位：①如果去极化的幅度足够大，就可以达到阈电位，在突触后神经元的始段诱发动作电位；如果去极化的幅度不够大，虽然达不到阈电位，但这种局部电位也能使突触后神经元兴奋性升高，容易产生动作电位，这种现象称为易化。② EPSP 具有时间总和和空间总和。

2）抑制性突触后电位（inhibitory postsynaptic potential，IPSP）：特点是突触后膜产生超极化。它的产生是由于突触前膜释放抑制性递质，与突触后膜上的受体结合，提高突触后膜对 K^+、Cl^-，尤其是 Cl^- 的通透性，由于 Cl^- 内流，使突触后膜发生超极化，产生抑制性突触后电位。IPSP 也可以总和，它使突触后膜的负值更大。IPSP 降低了突触后膜的兴奋性而出现抑制效应。

2. 非定向突触传递　是指突触前、后两部分之间无紧密解剖关系的突触，即突触前末梢释放的递质可扩散至距离较远和范围较广的突触后结构，此类传递也称为非突触性化学传递。这种传递不在前述的典型突触结构进行，而是在轴突末梢的分支上进行，分支上有许多曲张体，

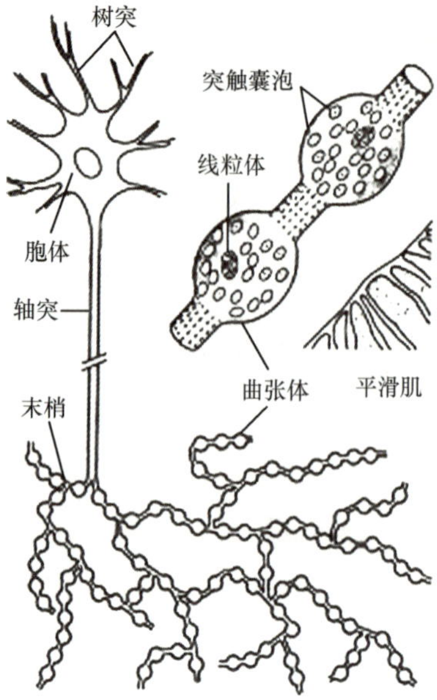

图 10-3　非定向突触传递结构模式图

右上部分示放大的曲张体和平滑肌

内含递质小泡。递质释放后，通过弥散作用到达附近的效应细胞而发挥作用（图 10-3）。中枢神经内，单胺类神经纤维都能进行非突触性化学传递。在外周神经中，以去甲肾上腺素为递质的自主神经-平滑肌接头也是通过这种方式进行的。

与定向突触传递相比，非定向突触传递的特点：①无特化的突触前膜和后膜结构；②递质扩散的距离较远，且远近不等，曲张体与效应器细胞之间的距离一般大于 20nm，有的甚至超过 400nm，所以传递时间较长且长短不一；③一个曲张体释放的递质可作用于较多的突触后成分，且无特定的靶点；④传递效应的产生与否取决于突触后成分上有无相应的受体。

3. 突触的分类突触有不同的分类方法。一般按神经元接触部位不同，可将突触分为轴-体突触、轴-树突触、轴-轴突触等。按对突触后神经元的作用方式不同，分为化学突触和电突触。根据对突触后神经元的作用不同，分为兴奋性突触和抑制性突触等（图 10-4）。

三 神经递质与受体

（一）神经递质

神经递质（neurotransmitter）是指由突触前神经元合成并在末梢处释放，能特异性作用于突触后神经元和效应细胞的受体，并使突触后神经元或效应细胞产生一定效应的信息传递物质。

从上述突触传递过程可以看出，突触传递的实现，必须有递质的参与，现在发现的递质种类很多，按其产生的部位不同，一般分成两大类。

1. 外周神经递质　主要有乙酰胆碱和去甲肾上腺素，其产生部位及生理作用将在本章自主神经功能中介绍。此外，近年来还在胃肠道中发现有嘌呤类或肽类外周神经递质，可影响肠道平滑肌的活动。

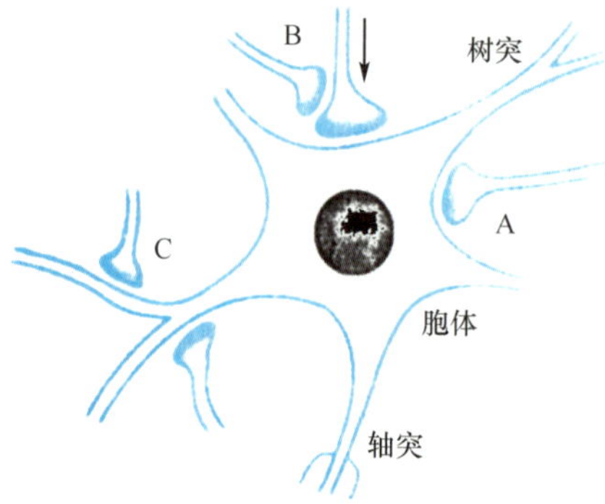

图 10-4　突触类型

A. 轴体突触；B. 轴-轴突触；C. 轴-树突触

2. 中枢神经递质　目前，在中枢神经系统内发现了许多生物活性物质，其中已经确定为递质的主要可分为三类。

（1）胆碱类：乙酰胆碱分布在脊髓前角运动神经元、丘脑后部腹侧的特异性投射神经元、脑干网状结构上行激活系统、尾状核、边缘系统等处。乙酰胆碱是中枢神经系统内分布很广泛、很重要的神经递质。

（2）单胺类：单胺类递质系统指多巴胺、去甲肾上腺素和 5-羟色胺。它们分别组成不同的递质系统。多巴胺系统主要包括黑质-纹状体、中脑边缘系统和结节-漏斗三个部分。脑内的多巴胺主要由中脑的黑质产生。多巴胺系统主要参与对躯体运动、精神情绪活动、垂体内分泌功能、心血管活动等的调节。

去甲肾上腺素递质系统的神经元分布比较集中，主要分布在低位脑干的网状结构内。5-羟色胺递质系统的分布也比较集中，主要位于脑干的中缝核内。

（3）氨基酸类：中枢神经系统内一部分氨基酸是神经递质，其中谷氨酸起兴奋作用，主要分布于大脑皮质和感觉传入系统；γ- 氨基丁酸、甘氨酸起抑制作用，在脊髓、小脑和大脑皮质均有分布。

除上述三类主要的中枢递质外，近来发现肽类递质，如 P 物质、脑啡肽、强啡肽等，它们与感觉兴奋的传递、镇痛等生理过程有关。

（二）神经突触传递受体

在突触后膜上（少数在突触前膜），能与上述递质特异性结合并产生生物效应的特殊生物分子称为突触传递受体。按与不同的天然配体结合进行分类：

1. 胆碱能受体　能与乙酰胆碱结合的突触传递受体称为胆碱能受体。进一步分可分为几个亚型，毒蕈碱受体（M 受体）和烟碱受体（N 受体），M 受体可再分为 M_1 ～ M_5 亚型，N 受体也可再分为 N_1 和 N_2 受体亚型。

2. 肾上腺素能受体　与去甲肾上腺素结合的突触传递受体称为肾上腺素能受体。肾上腺素能受体可分为 α 受体和 β 受体，又可再分为 α_1、α_2 受体亚型和 β_1、β_2、β_3 受体亚型。受体亚型的出现，很好地说明了为什么一种递质作用于多种效应器能产生多种多样的生物学效应。

3. 多巴胺受体　已发现 D_1、D_2、D_3、D_4、D_5 5 种受体，其中 D_1、D_5 受体激活后可升高 cAMP 水平，而 D_2、D_3、D_4 受体激活后可降低 cAMP 水平。

4. 5- 羟色胺受体　5- 羟色胺能神经元胞体主要集中于低位脑干的中缝核内。5- 羟色胺受体多而复杂，已知有 5-HT_1 ～ 5-HT_7 7 种受体，每一种又能分出多个亚型。5- 羟色胺受体多为 G- 蛋白耦联受体。5- 羟色胺系统主要调节痛觉、情绪、睡眠、体温、性行为、垂体内分泌等功能活动。

5. 组胺受体　下丘脑后部的结节乳头核内含组胺能神经元的胞体。组胺的受体有 3 种，即 H_1、H_2、H_3，组胺与 H_1 受体结合后能激活磷脂酶 C，与 H_2 受体结合后能提高细胞内 cAMP 浓度，多数 H_3 受体为突触前受体，通过 G- 蛋白介导抑制组胺或其他递质的释放。

组胺系统可能与觉醒、性行为、腺垂体激素的分泌、血压、饮水和痛觉等调节有关。

6. 氨基酸受体　谷氨酸受体有促离子型和促代谢型 2 种类型。促离子型受体又分 3 个亚型，它们激活时可分别允许 Na^+ 内流、K^+ 外流及 Ca^{2+} 内流。促代谢型受体已发现 11 种亚型。①γ- 氨基丁酸受体：促离子型受体是 Cl^- 通道，激活时 Cl^- 内流；促代谢型受体可激活钾通道，增加 K^+ 外流，引起突触后膜超极化，即产生 IPSP。②甘氨酸受体：是一种 Cl^- 通道，可被士的宁阻断。

7. 神经肽受体　已发现的 NK-1、NK-2 和 NK-3 受体，均能激活磷脂酶 C 而增加 IP_3 和 DC，产生 IPSP。

四 反射活动的基本规律

反射（reflex）是指在中枢神经系统参与下，机体对内外环境变化所做的规律性应答。它是神经系统对各器官系统进行调节的基本方式。

（一）反射的分类

俄国生理学家巴甫洛夫将反射分为非条件反射（unconditioned reflex）和条件反射（conditioned reflex）。非条件反射是先天就存在的反射，是在物种进化过程中逐渐发展起来的，数目有限、比较固定和形式低级，如防御反射、吮吸反射、性反射等。它使人和动物能够初步适应环境，对个体生存和种系生存具有重要意义。条件反射是在非条件反射的基础上经过后天学习和训练而形成的。它是反射的高级形式，其数量无限，可建立，也可消退。条件反射的建立可使人和动物更好地适应环境的变化。

（二）反射中枢

反射中枢是中枢神经系统内调节某一特定生理功能的神经元群。它通过传入神经接受来自感受器的传入冲动，并对传入信息进行整合处理。反射只通过一个突触的称为单突触反射（monosynaptic reflex），其反射时程最短，如腱反射。在中枢经过多次突触传递的反射，称为多突触反射（polysynaptic reflex），人和高等动物体内的大部分反射都属于多突触反射。

（三）中枢神经元的联系方式

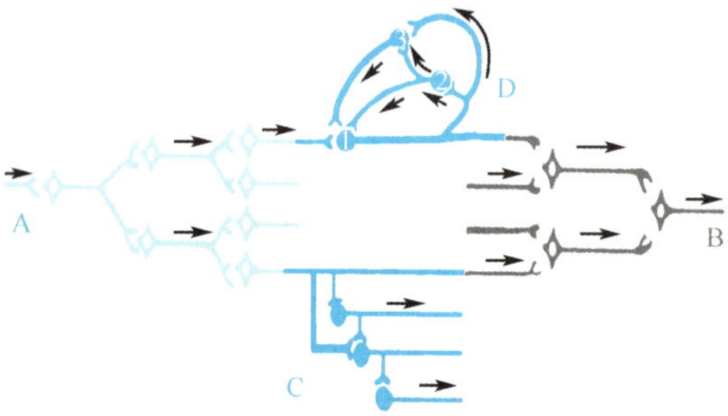

图 10-5　中枢神经元的联系方式

神经元的联系方式有多种，主要有辐散式、聚合式、链锁式、环式等几种（图 10-5）。

1. 辐散式　一个神经元通过轴突分支与多个神经元建立突触联系，称为辐散式联系。它能使一个神经元的活动引起许多神经元发生兴奋或抑制。这种联系方式在感觉传入途径上多见。

2. 聚合式　许多神经元通过轴突末梢与一个神经元发生突触联系，称为聚合式联系。它能使许多神经元的作用集中到同一神经元，从而发生总和或整合作用。聚合式联系在运动传出途径上多见。

3. 链锁式　指神经元之间通过侧支依次连接，形成传递信息的链锁。神经冲动通过这种联系，可以在空间上扩大作用的范围。

4. 环式　一个神经元通过侧支和中间神经元相连，中间神经元的轴突分支反过来直接或间接地再作用到该神经元上，这种联系方式称为环式。若环路内中间神经元是兴奋性神经元，则通过环路式联系使兴奋效应得到增强和时间上的延长，即产生正反馈效应，若环路内的中间神经元是抑制性的神经元，则通过环路式联系使得兴奋效应及时终止，即产生负反馈效应。

（四）中枢兴奋传递的特征

兴奋在反射弧中枢的传播，要经过突触，所以突触传递特征就决定着中枢传递的特征。

1. 单向传递　在反射活动中，突触传递只能向一个方向传递，即从突触前神经末梢传向突触后的神经元，而不能逆传。单向传递是由突触结构的极性决定的。因为，通常情况下，递质是由突触前膜释放的，且通常作用于后膜受体。

2. 中枢延搁　兴奋通过反射中枢时，传递速度较慢，称为中枢延搁。这是因为兴奋经过突触时，需要经历递质的释放、扩散、与突触后膜受体结合、产生突触后电位等一系列过程，因而消耗时间较长。兴奋通过一个突触需时 0.3 ～ 0.5 毫秒，这比兴奋在同样长的神经纤维上传导要慢得多。中枢兴奋通过突触数目越多，反射所需时间就越长。

3. 总和　在中枢神经系统内，由单根纤维传入的一次冲动所释入的递质量很少，相应产生的 EPSP 也小，仅能引起突触后膜的局部去极化，不能产生动作电位。如果在同一纤维上有多个神经冲动相继传入，或者许多传入纤维的神经冲动同时传至同一神经元，则每个冲动所产生的EPSP就能叠加起来，如达到阈电位水平时，便使突触后神经元产生兴奋。前者为时间总和，后者称为空间总和。抑制也可产生总和现象。聚合式联系是产生空间总和的结构基础。总和在中枢神经系统的活动中具有重要的作用。

4. 兴奋节律的改变　如果测定某一反射弧的传入神经和传出神经在兴奋传递过程中的放电频率，结果往往不同。这是因为传出神经的兴奋节律，既受传入神经冲动频率的影响，又与自身的功能状态有关，而且还要受到反射中枢内中间神经元的功能和联系形式的影响。因此，传出神经元放电频率的多少，取决于以上各种因素总和的结果。

5. 后发放　在反射活动中，当传入刺激停止后，传出神经仍继续发放冲动，使反射活动持续一段时间，称为后发放。引起后发放的原因很多，中枢神经元的环路联系是主要原因之一。

6. 对内环境变化敏感和易疲劳　因为突触间隙与细胞外液相通，突触对内环境的各种变化十分敏感，如缺氧、CO_2增多、麻醉剂等均可改变突触部位的传递能力。

用较高频率电流连续刺激突触前神经元几毫秒或几分钟后，突触后神经元的放电频率即很快减少，反射活动也明显减弱。将同样的刺激施加于神经纤维，则神经纤维的放电频率在较长的时间内不会降低。说明突触传递相对容易疲劳是由于反复刺激使递质耗竭造成的。

（五）中枢抑制和中枢易化

在任何反射活动中，神经中枢内既有兴奋活动又有抑制活动，这样反射活动才能得以协调进行。中枢抑制和中枢易化都是一个主动的过程。根据突触抑制的机制不同，抑制可分为突触后抑制和突触前抑制两种。

1. 突触后抑制（postsynaptic inhibition）　是由于突触后膜的兴奋性降低，接受信息的能力减弱所造成的传递抑制。突触后抑制是通过抑制性中间神经元活动引起的。一个兴奋性神经元的活动先兴奋一个抑制性中间神经元，由后者释放抑制性递质使突触后膜产生IPSP，即超极化电位变化，从而使突触后神经元抑制。突触后抑制又分为两种类型：

（1）传入侧支性抑制：传入神经纤维兴奋一个中枢神经元时，经侧支兴奋另一个抑制性中间神经元，从而使另一个神经元抑制。这一现象称为传入侧支性抑制（collateral inhibition），又称交互抑制。例如，引起屈肌反射的传入纤维进入脊髓后，一方面兴奋支配屈肌的运动神经元，另一方面通过侧支兴奋抑制性中间神经元，使支配伸肌的神经元抑制，从而引起屈肌收缩而伸肌舒张，以完成屈肌反射，侧支抑制能使不同中枢之间的活动得到协调。

（2）回返性抑制：一个中枢神经元的兴奋，可通过其轴突侧支兴奋另一个抑制性中间神经元，后者经其轴突返回来抑制原先发动兴奋的神经元及邻近的同类神经元，这种现象称为回返性抑制（recurrent inhibition）。

回返性抑制的结构基础是神经元之间的环路式联系。例如，脊髓前角运动神经元支配骨骼肌时，在轴突尚未离开脊髓灰质之前，发出侧支支配闰绍细胞，闰绍细胞是抑制性中间神经元，其轴突返回，与先发放冲动的运动神经元构成抑制性突触。因此，当脊髓前角运动神经元兴奋时，其传出冲动一方面使骨骼肌收缩，同时又通过闰绍细胞传回到运动神经元，抑制其活动。这是一种负反馈。它的意义在于防止神经元过度和过久地兴奋，促使同一中枢内许多神经元之间相互制约和协调一致。闰绍细胞释放的抑制性递质是甘氨酸。士的宁与破伤风毒素可破坏闰绍细胞的功能，阻断回返性抑制，导致骨骼肌痉挛（图 10-6、图 10-7）。

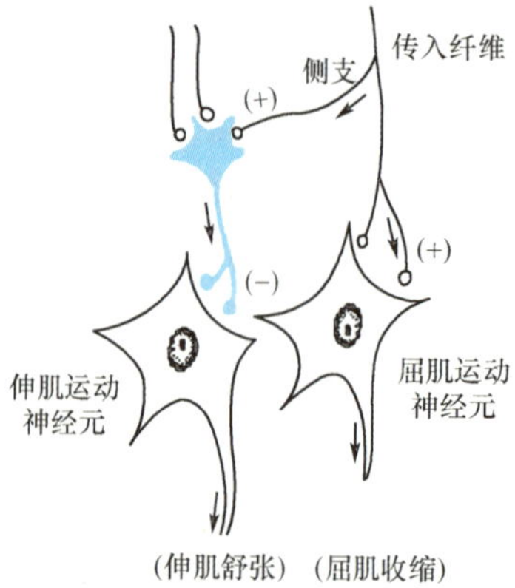

图 10-6　传入侧支抑制模式图

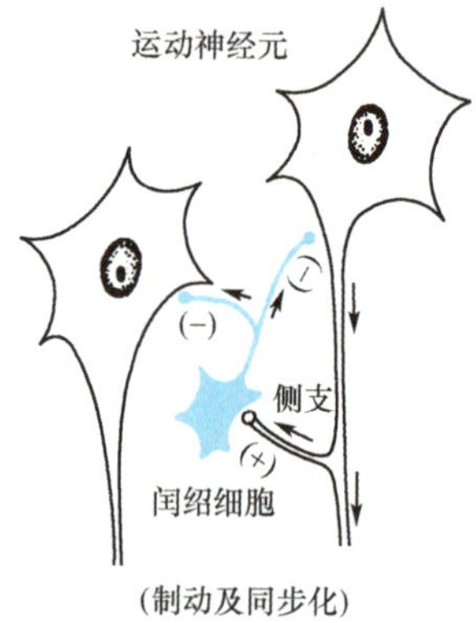

图 10-7　回返性抑制模式图

链接

李煜之死与突触抑制

“春花秋月何时了，往事知多少……问君能有几多愁，恰似一江春水向东流”。五代南唐后主李煜的这阙千古绝唱《虞美人》，招致了杀身之祸。在李煜 42 岁生日这天，被赵炅赐以“牵机药”毒酒鸩杀而亡。文献记载：腰直不起，头足相就，状如牵机而死。这位精于书画、音律，尤以填词著称的李后主服毒酒后出现肌肉强烈收缩、四肢抽搐、颈强直、角弓反张等惊厥表现，呼吸困难进而窒息，其状惨不忍睹。

牵机药就是中药马钱子，又称番木鳖，主要成分为番木鳖碱，即士的宁，士的宁对整个中枢神经系统都有兴奋作用，首先兴奋脊髓的反射功能，其次兴奋延髓的呼吸中枢及血管运动中枢，还能提高大脑皮质感觉中枢的功能。

脊髓前角的抑制性中间神经元——闰绍细胞（Renshaw cell），其释放的抑制性递质甘氨酸作用在运动神经元上，对运动神经元起到抑制作用，从而及时终止运动神经元的活动，或使同一中枢内许多神经元的活动同步化。甘氨酸作用的受体是 Cl^- 通道，可被士的宁阻断，回返性突触后抑制被破坏，脊髓反射兴奋性增高，低剂量给药时轻触皮肤即可引起肌肉震颤，大剂量时可出现强直性惊厥。

知道了马钱子的作用机制，也就不难想象李后主当年的悲惨情景。临床上用到马钱子治病的时候，一定要严格控制用量，防止中毒发生。

● 案例 10-1

患者，男，21 岁。两周前左脚被铁钉扎伤，没有及时处理。以乏力、头痛、咀嚼不便、张口困难继以牙关紧闭、四肢抽搐入院。查体：颈强直，角弓反张，苦笑面容，全身大汗，呼吸困难。

问题： 1. 根据临床表现，患者患的是什么病？

2. 发病机制是什么？

3. 预防和治疗原则是什么？

分析： 1. 根据发病史和临床表现诊断为破伤风。

2. 破伤风梭菌为严格的厌氧菌，能产生破伤风痉挛毒素和破伤风溶血毒素两种外毒素，破伤风痉挛毒素在脊髓前角可阻止抑制性神经递质的释放，使肌肉活动的兴奋与抵制失调，导致屈肌、伸肌同时发生强烈收缩，骨骼肌出现强烈痉挛。

3. 可采用注射百白破三联疫苗主动免疫；迅速对伤口清创扩创；注射精制破伤风抗毒素进行被动免疫预防。

2. 突触前抑制（presynaptic inhibition） 主要是通过改变突触前膜的活动，最终使突触后神经元的 EPSP 降低而引起抑制效应，称为突触前抑制。其结构基础是轴 - 轴突触和轴 - 体突触的联合存在。图 10-8 表示突触前抑制的发生过程。轴突 A 与轴突 B 构成轴 - 轴突触，轴突 A 的末梢又与运动神经元 C 的胞体形成轴 - 体突触。当刺激轴突 A 时，可使神经元 C 产生 EPSP。假如在刺激轴突 A 之前，预先刺激轴突 B，则通过 A、B 轴突之间的轴 - 轴突触可使神经元 C 发生的 EPSP 明显减小，使之不能产生兴奋性而呈现抑制。

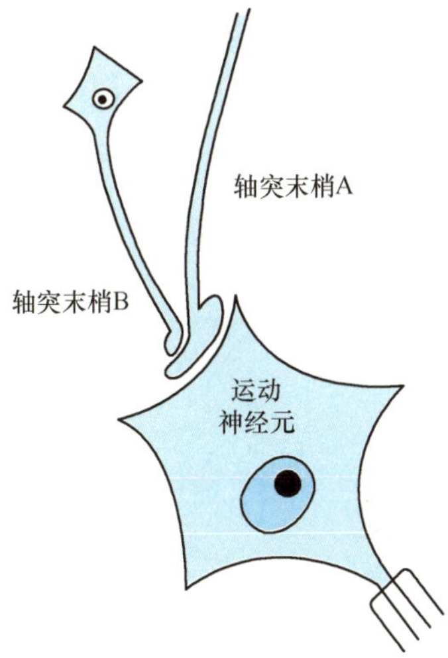

图 10-8 突触前抑制

发生机制是由于轴突 B 末梢释放的兴奋性递质，使轴突 A 末梢部分去极化，也就是使膜电位的绝对值减小。在这种情况下，可使轴突 A 产生的动作电位变小，它与神经元 C 之间的轴 - 体突触释放的递质也减少，从而使运动神经元 C 的兴奋性突触后电位减小。

突触前抑制在中枢神经系统内存在比较广泛，尤其多见于感觉传入系统的各级转换站。此外，从大脑皮质、脑干与小脑等处发出的下行纤维，也可对感觉传导束发生突触前抑制。其生理意义是控制从外周传入中枢的感觉信息，在感觉传入的调节中起重要作用。

第 2 节 神经系统的感觉功能

体内外各种刺激，首先由感受器感知，然后以动作电位的方式沿各自特定的神经通路传向特定的中枢，最后到达大脑皮质的特定区域，经分析形成不同性质的感觉。因此，各种感觉都是由感受器、特定的传入神经及相应中枢的共同活动完成的。

一 脊髓的感觉传导功能

躯体感觉包括浅感觉和深感觉两大类，浅感觉又包括触 - 压觉（触觉和压觉）、温度觉（热觉和冷觉）和痛觉；深感觉为本体感觉，主要包括位置觉和运动觉，其传入通路一般由三级神经元接替。第一级神经元的胞体位于后根神经节或脑神经节中，其周围突起构成外周的感觉传入神经纤维，与感受器相连或以游离神经末梢的形式存在于所支配的组织中，中枢突起进入脊髓或脑干后发出两类分支，一类在不同水平直接或间接通过中间神经元与运动神经元构成反射弧，完成各种反射，另一类经多级神经元接替后向大脑皮质投射而形成感觉传入通路，产生各种不同感觉。

浅感觉传导路径第一级神经元的胞体在脊神经节，其中枢突在后角更换神经元后，第二级神经元的纤维经白质前联合交叉到对侧上行，经脊髓丘脑侧束（痛温觉）和脊髓丘脑前束（轻触觉）上行抵达丘脑腹后外侧核（第三级神经元所在地）；由第三级神经元发出纤维经内囊投射到大脑皮质的中央后回。

深感觉传导路径第一级神经元的中枢突经脊神经后根的内侧部（粗纤维部分）进入脊髓，在同侧后索内形成薄束（传送第 5 胸节以下的感觉）和楔束（传送第 4 胸节以上的感觉）上行到延髓，分别与薄束核和楔束核内的第二级神经元形成突触联系。第二级神经元发出的投射纤维在延髓腹侧交叉到对侧上行，投射到丘脑的腹后外侧核（第三级神经元的胞体所在地）。由第三级神经元发出纤维经内囊投射到大脑皮质的中央后回（图 10-9）。

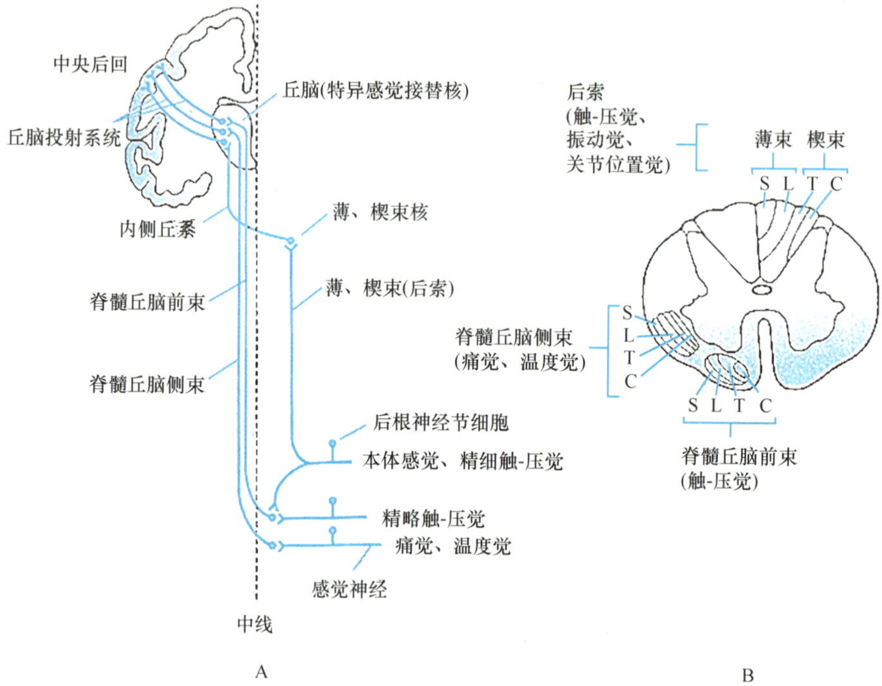

图 10-9　四肢和躯干的体表感觉传导通路及脊髓横断面示意图

A. 躯体感觉传导通路；B. 感觉通路的脊髓横断面：S. 骶；L. 腰；T. 胸；C. 颈

由上可知，脊髓上行的躯体感觉传导通路的特点是浅感觉的传导是先交叉后上行，而深感觉的传导是先上行后交叉。

因此，在脊髓半离断时，浅感觉的传导障碍发生在离断对侧的断面以下肢体，而深感觉的传导障碍发生在离断同侧的断面以下肢体。

二 丘脑及其感觉投射系统

丘脑是除嗅觉以外的各种感觉纤维向大脑皮质投射的重要换元接替站，从功能上，丘脑的核团可大体分为三类（图 10-10）。

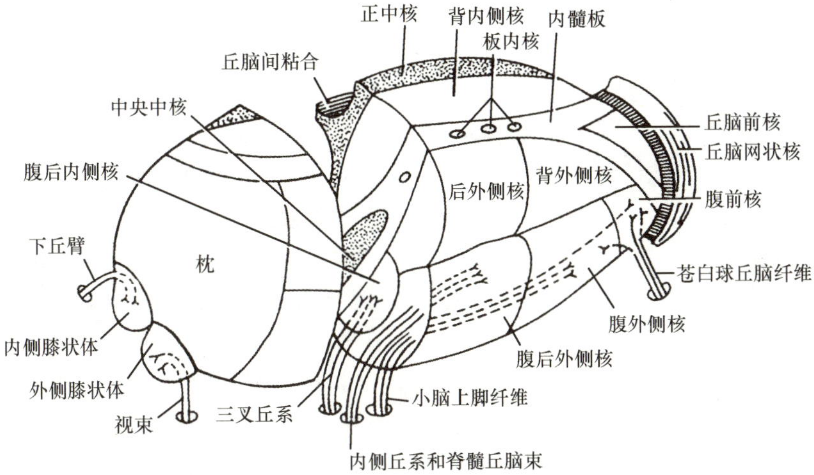

图 10-10 丘脑主要核团示意图

（一）丘脑的感觉功能

1. 特异感觉接替核　这类核团主要有后腹核和内、外侧膝状体，它们是机体所有特定感觉（嗅觉除外）纤维投射到大脑特定区域的中继站，各种感觉功能在丘脑内有严格的空间分布。其中后腹核外侧部（后外侧腹核）接受来自脊髓丘脑束与内侧丘系的纤维投射，传导来自躯干、四肢的感觉。后腹核内侧部（后内侧腹核）接受三叉丘系的纤维投射，传导来自头面部的感觉。由后腹核发出的纤维投至各大脑皮质的感觉区。外侧膝状体是视觉传导通路的换元站，内侧膝状体是听觉传导通路的换元站，发出纤维分别投射到大脑皮质的视区和听区。

2. 联络核　主要包括丘枕核、外侧腹核与丘脑前核等。这类核团不直接接受感觉传入的投射纤维，而接受感觉接替核和其他皮层下中枢来的纤维，换元后发出纤维投射到大脑皮质某一特定区域，参与大脑皮质对内脏和躯体运动的调节以及各种感觉间的联系和协调。

3. 非特异性投射核　包括中央中核、束旁核和中央外侧核等髓板内核群。它们主要接受脑干网状结构、嗅　脑、脊髓及小脑的传入纤维，然后弥散地投射到大脑皮质的广泛区域及皮层下边缘结构。

（二）丘脑的感觉投射系统

丘脑向大脑皮质的感觉投射系统有两类：特异投射系统（specific projection system）与非特异投射系统（nonspecific projection system）（图 10-11）。

1. 特异投射系统及其功能　丘脑特异感觉接替核及其投射到大脑皮质的神经通路称为特异投射系统。它们投向大脑皮质的特定区域，具有点对点的投射关系。投射纤维主要终止于皮质的第四层细胞，其主要功能是引起特定的感觉，并激发大脑皮层发出的神经冲动。丘脑的联络核在结构上也与大脑皮质有特定的投射关系，所以也属于特异性投射系统，但它不引起特定感觉，主要起联络和协调的作用。

2. 非特异投射系统及其功能　是指由丘脑的髓板内核群弥散在投射到大脑皮质广泛区域的非专一性感觉投射系统。这类投射系统起源于脑干，上述经典感觉传导路的纤维经过脑干时，发出许多侧支与脑干网状结构的神经元发生突触联系，经多次换元抵达丘脑的髓板内核群，由此发出纤维弥散地投射到大脑皮质的广泛区域，这一投射途径称为非特异投射系统。其纤维进入大脑皮质后反复分支，终止于各层细胞。它不具有点对点的投射关系，失去原先具有

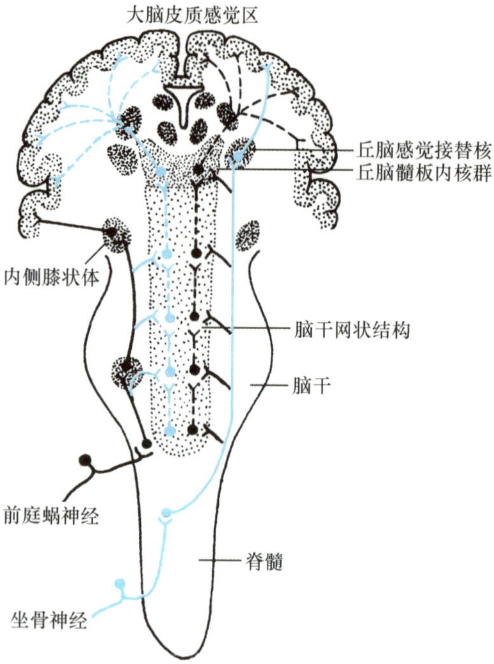

图 10-11 丘脑感觉投射系统示意图

左侧、右侧蓝色分别表示非特异投射系统、特异投射系统

的专一特异传导功能，所以是不同感觉的共同上传途径。非特异投射系统的主要功能是维持与改变大脑皮质的兴奋状态。

脑干网状结构内还存在有上行起唤醒作用的功能系统，如用电流刺激此处，可唤醒动物，出现觉醒状态的脑电波。因此也将这一系统称为脑干网状结构上行激动系统（ascending activating system）。现在认为，这种上行激活作用主要是通过丘脑非特异投射系统来完成的。当这一系统的上行冲动减少时，大脑皮质就由兴奋状态转入抑制状态，表现为安静或睡眠；如果这一系统受损伤，可发生昏睡。上行激活系统是一种多突触结构，易受药物影响而发生传导阻滞。巴比妥类催眠药物的作用，可能就是阻断了上行激活系统的传导而产生的。

正常情况下，由于有特异和非特异两个感觉投射系统的存在，以及它们之间的作用和配合，才使大脑既能处于觉醒状态，又能产生各种特定的感觉。当某一系统损伤时则另一系统也不能很好地执行它的功能。

三 大脑皮质的感觉分析功能

各种感觉传入冲动最后到达大脑皮质，通过精细的分析、综合而产生相应的感觉。因此，大脑皮质是感觉分析的最高级中枢。

（一）大脑皮质的结构特点与分区

大脑皮质的感觉分析区主要位于大脑半球外侧面的新皮层，具有 6 层：分子层、外颗粒层、外锥体细胞层、内颗粒层、内锥体细胞层、多形细胞层。皮层细胞的纵向柱状排列构成大脑皮质的最基本功能单位，称为感觉柱（sensory column）。每个柱的直径 0.3 ～ 0.5mm，大约含有 10 000 个神经元的胞体。每个柱均参与一种特定的感觉处理。

皮质的不同区域在感觉功能上具有不同的分工，称为大脑皮质的功能定位。不同性质的感觉投射到大脑皮质的不同区域。Brodmann 根据皮质组织结构差异，将人类的大脑皮质划分为 52 个区。

（二）躯体感觉区

中央后回（3-1-2 区）是躯体感觉的主要代表区，称第一躯体感觉区。该皮质感觉区产生的感觉定位明确，性质清晰。其投射规律：①投射纤维左右交叉，但头面部感觉投向双侧皮层。②投射区域的空间分布是倒置的，即下肢的感觉区在皮层的顶部，上肢感觉区在中间，头面部感觉区在底部，但头面部的内部安排仍是正立的。③投射区在皮质占位的大小，与不同体表部位的感觉灵敏程度有关，感觉灵敏度高的拇指、食指、唇的代表区大，而感觉迟钝的背部代表区小。第一射体感觉区定位明确而且清晰。

人和高等动物，还有第二躯体感觉区，位于中央前回和脑岛之间，它能对感觉作比较粗糙的分析。在第二感觉区内的投射是双侧性的，其分布正立而不倒置，定位也较差。切除第二感觉区后，并不产生显著的感觉障碍。有学者认为第二体感区与痛觉有密切关系。

（三）感觉运动区

中央前回（4 区）既是运动区，也接受本体感觉的投射。本体感觉是指躯体深部的肌肉、肌腱和关节等结构对躯体的空间位置、姿势、运动状态、运动方向的感觉。在猫、兔等较低等的哺乳动物，躯体感觉区和运动区基本重合在一起，称为感觉运动区（sensorimotor area）。

（四）内脏感觉区

内脏感觉的皮质区混杂在躯体第一感觉区中，人脑的第二感觉区和运动辅助区也与内脏感觉有关。边缘系统皮质也接受内脏感觉的投射。

（五）视觉区

视觉投射区在枕叶皮质内侧部的距状裂的上、下缘。左眼颞侧和右眼鼻侧视网膜的传入纤维投射到左侧枕叶皮质，而右眼颞侧和左眼鼻侧视网膜的传入纤维投射到右侧枕叶皮质。视网膜的上半部投射到距状裂的上缘，下半部投射到它的下缘，视网膜中央的黄斑区投射到距状裂的后部（图 10-12）。

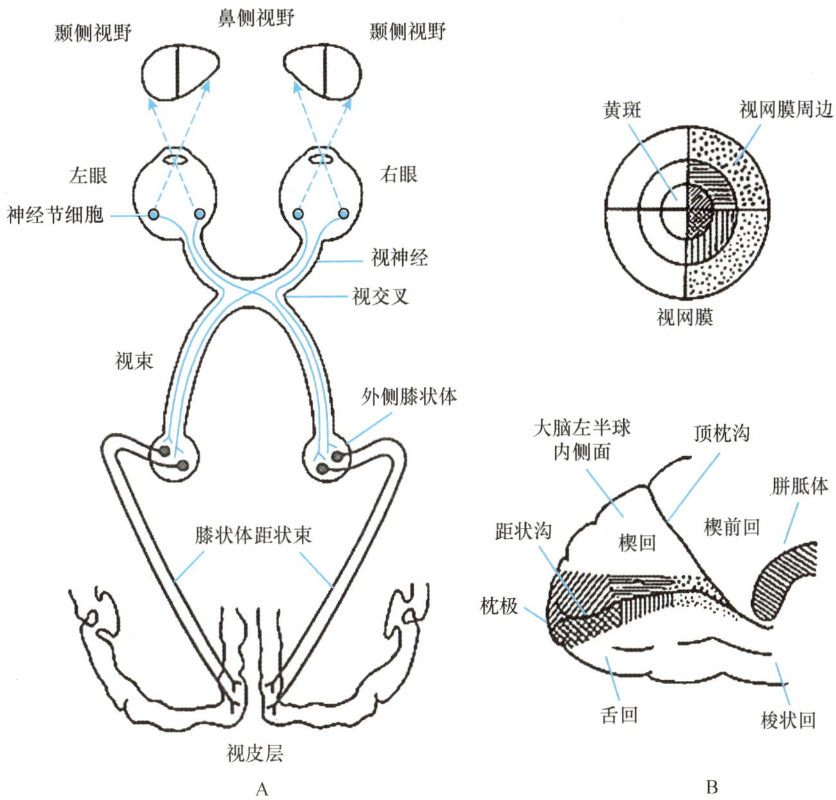

图 10-12 视觉传入通路及视网膜各部分在视皮质投射规律的示意图

A. 视觉传入通路；B. 视网膜各部分在视皮层投射规律

（六）听觉区

听觉的皮质代表区位于颞叶的颞横回和颞上回。听觉的投射是双侧性的，即一侧皮质代表区接受双侧耳蜗听觉感受器传来的冲动。

（七）嗅觉与味觉区

嗅觉的皮质投射区位于边缘叶的前底部（包括梨状区皮层的前部、杏仁核的一部分）。味觉皮质投射区在中央后回头面部感觉区的下侧和脑岛后部皮质。

四 痛觉

痛觉是最常见的临床症状。它是人体受到伤害性刺激时产生的一种不愉快感觉，通常伴有不良的情绪变化和防御反应。痛觉可向机体提供遇到危险时的警报信号，具有保护性作用。

（一）痛觉感受器及其刺激

一般认为，痛觉感受器是游离神经末梢。有些传入神经的末梢失去髓鞘，成为裸露的纤细分支，这就是痛觉感受器。游离神经末梢广泛分布于皮肤、肌肉、关节和内脏器官的组织细胞之间，直接与组织液接触，易于感受其中化学物质的刺激。

引起痛觉无特殊的适宜刺激，各种刺激达到一定的强度造成组织损伤时，都能引起痛觉。

在外伤、炎症、缺血、缺氧等伤害性刺激作用下，使受损伤组织释放出一些致痛的化学物质，如 K^+、H^+、组织胺、5- 羟色胺、缓激肽等，它们可促进神经末梢去极化，从而发放痛觉冲动。当伤害性刺激加强时，发放的冲动频率增加，传导冲动的神经纤维数目也增多；反之，则减少。

（二）皮肤痛觉

当伤害性刺激作用于皮肤时，可先后出现快痛和慢痛两种性质的痛觉。快痛是受到刺激后立即出现的尖锐刺痛，特点是产生和消失迅速，感觉清楚，定位明确，还可引起逃避性反射动作。慢痛一般在刺激后约 1 秒出现，特点是定位不太准确、持续时间较长，为强烈的烧灼痛。慢痛常常难以忍受，通常伴有心血管与呼吸方面的反应率及情绪变化。在外伤时，这两种痛觉相继出现，不易明确区分，但皮肤炎症时，常以慢痛为主。

以上两种痛觉的传导途径是不同的。快痛由较粗的、传导速度较快的 A 类纤维传导，其兴奋阈较低；慢痛由无髓鞘、传导速度较慢的 C 类纤维传导，其兴奋阈较高。

（三）内脏痛与牵涉痛

1. 内脏痛　是伤害性刺激作用于内脏器官引起的疼痛。内脏痛与皮肤痛相比，有两个明显的特征：①缓慢、持续、定位不精确，对刺激的分辨能力差；常伴有恶心、呕吐等自主神经活动变化，不愉快的情绪反应强烈。②对于机械牵拉、痉挛、缺血、炎症等刺激敏感，而对于切割、烧灼等刺激不敏感。临床上观察到，肠管发生梗阻时，可出现痉挛、炎症或局部缺血，引起剧烈的疼痛。

内脏的传入神经主要是交感神经干内的传入纤维。食管及气管的痛觉传入神经混合在迷走神经内进入中枢，盆腔脏器中的膀胱三角区、前列腺、子宫颈、直肠等的冲动是沿盆神经传入骶髓的。

2. 牵涉痛　某些内脏疾病往往可引起体表某一部位疼痛或疼痛过敏，这种现象称为牵涉痛（referred pain）。如心肌缺血时，可出现心前区和左上臂尺侧疼痛；患胆囊炎、胆结石时，可出现右肩胛部疼痛；患阑尾炎时，初期可出现脐周围或上腹部疼痛。了解牵涉痛的部位，对诊断某些内脏疾病具有一定的意义。

产生牵涉痛的原因会聚学说认为，患病内脏的传入纤维与发生牵涉痛皮肤部位的传入纤维，由同一后根进入脊髓，会聚于同一脊髓神经元，并由同一纤维上传入脑，大脑皮质习惯于识别体表的刺激信息，因而将内脏痛觉冲动的传入信息误认为来自体表，于是产生了牵涉痛（图 10-13）。

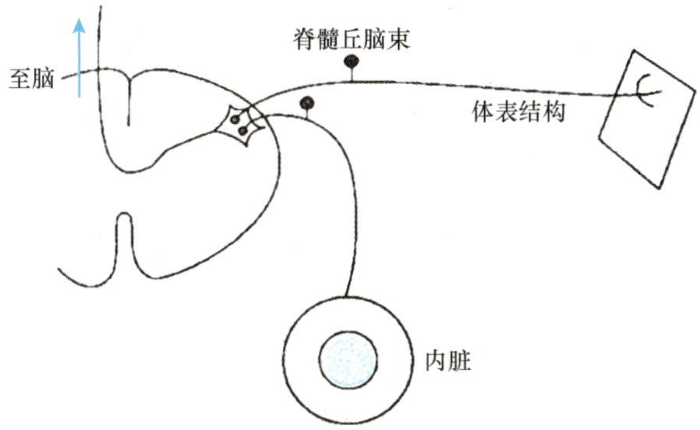

图 10-13　牵涉痛的会聚学说示意图

第 3 节　神经系统对躯体运动的调控

运动是人最基本的功能之一，躯体的各种运动都是在神经系统的控制下进行的。

一　脊髓对躯体运动的调节

脊髓是完成躯体运动最基本的反射中枢。通过脊髓能完成一些比较简单的躯体运动反射，包括牵张反射、屈反射和对侧伸肌反射等。

（一）脊髓的躯体运动神经元与运动单位

在脊髓前角中，存在有大量运动神经元，分为 α 和 γ 两类，它们的轴突经前根离开脊髓后直达所支配的肌肉，与肌细胞形成神经 - 肌肉接头，控制肌肉运动。

1. α 运动神经元　胞体较大，纤维较粗，其轴突末梢分支支配骨骼肌纤维，每一分支支配一根肌纤维，它兴奋时引起所支配的肌纤维收缩。由一个 α 运动神经元及其所支配的全部肌纤维组成的功能单位，称为运动单位（motor unit）。运动单位的大小可有很大差别，如一个眼外肌运动神经元只支配 6 ～ 12 根肌纤维，而一个支配四肢肌肉的运动神经元，可支配 2000 根肌纤维，当它兴奋时，支配的肌纤维都收缩，有利于产生较大的肌张力。

2. γ 运动神经元　胞体较小、轴突较细，它支配骨骼肌内的梭内肌纤维，可调节肌梭感受装置的敏感性。

链接

最强的毒物、治病的良药、美容的妙品——肉毒素

肉毒杆菌分泌的肉毒素是自然界中已知的神经毒性最强的蛋白，只要 1μg 就足以杀死一个人，但如此剧毒的东西却能被巧妙地用于治疗疾病甚至美容。

1949 年，科学家发现并阐明了肉毒素阻断神经肌肉传导的机制，肉毒素阻止了神经 - 肌肉接头处钙离子进入接头前膜抑制接头小泡中 ACh 的释放，从而阻断了神经肌肉的传导。30 年后正式用于治疗由肌力张力障碍而引起的斜视、眼睑痉挛、痉挛性斜颈、面肌痉挛等疾病。1986 年，美国眼科医生用 A 型肉毒素治疗眼睑痉挛时，偶然发现患者眉间的皱纹消失了。于是将肉毒素的这种除皱作用引入美容领域，从眉间纹开始，渐渐扩展到鱼尾纹、额头纹、鼻唇沟纹、颈部横纹等。它的神奇作用在于用药几天时间就使人看上去年轻 5 ～ 10 岁，似乎有返老还童般的功效，由于创伤小、见效快、相对安全，因此迅速风靡全球。然而，随着注射在局部的肉毒素消耗代谢和新突触的形成，神经肌肉的传导会重新恢复，3 ～ 6 个月，皱纹再度返回，要想维持最好的美容效果，每年要注射 2 ～ 3 次。由于肉毒素的神经毒性极强，稍一过量或注射位置稍有偏离，就会造成严重的后果。所以只有经过严格培训的整形外科医生，才有资格来操作。

案例 10-2

患者，男，43 岁。4 天前，因外伤致头部及胸椎损伤，导致肢体运动及感觉功能丧失，受伤时伴短暂意识丧失，无恶心、呕吐、大小便失禁。查体：T 39.2℃，P 80 次 / 分，R 20 次 / 分，BP 140/80mmHg，颈部以下深浅感觉丧失，巴宾斯基征阴性。CT 结果：颈 6 椎体骨折，并颈 6、7 椎体半脱位，椎管变形。颈 3 ～胸 1 水平对应脊髓损伤，水肿。

问题：1. 为什么患者不能移动肢体？

2. 为什么颈部以下深浅感觉丧失？

分析：1. 因为患者颈 3 ～胸 1 水平脊髓损伤，下行运动通路皮质脊髓束中断，故导致患者不能随意移动四肢。

2. 患者颈部以下的所有感觉丧失是因为此平面下躯体感觉通路均需通过颈 3 ～胸 1，包括薄束、楔束和脊髓丘脑束均出现了中断。

（二）脊髓的躯体运动反射

1. 屈肌反射与对侧伸肌反射　当皮肤受到伤害性刺激时，引起受刺激一侧肢体的屈肌收缩，伸肌舒张，使肢体屈曲，这种反射称为屈肌反射（flexor reflex）。屈肌反射使肢体离开伤害性刺激，具有保护性意义。

如果受到的伤害性刺激较强，则在本侧肢体屈曲时，对侧肢体出现伸直的反射活动，此称为对侧伸肌反射（crossed extensor reflex）。意义：对侧肢体的伸直，可以支持体重，防止跌倒，故具有维持姿势的生理意义。

2. 牵张反射　有神经支配的骨骼肌受到外力牵拉而伸长时，可反射性引起受牵拉的肌肉收缩，称为牵张反射（stretch reflex）。

（1）牵张反射的类型：有两种类型，即腱反射和肌紧张。

1）腱反射（tendon reflex）是指快速牵拉肌腱时发生的牵张反射，它表现为被牵拉肌肉迅速而明显的缩短。例如，膝跳反射，当膝关节屈曲时，叩击股四头肌肌腱，可使股四头肌因受牵拉而发生快速的反射性收缩。因反射都是由叩击肌腱而引起的，所以统称为腱反射。腱反射是单突触反射，所以它们的反射用时很短，耗时约为 0.7 毫秒。它的中枢只涉及 1 ～ 2 个脊髓节段，所以反应的范围仅限于受牵拉的肌肉。临床常采用检查腱反射的方法来了解神经系统的某些功能状态。如果腱反射减弱或消失，常提示该反射弧的某个部分有损伤，而腱反射亢进，提示控制脊髓的高级中枢的作用减弱，这可能是高级中枢有病变的指征。

2）肌紧张（muscle tons）是指缓慢而持续地牵拉肌腱所引起的牵张反射。它表现为受牵拉的骨骼肌发生紧张性收缩阻止被拉长。肌紧张是由肌肉中的肌纤维轮流收缩产生的，所以不易产生疲劳，产生的收缩力量也不大，不会引起躯体明显移位。肌紧张是维持躯体姿势最基本的反射活动。如果破坏肌紧张反射弧的任何部分，即可出现肌张力的减弱或消失，表现为肌肉松弛，因而身体的正常姿势也就无法维持。

（2）牵张反射的反射弧：牵张反射的感受器是肌肉中的肌梭，中枢主要在脊髓内，传入和传出纤维都包含在支配该肌肉的神经中，效应器就是该肌肉的肌纤维。因此，牵张反射反射弧的显著特点是感受器和效应器都在同一块肌肉中。

肌梭呈梭形，两端细小，中间膨大，其外面有一层结缔组织膜，膜内含 2 ～ 12 根特殊的肌纤维，称为梭内肌纤维，一般肌纤维称为梭外肌纤维。梭内肌纤维的收缩成分在两端，中间部分是感受装置，无收缩功能，它们呈串联关系。当梭内肌从两端收缩时，可使中间部分受牵拉而敏感性增高。肌梭有两种传入神经分布：一种是直径较粗的 I 类纤维，其末梢环绕于梭内肌纤维的中间部分；另一类为直径较细的Ⅱ类纤维，末梢分布于梭内肌纤维的两端部分。

肌梭附着在梭外肌纤维之间，与后者平行排列，呈并联关系，它感受肌纤维长度的变化。当梭外肌纤维被牵拉变长时，肌梭也变长，它中间部分的感受装置受到的刺激加强，产生的传入冲动增加，反射性地引起同一肌肉收缩，这就是牵张反射；当梭外肌纤维收缩变短时，肌梭也变短而放松，它中间部分的感受装置受到的刺激减弱，传入冲动减少甚至停止，肌纤维的长度恢复。γ 运动神经元支配梭内肌，当它兴奋时，可使梭内肌纤维从两端收缩，中间部分的感受装置被牵拉而兴奋性增高，从而提高肌梭的敏感性。因此，γ 运动神经元对调节牵张反射有重要的意义（图 10-14）。

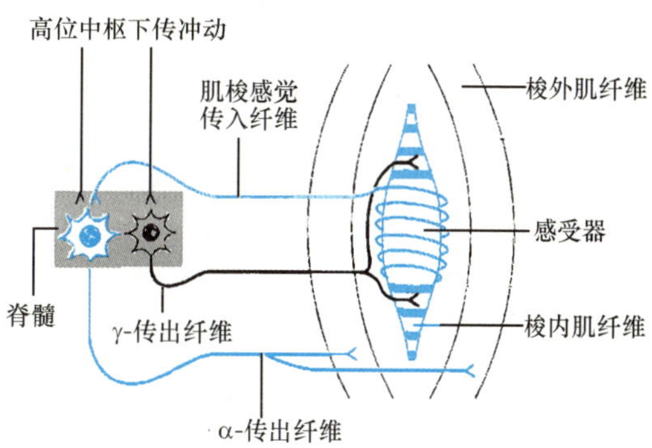

图 10-14 牵张反射反射弧

（三）脊髓横断与脊休克

脊休克（Spinal shock）是指脊髓与高位中枢之间断离后在损伤面以下的脊髓会暂时丧失反射活动能力而进入无反应的状态，此时躯体运动和内脏的反射活动消失，骨骼肌紧张性下降，外周血管扩张，血压下降，出汗被抑制，直肠和膀胱内粪尿潴留等。

脊休克是暂时现象，以后各种脊髓反射活动可逐渐恢复，但不同动物的恢复时间长短不一。低等动物，如蛙在脊髓离断后数分钟内恢复，而犬需几天时间，人类恢复最慢，需数周至数月。但离断面水平以下的知觉和随意运动能力则不能恢复。动物实验观察到，脊休克恢复后在第一次离断面下方行第二次脊髓离断术，脊休克现象不会再出现，说明脊休克的产生，不是由脊髓损伤引起的，而是由于离断面以下的脊髓突然失去高位中枢的调控，出现了无反应的休克状态。

脊休克的产生和反射活动的恢复，说明通过脊髓可以完成简单的躯体反射，但正常时，要受到高位中枢的控制。

● 案例 10-3

患者，男，48 岁。既往高血压病史 24 年，血压控制不理想。患者突发出现头痛、恶心、呕吐，右侧肢体无力，急诊入院。行头颅 CT 平扫，示左侧基底核区斑片状高密度影，提示左侧基底核区出血。查体：右上肢肌力 2 级，右下肢肌力 3 级，右侧肌张力低下，右侧巴宾斯基征阳性，右侧肢体痛温觉障碍，左侧肢体肌力肌张力正常。

该患者 4 年半后再次入院复查，头颅 CT 平扫示左侧基底核区软化灶。查体：右上肢肌力 5 级，右下肢肌张力 5 级，右侧肢体肌张力高，腱反射亢进，右侧巴宾斯基征阳性。

问题： 1. 为什么入院时右侧肌张力低下，而 4 年半后复查时肌张力高，腱反射亢进？

2. 为什么是右侧肢体的肌力、肌张力和痛、温感觉障碍？

分析： 1. 刚入院时，因左侧基底核区出血压迫左侧内囊后肢皮质脊髓束等下行纤维束，导致右侧肢体肌力、肌张力低下。复查时，左侧基底核区有软化灶说明上运动神经元受损，脊髓失去高位中枢的抑制作用，出现右侧肢体肌张力增高，腱反射亢进，右侧巴宾斯基征阳性。

2. 皮质脊髓侧束在延髓锥体交叉到对侧下行支配躯干和四肢肌肉，因基底核区出血部位在左侧，所以是右侧肢体的肌力出现障碍；传导痛、温觉的纤维在脊髓交叉后上传，第三级神经元经过内囊后肢。因此左侧基底节区出血时，压迫内囊后肢，出现右侧的肢体痛、温觉传导出现障碍。

二 脑干对肌紧张的调节

脑干对肌紧张的调节，主要是通过脑干网状结构易化区和抑制区的活动而实现的。

（一）脑干网状结构易化区和抑制区

脑干网状结构中存在加强紧张和肌肉运动的区域，称为易化区，其作用称为下行易化作用。易化区的范围较广，分布于脑干的中央区域，包括延髓网状结构的背外侧部分、脑桥的被盖、中脑的中央灰质及被盖。此外，下丘脑和丘脑中线核群也有对肌紧张的易化作用，因此也包含在易化区的概念之内（图 10-15）。

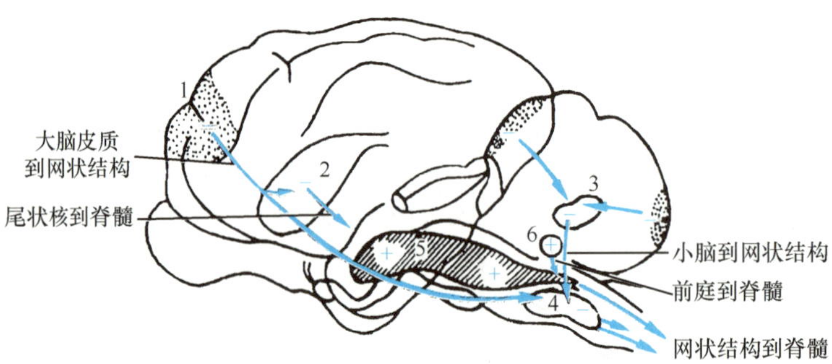

图 10-15 猫脑内与肌紧张有关的脑区及其下行路径示意图

脑干网状结构易化区的作用主要是通过网状脊髓束向下与脊髓前角的 γ 运动神经元联系，兴奋 γ 运动神经元从而增强肌紧张和肌肉的运动。

脑干外神经结构，如前庭核、小脑前叶两侧部也具有易化功能。

脑干网状结构中还有抑制肌紧张和肌肉运动的区域，称为抑制区，其作用称为下行抑制作用。该区较小，位于延髓网状结构的腹内侧部分。它通过网状脊髓束经常抑制γ运动神经元，使肌梭敏感性降低，从而降低肌紧张。此外，大脑皮质运动区、纹状体、小脑前叶蚓部等处也有抑制肌紧张的作用，这种作用可能是通过加强脑干网状结构抑制区的活动而实现的。

正常情况下，易化与抑制肌紧张的中枢部位，两者活动相互拮抗相对平衡，以维持正常肌紧张。但从活动的强度来看，易化区的活动较抑制区的强。因此在肌紧张的平衡调节中，易化区略占优势。

（二）去大脑僵直

在中脑上、下丘之间横断脑干的去大脑动物，会立即出现四肢伸直、头尾昂起、脊柱挺硬等伸肌过度紧张的角弓反张现象，称为去大脑僵直 （decerebrate rigidity）。它的发生是因为切断了大脑皮质、纹状体等部位与脑干网状结构抑制区的功能联系，使抑制区活动减弱，而易化区活动相对占优势，使伸肌紧张加强，造成僵直现象。人类在中脑疾患出现去大脑僵直时，表现为头后仰，上下肢均僵硬伸直，上臂内旋，手指屈曲。出现去大脑僵直往往提示病变已严重侵犯脑干，预后不良。

三 基底神经节与躯体运动

（一）基底神经节对躯体运动的调节功能

1. 基底神经节的组成及神经联系　基底神经节是指大脑皮质基底部的一些核团，主要包括纹状体、丘脑底核和黑质，纹状体又由尾核、壳核和苍白球组成。尾核与壳核进化较新，称新纹状体，苍白球较古老，称为旧纹状体。此外，中脑的黑质和红核，在结构和功能上与纹状体紧密相连，因此也属于基底神经节系统。基底神经节各部分之间有广泛的神经纤维联系，并接受大皮质的纤维投射，其传出纤维经丘脑前腹核和外侧腹核接替后，又回到大脑皮质，构成基底神经节与大脑皮质之间的回路。

2. 基底神经节的功能　基底神经节的主要功能是调节运动，它与随意运动的产生和稳定、肌紧张的控制以及本体感觉传入冲动的处理等均有密切关系。

（二）基底神经节损伤

基底神经节损伤的临床表现可分为两大类：一类是运动过少而肌紧张增强，如震颤麻痹；另一类是运动过多而肌紧张降低，如舞蹈病。

震颤麻痹又称帕金森病，主要症状是全身肌紧张增高，肌肉强直，随意活动减少，动作缓慢，面部表情呆板，常出现静止性震颤（多见于手部）等。目前认为，震颤麻痹的主要病变部位在黑质。中脑黑质内含多巴胺神经元，而纹状体内存在乙酰胆碱递质系统（图 10-16）。

由黑质上行抵达纹状体的多巴胺递质系统的功能，在于抑制纹状体乙酰胆碱递质系统的活动。由于黑质细胞受损，多巴胺含量大大减少，无法抑制乙酰胆碱递质系统的活动，导致后者的功能亢进，因而出现一系列症状。临床实践证明，使用左旋多巴胺以增加多巴胺的合成，或应用 M 型受体阻断剂阿托品，阻断胆碱能神经元的作用，均对震颤麻痹有治疗作用。

舞蹈病患者的主要表现为头面部和上肢出现不自主、无目的舞蹈样动作，肌张力也降低，其主要病变部位在新纹状体，其中的胆碱能神经元和γ-氨基丁酸能神经元功能减退，而黑质多巴胺能神经元功能相对亢进。临床实践表明，利用利血平耗竭多巴胺类递质，可以缓解舞蹈病患者的症状。

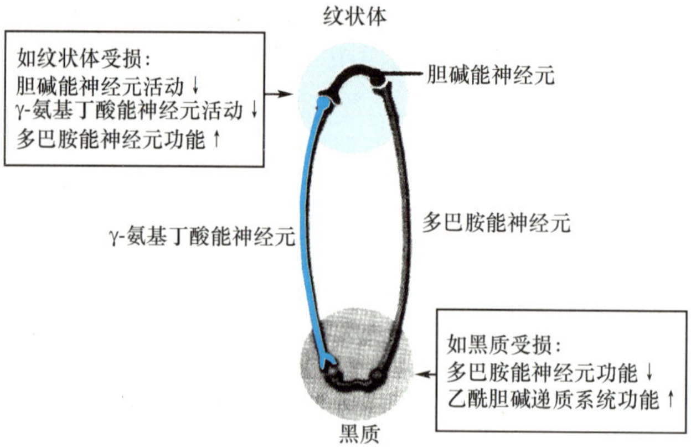

图 10-16　黑质纹状体环路示意图

● 案例 10-4

患者，男，77 岁。患者 5 年前出现左上肢震颤，呈静止性，逐渐出现左下肢、右上肢震颤，2 年前出现行动迟缓，行走时呈小碎步。查体：面具面容，慌张步态。静止性震颤。诊断：帕金森病。

问题： 1. 帕金森病的主要病因是什么？

2. 主要症状的产生机制什么？

3. 治疗原则是什么？

分析： 1. 帕金森病的主要病因：在遗传因素、环境因素及衰老的共同作用下，通过氧化应激、线粒体功能衰竭、蛋白酶体功能紊乱、免疫 / 炎症反应、钙稳态失衡、细胞凋亡等机制导致黑质多巴胺能神经元大量变性、丢失以致发病。

2. 震颤：是因肢体的促动肌与拮抗肌节律性（4 ～ 6Hz）交替收缩而引起的。强直：促动肌和拮抗肌的肌张力都增高。关节活动时肌强直，表情缺乏、瞬目少呈“面具脸”。

3. 综合治疗包括药物治疗、手术治疗、康复治疗、心理治疗等，其中药物治疗是首选且主要的治疗手段。药物治疗则抑制乙酰胆碱递质系统的活动，增强多巴胺递质系统的活动。使用抗胆碱能药（如安坦）、多巴胺受体激动剂（如森福罗、协良行、泰舒达等）、金刚烷胺（能促进多巴胺能神经元释放多巴胺递质，并抑制多巴胺的再摄取，且有直接激动多巴胺受体的作用）、复方左旋多巴（补充多巴胺）等药物。

四 小脑与躯体运动

小脑对于维持身体平衡、调节肌紧张、协调与形成随意运动有重要作用。按小脑的传入、传出纤维联系可将其分为前庭小脑、脊髓小脑与皮质小脑三个功能部分（图 10-17）。

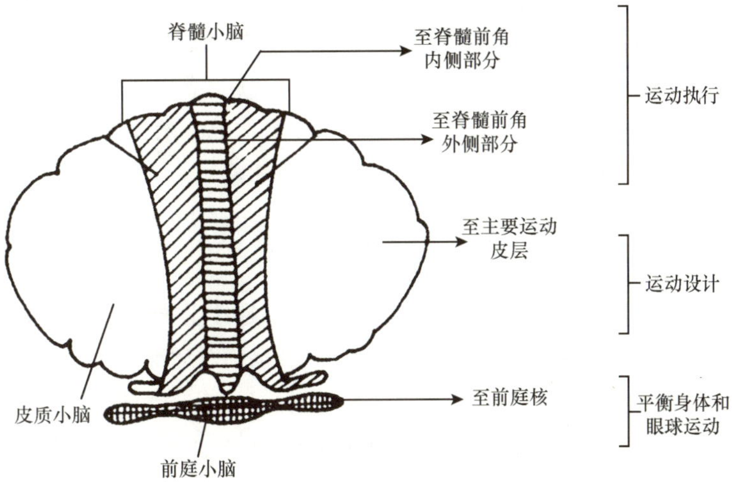

图 10-17 小脑功能分区示意图

（一）前庭小脑的功能

前庭小脑即绒球小结叶，它与前庭器官和前庭神经核有密切的纤维联系。主要功能是控制身体平衡。前庭小脑的反射途径：前庭器官→前庭神经核→绒球小结叶→前庭神经核→脊髓运动神经元→肌肉。切除绒球小结叶的猴，站立不稳、步态蹒跚、容易跌倒，但其他随意运动仍能协调。临床上也观察到，第四脑室肿瘤的患者，由于压迫损伤绒球小结叶，患者可出现类似的症状。

（二）脊髓小脑的功能

脊髓小脑由蚓部和半球中间部组成。脊髓小脑与脊髓及脑干有大量的纤维联系，其主要功能是调节正在进行中的运动，协助在脑皮质对随意运动进行适时的控制。脊髓小脑将运动皮质发出的运动指令和运动过程中肌肉、关节等处的本体感觉传入以及视、听觉传入信息加以比较和整合，判断运动执行情况和运动指令之间的误差，将结果再经反馈环路传入大脑皮质运动区，经过皮质的分析综合，发出调整性指令，便可及时纠正误差，保证躯体运动协调、准确和稳定地进行。临床上脊髓小脑损伤的患者，随意运动的力量、方向及准确度将发生变化，动作不是过度就是不及，行走摇晃。以上的动作性协调障碍，称为小脑性共济失调（cerebellar ataxia）。

此外，脊髓小脑还具有调节肌紧张的功能，调节包括易化和抑制双重作用。小脑前叶蚓部有抑制肌紧张的功能，特别是前叶有抑制肌紧张的作用，此作用是通过脑干网状结构抑制区而实现的。小脑前叶两侧部有易化肌紧张的作用，是通过脑干网状结构易化区而使肌紧张加强。

小脑前叶对肌紧张的调节作用，不同动物表现不一样。在进化过程中，抑制肌紧张的作用逐渐减弱，而易化肌紧张的作用逐渐加强。因此，人类小脑损伤后，主要表现为肌紧张降低，即易化作用减弱，造成肌无力等症状。

（三）皮质小脑的功能

皮质小脑的功能是参与随意运动设计。它位于小脑后叶的外侧部，接受来自大脑皮质感觉区、运动区、联络区传来的信息，其传出冲动回到大脑皮质运动区。皮质小脑与大脑皮质运动区、感觉区、联络区之间存在着联合活动，在联合活动中，皮质小脑参与运动计划的形成和运动程序的编制。

骨骼肌在完成一个新的精巧动作时（如打字、演奏乐器、体操动作等），最初常常是不协调的，在学习过程中，大脑皮质与小脑之间不断进行联合活动，同时脊髓小脑不断接受感觉传入信息，不断纠正运动过程中发生的偏差，使运动逐步协调起来。在此过程中，皮质小脑发挥参与运动计划设计功能。运动熟练后，皮质小脑就储存了一套程序。这时大脑皮质只要发动这项精巧运动，通过环路联系就可以从小脑中提取储存的程序，协调骨骼肌活动，使动作顺利、准确和熟练地完成。

五 大脑皮质对运动的调节

大脑皮质是运动调控的最高级中枢，它的作用主要是接受感觉信息的传入，并根据机体对环境变化的反应，制定运动计划，编制运动程序，发动随意运动。

（一）大脑皮质的运动区

大脑皮质中与躯体运动有密切关系的区域称为大脑皮质运动区。人类的大脑皮质运动区主要在中央前回和运动前区，Brodmann分区中的4区和6区，是向骨骼肌发现运动指令的部位。运动区对躯体运动的控制具有下列特征：

1. 交叉支配　皮质运动区对躯体运动的支配是交叉的，即一侧皮层运动区支配对侧躯体的骨骼肌，但头面部肌肉的运动，如咀嚼、喉及上面部运动的肌肉受是双侧皮质支配。由面神经支配的下面部肌肉及舌下神经支配的舌肌主要受对侧皮质控制。所以，当一侧内囊损伤时，将引起对侧躯体肌肉、下面部肌肉及舌肌瘫痪，而受双侧控制的上面部肌肉并不完全麻痹。

2. 具有精细的功能定位　运动区所支配的肌肉定位精细，即皮质的一定区域支配一定部位的肌肉，其为倒置的人体投影，即下肢的代表区在皮质顶部，膝关节以下肌肉的代表区在半球内侧面；上肢肌肉的代表区在中间部；头面部肌肉的代表区在底部，但头面部代表区的安排是正立分布（图 10-18）。从运动区前后的安排来看，躯干和近端肢体的代表区在前部（6区）；远端肢体的代表区在后部（4区）。

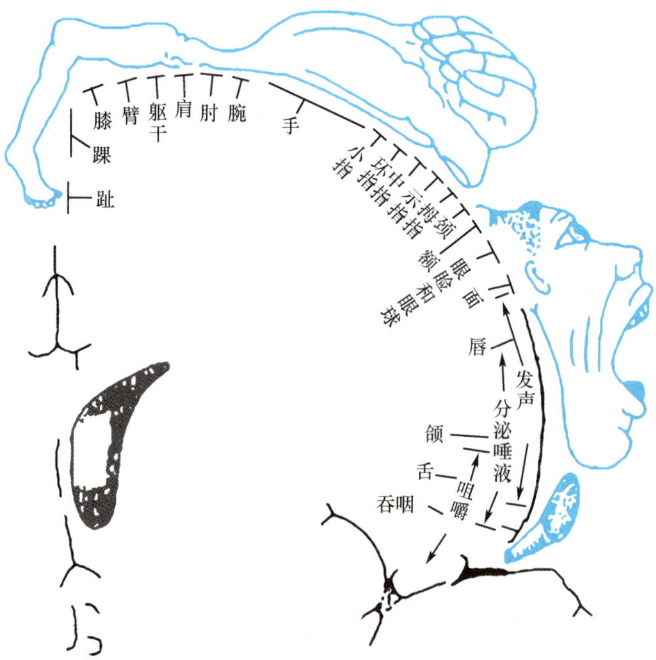

图 10-18　大脑皮质的运动区

3. 运动代表区的大小与运动的精细程度有关　运动越精细、越复杂的部位，在皮层运动区内所占的范围越大。如拇指的代表区面积远大于躯干代表区。

除主要运动区外，还有运动辅助区，位于两半球内侧面，扣带回沟以上，4 区之前的区域。刺激这些区域，可以引起一定的肢体运动，反应一般为双侧性。

在大脑皮质运动区也可见到类似感觉区的纵向柱状排列，从而组成运动皮质的基本功能单位，即运动柱。每个运动柱直径不足 1mm，包含上千个神经元。一个运动柱可控制同一关节几块肌肉的活动。

（二）运动传出通路

1. 皮层脊髓束和皮质脑干束　指大脑皮质运动区发出，控制躯体运动的下行系统。皮质脊髓束在大脑中央前回等处发出的纤维，经内囊、延髓锥体下行到达对侧脊髓前角神经细胞。由皮质发出经内囊抵达脑神经运动神经元的纤维组成皮质脑干束。它们的主要功能是执行皮质运动区的指令，分别管理头面部、躯干和四肢肌的随意运动。下传的冲动，既可引起运动神经元兴奋，以发动肌肉运动，也可以引起 γ 运动神经元兴奋，调整肌梭的敏感性，以协调肌肉的收缩。

起源于大脑皮质的神经纤维，只有 10% ～ 20% 与脊髓前角或脑神经运动神经元发生直接的单突触联系，而 80% ～ 90% 的纤维要有一个以上的中间神经元接替。一般说，单突触联系与完成技巧性活动的能力有关。因此，这种单突触直接联系，在上肢运动神经元比下肢运动神经元多；肢体远端肌肉又比近端肌肉多，以便对完成精细动作的肌肉进行控制。

2. 与运动有关的其他传出通路　一些直接起源于运动皮质的纤维及皮质脊髓束、皮质脑干束发出的侧支经脑干的某些核团接替后形成网状脊髓束、前庭脊髓束、顶盖脊髓束和红核脊髓束等躯体运动的调节。

3. 运动传出通路损伤时的表现　运动传出通路损伤时，可引起人体随意运动的障碍，即出现瘫痪。根据损伤的部位不同，其临床表现截然不同，即硬瘫和软瘫。硬瘫表现为随意运动麻痹，骨骼肌张力增加，腱反射亢进，还可出现病理反射，如巴宾斯基征阳性，常见于中枢性损伤如内囊出血引起的脑卒中；软瘫表现为骨骼肌张力降低，肌肉因营养障碍而明显萎缩，腱反射减弱或消失，巴宾斯基征阴性。常见于脊髓运动神经元损伤，如脊髓灰质炎。临床上常将运动控制系统分为上、下运动神经元，上运动神经元是指皮质和脑干中支配下运动神经元的神经元，下运动神经元是指脊髓运动神经元。目前认为，中枢运动控制系统中的上运动神经元功能不同，有的主要在姿势调节中发挥作用，称为姿势调节系统。对牵张反射有重要调节作用，若该系统受到损伤则引起硬瘫。另外一部分上运动神经元，主要在运动协调中发挥作用。

运动传出通路在传统上分为锥体系和锥体外系两个系统。前者是指皮质脊髓束和皮质脑干束；后者是指锥体以外所有控制脊髓运动神经元活动的下行通路。锥体系和锥体外系在皮质起源上有重叠，且它们之间存在广泛的纤维联系，所以出现硬瘫是两个系统合并损伤的结果。因此明确分出上、下神经元和锥体系与锥体外系是不准确的。

第 4 节 神经系统对内脏活动、本能行为和情绪的调节

一 自主神经系统

调节内脏活动的神经系统不受意识的控制，故称为自主神经。自主神经也包括传入神经和传出神经，但通常指传出神经。根据自主神经的功能特点，又将其分为交感神经系统和副交感神经系统两大部分。自主神经与躯体神经显著的差别是神经纤维从中枢发出后，并不直接到达效应器官，而要在神经节内更换神经元。因此，自主神经都有节前神经元和节后神经元。从节前神经元发出的纤维称为节前纤维，节后神经元发出的纤维称为节后纤维。

1. 交感神经系统　起源于脊髓胸腰段（胸 1 ～腰 3）灰质侧角，它们分别在椎旁和椎前神经节更换神经元，交感神经的节前纤维短，节后纤维长；一根交感节前纤维与许多根节后纤维联系，故刺激交感节前纤维，引起的反应比较弥散；交感神经分布要比副交感神经广泛得多，几乎所有的内脏器官、血管都受交感神经的支配。

2. 副交感神经系统　起源于脑干的第Ⅲ、Ⅶ、Ⅸ、Ⅹ对脑神经核和脊髓骶段第 2 ～ 4 节相当于侧角的部位。

副交感神经的节前纤维长，节后纤维短。一根副交感神经节前纤维只与几个节后神经元形成突触，所以，副交感神经兴奋时，引起的反应比较局限（图 10-19）。

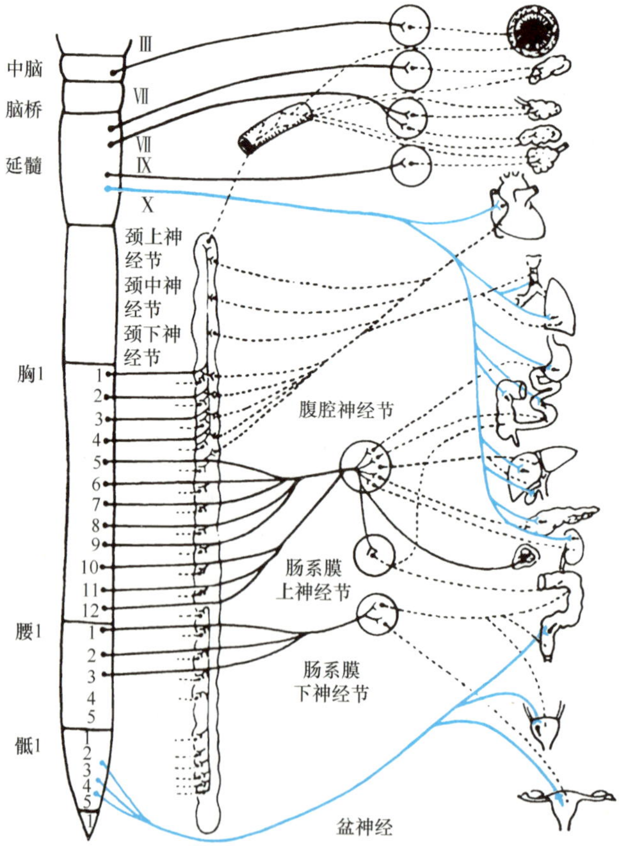

图 10-19　自主神经分布示意图

（一）自主神经系统功能特征

1. 紧张性支配　自主神经系统对内脏器官经常发放低频率神经冲动，使效应器经常维持轻度的活动状态，这就是紧张性作用。各种功能调节都是在紧张性活动的基础上进行的。如切断支配心脏的交感神经，交感紧张性作用消失，兴奋心脏的传出冲动减少，心率便减慢；反之，如切断支配心脏的迷走神经，心率便加快。

2. 双重支配　人体内脏器官都接受交感神经和副交感神经的双重支配。但是汗腺、肾上腺髓质、肾脏、皮肤和肌肉血管平滑肌，只接受交感神经的支配。

3. 功能相互拮抗　交感神经和副交感神经对某一器官的作用互相拮抗。但是支配唾液腺的交感神经和副交感神经例外，它们兴奋时均引起唾液腺的分泌。不过交感神经兴奋分泌的唾液较黏稠，副交感神经兴奋分泌的唾液较稀薄。

4. 作用的生理意义不同　交感神经系统的活动常伴有肾上腺髓质分泌，故称交感 - 肾上腺髓质系统。其生理意义是动员机体潜在能力，应付环境的急骤变化。当人体遭遇紧急情况，如剧痛、失血、窒息、恐惧等，将引起交感神经广泛兴奋，表现出一系列交感 - 肾上腺髓质系统亢进的现象，称为应急反应（emergency reaction）。这一反应包括呼吸加快，通气量增大；心跳加快加强，循环血量增多，血压升高；内脏血管收缩，肌肉血流量增多，血液重新分配；代谢活动加强，为肌肉收缩提供充分的能量等。同时肾上腺髓质分泌增多，更使以上的反应加强。这些活动均有利于机体动员各器官的储存力，应付环境的急剧变化。实验证明，动物切除双侧交感链以后，尽管在平静的环境中还能生存，但应付环境急骤变化的能力大大降低。

副交感神经的活动常伴有胰岛素的分泌，故称迷走 - 胰岛素系统。这个系统的活动主要在于促进机体的调整恢复和消化吸收，积蓄能量以及加强排泄和生殖功能等，保证机体平静时生命活动的进行（即休养生息）。

可见，人体由于同时存在交感和副交感两个系统，它们之间密切联系又相互制约，共同调节内脏活动，使所支配的脏器既不会活动过强，也不会过分减弱，经常保持动态平衡，以适应整体的需要。

（二）内脏感觉传入的特征

内脏感觉的传入神经纤维走行于自主神经干中，包括交感神经和副交感神经。内脏感觉的传入冲动进入中枢后，沿躯体感觉的同一通路上行，即脊髓丘脑束和感觉投射系统到达大脑皮质。内脏无本体感受器，温度觉和触 - 压觉感受器也很少，主要是痛觉感受器。因此，内脏感觉主要是痛觉。

（三）交感神经和副交感神经功能

交感神经和副交感神经的主要功能见表 10-1。

表 10-1　交感神经和副交感神经的主要功能

器官或系统	交感神经	副交感神经
循环系统	心跳加快、加强；腹腔内脏血管、皮肤血管、唾液腺和外生殖器官的血管收缩，肌肉血管可收缩（肾上腺素能纤维）或舒张（胆碱能纤维）	心跳减慢、心房收缩减弱；脑血管、外生殖血管舒张
呼吸器官	支气管平滑肌舒张	支气管平滑肌收缩，腺体分泌
消化器官	分泌黏稠唾液，抑制胃肠运动，促进括约肌收缩，抑制胆囊活动	分泌稀薄唾液，促进胃液、胰液分泌，促进胃肠运动和括约肌舒张，促进胆囊收缩

续表

器官或系统	交感神经	副交感神经
泌尿生殖器官	逼尿肌舒张和括约肌收缩；有孕子宫收缩，无孕子宫舒张	逼尿肌收缩和括约肌舒张
眼	虹膜辐射状肌收缩，瞳孔扩大；睫状肌舒张	虹膜环行肌收缩，瞳缩小；睫状肌收缩
皮肤	竖毛肌收缩，汗腺分泌（胆碱能纤维）	
内分泌	促进肾上腺髓质分泌（节前纤维）	促进胰岛素分泌
代谢	促进糖酵解、脂肪分解	

二 自主神经的递质和受体

自主神经分布到全身的内脏器官，其末梢可释放神经递质，递质与效应器上的受体结合，从而产生不同的生理效应。

（一）自主神经末梢的递质

1. 乙酰胆碱　凡末梢释放乙酰胆碱（acetylcholine，ACh）作为递质的神经纤维，称为胆碱能纤维。在人体内，交感和副交感神经的节前纤维、副交感神经的节后纤维、支配少数器官（如汗腺、骨骼肌血管）的交感神经节后纤维以及躯体运动神经末梢，都释放乙酰胆碱，属于胆碱能纤维。

2. 去甲肾上腺素　凡末梢释放去甲肾上腺素（noradrenaline，NA）作为递质的神经纤维称为肾上腺素能纤维。人体内大部分交感神经节后纤维末梢释放去甲肾上腺素，属于肾上腺素能纤维。

人体内的自主神经，除胆碱能纤维和肾上腺素能纤维之外，还有第三类纤维，这类纤维释放的递质可能是三磷酸腺苷或肽类化合物（如血管活性肠肽等），因而将其命名为嘌呤能或肽能纤维。它们主要存在于胃肠道，其神经细胞胞体位于壁内神经丛中，在胃肠道上部接受副交感神经节前纤维的支配，作用是抑制胃肠道平滑肌的活动。

（二）自主神经的受体

递质必须与受体结合后才能发挥生理效应。凡能与乙酰胆碱结合的受体称为胆碱能受体，与去甲肾上腺素结合的受体称为肾上腺素能受体。

1. 胆碱受体　分为两种类型。

（1）毒蕈碱型受体：这种受体能被毒蕈碱所激动，产生中毒症状，故称为毒蕈碱型受体（muscarinic receptor，M 受体）。ACh 与 M 受体结合后，产生一系列副交感神经兴奋的效应，如心率减慢，支气管、胃肠道平滑肌和膀胱逼尿肌收缩，消化腺分泌增加，瞳孔缩小。另外，可引起汗腺分泌增多、骨骼肌血管舒张等反应。阿托品 M 受体的阻断剂。临床上使用阿托品，可解除胃肠道平滑肌痉挛，也可引起心跳加快，唾液和汗腺分泌减少等反应。

（2）烟碱型受体：这类受体能被烟碱所激动，产生中毒症状，故称为烟碱型受体（nicotinic receptor，N 受体）。N 受体又分为两个亚型：N_1 和 N_2 受体。N_1 受体分布于神经节突触后膜上，N_2 受体存在于骨骼肌运动终板膜上。当乙酰胆碱与 N_1 受体结合后，可引起自主神经节的节后神经元兴奋；与 N_2 受体结合，则引起运动终板电位，导致骨骼肌兴奋。六烃季胺是 N_1 受体的阻断剂；筒箭毒是 N_2 受体的阻断剂，可用在临床手术中松弛肌肉。

2. 肾上腺素受体　是人体内能与儿茶酚胺类物质（包括肾上腺素、去甲肾上腺素等）相结合的受体，可分为两类：α 型肾上腺素能受体（α 受体）和 β 型肾上腺素能受体（β 受体）。

（1）α 受体：它又可分为 α_1 和 α_2，儿茶酚胺与 α_1 受体结合后产生的平滑肌效应主要是兴奋性的，如血管、子宫、虹膜辐射状的收缩等。但对小肠为抑制性效应，使小肠的平滑肌舒张，因其受体为 α_2。酚妥拉明为 α 受体阻断剂，可以消除去甲肾上腺素使血管收缩、血压升高的作用。α_2 受体主要分布在突触前膜，属于突触前受体，作用是调节突触前神经元递质的释放。

（2）β 受体：它又可分为 β_1、β_2 和 β_3 两种。β_1 受体主要分布于心脏组织中，如窦房结、房室传导系统、心肌细胞等处，其作用是兴奋性的，促使心率加快、心收缩力量加强。β_2 受体分布于支气管、胃、肠、子宫及许多血管平滑肌细胞上，作用是抑制性的，即促使这些平滑肌舒张。β_3 受体主要分布于脂肪组织，与脂肪的分解有关。

α 受体和 β 受体不仅对交感神经释放的递质去甲肾上腺素起反应，也能对体内分泌的或从体外注入血中的其他儿茶酚胺类物质起反应。去甲肾上腺素对 α 受体作用强，对 β 受体作用弱；肾上腺素对 α 和 β 受体作用都强；异丙肾上腺素主要对 β 受体有较强烈的兴奋作用。因此，在动物实验中可观察到，注射肾上腺素后，动物血压先升高后下降，这是由于 α 和 β 受体都被激活，引起血管先收缩后舒张；注射异丙肾上腺素，血压下降，因为 β 受体被激活，血管大量舒张。

酚妥拉明能阻断 α 受体，包括 α_1 和 α_2 受体，但主要是 α_1 受体，哌唑嗪和育亨宾分别选择性阻断 α_1 和 α_2 受体。普萘洛尔（心得安）能阻断 β 受体。阿替洛尔主要阻断 β_1 受体，丁氧胺则主要阻断 β_2 受体。

三 中枢对内脏活动的调节

（一）脊髓对内脏活动的调节

脊髓内有调节内脏活动的初级中枢，如血管运动、排尿、排便、发汗和勃起反射的初级中枢。但这些反射的调节能力有限，由于失去了高位脑中枢的控制，这些反射远不能适应正常生理需要。例如，基本的排尿反射虽可进行，但排尿常常不完全，而且不能受意识控制。

（二）低位脑干对内脏活动的调节

脑干中有许多重要的内脏活动中枢。延髓对内脏活动的调节具有特别重要的作用，因为呼吸运动、心血管运动、胃肠运动、消化腺分泌以及某些物质代谢的调节，其基本反射中枢都位于延髓，故延髓有活命中枢之称。动物实验或临床实践中也观察到，如延髓被压迫或受伤，可迅速引起呼吸、心搏等生命活动停止，造成死亡。上述各种生命中枢，大多位于脑干网状结构中。此外，中脑是瞳孔对光反射中枢的所在地，有较重要的临床意义。

（三）下丘脑对内脏活动的调节

下丘脑是自主神经系统的较高级中枢，还能把内脏活动与机体的其他生理过程联系起来，与躯体运动及情绪反应等都有密切的关系。下丘脑的主要功能如下：

1. 对水平衡的调节　下丘脑内控制饮水的区域在外侧区，靠近摄食中枢。破坏下丘脑外侧区后，动物除拒食外，饮水量也明显减少；而刺激下丘脑外侧区某些部位，动物饮水量增加。下丘脑控制排水的功能是通过改变抗利尿激素的分泌来完成的。

2. 对体温的调节　下丘脑有调节体温的基本中枢，其前部有散热中枢，电刺激时主要引起皮肤血管扩张、汗腺分泌等散热活动；下丘脑的后部有产热中枢，电刺激时引起肌肉紧张性增强。下丘脑的视前区 - 下丘脑前部存在温度敏感神经元，它既对温度变化很敏感，是温度的感受部分，又能对由其他途径传入的温度变化信息作整合处理，并能发出传出冲动，调节器官的产热和散热活动。

3. 控制生物节律　机体的各种生命活动按一定的时间顺序发生变化，这种变化的节律称为生物节律。根据周期的长短可划分为日节律、月节律、年节律等。其中以日节律表现突出。血压、体温、血细胞数、促肾上腺皮质激素分泌等在一天内均有一个波动周期。研究发现，下丘脑视交叉上核可能是机体昼夜节律活动的重要中枢结构和控制中心。

（四）大脑皮质对内脏活动的调节

大脑中的边缘系统和新皮质的某些区域，对内脏的活动具有调节作用。

边缘系统包括边缘叶以及与其有密切关系的皮质和皮质下结构。边缘叶是指大脑半球内侧面皮质下围绕在脑干顶端周围的一些结构，如海马、穹窿、海马回、扣带回、胼胝体回等，它们与大脑皮质的岛叶、颞极、眶回，以及皮质下的杏仁核、隔区、下丘脑和丘脑前核等，在结构和功能上有密切的关系，都属于边缘系统。它可调节呼吸、胃肠、瞳孔、膀胱等的活动，还与情绪、食欲、生殖和防御等活动有密切关系。

● 案例 10-5

患者，男，26 岁。2 小时前口服农药 3911 约 250ml 后，出现恶心、呕吐、腹痛、大小便失禁，大汗，视物不清，肌肉颤抖，神志恍惚，烦躁不安。平素身体良好，否认高血压、糖尿病、心脏病、肾病、脑血管病病史。查体：T 36.5℃，P 110 次 / 分，R 30 次 / 分，BP 120/90mmHg，血胆碱酯酶活性 30%，肺叩诊清音，两肺听诊较多哮鸣音和散在湿啰音。立即给予洗胃、盐酸戊乙喹醚 6mg im st，氯解磷定 2g im st。

问题： 1. 有机磷农药中毒出现的临床表现产生的机制是什么？

2. 简单的治疗原理是什么？

3. 简单的治疗原则是什么？

分析： 1. 有机磷农药可通过消化道、呼吸道和完整的皮肤侵入人体而引起中毒。有机磷与胆碱酯酶结合，使它失去水解乙酰胆碱的能力，导致乙酰胆碱在体内蓄积。乙酰胆碱可与 M 受体和 N1 受体结合发挥作用。乙酰胆碱兴奋胃肠平滑肌和有机磷对胃肠黏膜的刺激作用，引起恶心、呕吐和腹痛；腺体分泌增多，引起流涎和出汗；支气管平滑肌收缩和腺体分泌增加，引起呼吸急促和频率加快；乙酰胆碱在脑内主要起兴奋性递质的作用，其含量增多，中枢的兴奋性增高，患者表现为烦躁不安。乙酰胆碱与神经肌肉接头处的接头后膜 N2 型受体结合，引起肌肉暴发动作电位，肌肉颤抖。

2. 治疗原理：一方面要恢复胆碱酯酶活性，如氯解磷定。但因氯解磷定恢复胆碱酯酶活性的作用比较缓慢，常需同时应用抗胆碱药来阻断乙酰胆碱的作用，如盐酸戊乙喹醚。

3. 治疗原则：迅速清除体内毒物，本例患者使用洗胃的方式；胆碱酯酶复活剂，抗胆碱药；对症治疗。

第 5 节 脑电活动及睡眠与觉醒

一 脑电活动

大脑皮质神经元的电活动有两种形式，即自发脑电活动和皮质诱发电位。前者是指在无特定外来刺激的情况下，大脑皮质自身具有持续的、节律性的电位变化；后者是指刺激特定感受器或感觉传入系统时，大脑皮质某一区域产生较为局限的电位变化。用脑电图机在头皮表面可记录出脑细胞群自发性电位变化的波形，称为脑电图（electroencephalogram，EEG）。如果将颅骨打开，直接在皮层表面安放电极引导，所记录出的脑电波形称为皮质电图。

（一）正常脑电图的波形

正常脑电图的波形不规则，一般依据频率和振幅的不同，分为四种基本波形（图 10-20）。

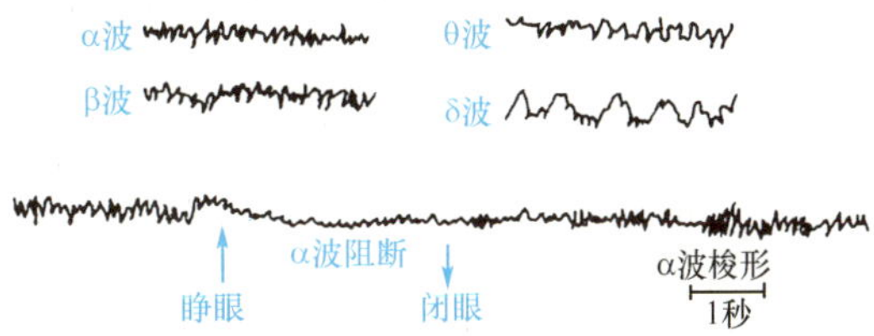

图 10-20 四种基本脑电图波形

1. α 波 频率为 8 ～ 13Hz，波幅为 20 ～ 100μV。正常人在清醒安静、闭眼时出现。波的波幅常由小变大，再由大变小，接着又由小变大，如此反复，形成 α 波的梭形。每一梭形持续 1 ～ 2 秒。睁开眼睛或受其他刺激时，α 波立即消失转而出现 β 波，这一现象称为 α 波阻断。如果被试者又安静闭眼，则 α 波又重现。

2. β 波 频率为 14 ～ 30Hz，波幅为 5 ～ 20μV。当受试者睁眼视物或接受其他刺激时即出现 β 波。一般认为，β 波是新皮质处在紧张活动状态下的主要脑电活动表现。

3. θ 波 频率为 4 ～ 7 Hz，波幅为 100 ～ 150μV。在成人困倦时出现。

4. δ 波 频率为 0.5 ～ 3 次，波幅为 20 ～ 200μV。成人在清醒时，几乎见不到 δ 波，但在睡眠时可以出现。婴儿常可以见到 δ 波。此外，在深度麻醉、智力发育不全的人，也可出现 δ 波。

脑电图的波形随大脑皮质活动状态的不同而变化。当许多皮质神经元的电活动趋于一致时，就出现低频率高振幅的波形，这种现象称为同步化；当皮质神经元的电活动不一致时，就会出现高频率低振幅的波形，称为去同步化。一般认为，脑电波由高振幅的慢波转化为低振幅的快波，表示兴奋过程的增强；反之，由低振幅的快波转为高振幅的慢波时，则表示抑制过程的加深。

（二）脑电波的形成机制

皮质表面的电位变化主要是由神经细胞的突触后电位形成的。单个细胞的突触后电位不足以引起皮质表面的电位变化，必须有大量神经元同时发生突触后电位时，才能同步起来，引起明显的电位改变。

进一步研究发现，脑电波节律的形成有赖于皮质下结构特别是丘脑的活动。正常情况下，由丘脑上传的非特异性投射的节律性兴奋到达大脑皮质，可引起皮质细胞自发的脑电活动。例如，给丘脑非特异投射系统每秒 8 ～ 12 次的电刺激，从大脑皮质可引导出同样频率的脑电波变化，类似于 α 波。如果切断丘脑的联系，则这种脑电活动将大大减弱。当向大脑皮质的传入冲动频率显著增加时，可引起去同步化，出现高频率低振幅的快波；反之，当大脑皮质的传入冲动减少时，就会引起同步化低频率高振幅的慢波。

脑电波对某些疾病，如癫痫、脑炎、颅内占位性病变等，有重要的诊断价值。

二 觉醒与睡眠

觉醒与睡眠是两个必不可少的生理过程。觉醒的机体能迅速适应环境变化，从事各种体力和脑力劳动。睡眠的功能是促进精力和体力的恢复。如果睡眠障碍，常导致中枢神经系统特别是大脑皮质活动的失常，发生幻觉，记忆力和工作能力下降等。每天所需要的睡眠时间，依年龄、个体而有不同。一般成年人每天需睡眠 7 ～ 9 小时，儿童需要的睡眠时间较长，新生儿需 18 ～ 20 小时，老年人睡眠时间较短。

（一）觉醒状态的维持

人体的觉醒状态靠脑干网状结构上行激活系统的活动来维持。实验证明，用电流刺激中脑网状结构能唤醒动物，脑电波呈现去同步化快波。

觉醒状态包括脑电觉醒状态与行为觉醒状态两种。脑电觉醒状态指脑电图波形由睡眠时的同步化慢波变为觉醒时的去同步化快波，而行为上不一定呈觉醒状态；行为觉醒状态指出现觉醒时的各种行为表现。从中枢神经递质的研究结果看，脑电觉醒状态与行为觉醒状态的维持各有不同的机制。脑电觉醒状态与脑干网状结构上行激活系统（乙酰胆碱递质系统）及脑桥蓝斑核上部的去甲肾上腺素递质系统有关；而行为觉醒状态的维持，可能是中脑黑质多巴胺递质系统的功能。

（二）睡眠的时相

人类睡眠有两种不同的时相状态，分别称为慢波睡眠（slow wave sleep，SWS）和快波睡眠（fast wave sleep，FWS）。

1. 慢波睡眠　脑电图为同步化慢波，机体表现为视、听、嗅、触等感觉功能暂时减退，肌紧张减弱，血压下降、心率减慢，代谢率降低等。慢波睡眠时，生长激素的分泌明显增多，有利于促进生长和体力的恢复。

2. 快波睡眠　快波睡眠期间表现为各种感觉功能进一步减退，以致唤醒阈升高。骨骼肌反射运动及肌紧张进一步减弱，肌肉几乎完全松弛，睡眠更深。脑电图特征为去同步化快波，又称为异相睡眠（paradoxical sleep）。在快波睡眠期间还可能有间断的阵发性表现，例如，部分肢体抽动、血压升高、心率加快、呼吸快而不规则，特别是可出现眼球快速运动（每分钟 50 ～ 60 次），所以又称为快速眼球运动睡眠（rapid eye movement sleep，REM）。阵发性表现可能促使慢性疾病或某些潜伏疾病如心绞痛、脑出血、哮喘、阻塞性肺气肿等突然发作或恶化。

在快波睡眠期间，脑组织的蛋白质合成率最高，与幼儿神经系统的发育、成熟及成年人建立新的突触联系、促进学习记忆活动、恢复精力有重要的意义。

在整个睡眠过程中，慢波睡眠与快波睡眠互相交替出现。成年人睡眠时，先进入慢波睡眠，持续 80 ～ 120 分钟，然后转入快波睡眠，20 ～ 30 分钟，又转入慢波睡眠。在整个睡眠期间，如此反复转化 4 ～ 5 次，越接近睡眠后期，快波睡眠时间越长。正常成人慢波睡眠和快波睡眠均可能转为觉醒，但睡眠时总是先进入慢波睡眠，而不是直接进入快波睡眠。在快波睡眠期间，如将其唤醒，80% 左右的人会诉说正在做梦，所以做梦也是快波睡眠的特征之一。

目前认为睡眠的产生是一个主动过程。脑干尾端存在着一个睡眠中枢（sleep center），由这一中枢发出的冲动向上传导，可作用于大脑皮质，与上行激活系统引起的觉醒作用相对抗。

在它们的共同作用下调节着睡眠与觉醒的相互转化。

链接

睡眠－呼吸暂停综合征

睡眠－呼吸暂停综合征是一种睡眠时呼吸停止的睡眠障碍。睡眠呼吸暂停伴有睡眠缺陷、白天打盹、疲劳，以及心动过缓或心律失常和脑电图觉醒状态。

睡眠－呼吸暂停综合征的高危险群，包括肥胖、呼吸道结构狭窄、年纪大肌肉松弛、扁桃腺增生、下颚短小，或长期吸烟导致呼吸道水肿的人。

临床特征是由响亮鼾声、短暂气喘及持续 10 秒以上的呼吸暂停交替组成，呼吸暂停表现为口鼻气流停止，但胸腹式呼吸仍存在。通常还合并高血压、心肌梗死、心肌缺氧、中风等并发症。

睡眠－呼吸暂停综合征患者白天感觉疲劳、困倦、晨起头痛、迟钝，以及记忆力、注意力、判断力和警觉力下降。可出现抑郁、焦虑、易激惹、口干、性欲减退和高血压等。

治疗措施包括对轻症者鼓励减肥；对咽部组织松弛，腭垂、扁桃体肥大导致呼吸道梗塞者，可行手术治疗；对因呼吸中枢神经受到损伤的患者可用药物提高呼吸中枢的功能。对重症合并呼吸衰竭时，可短期应用人工机械通气，有其他合并症者，给予相应处理。

第 6 节　脑的高级功能

人的大脑皮质高度发达，是人体各种生理功能的最高级调节中枢。除了产生感觉、协调躯体运动和内脏活动外，还有一些更为复杂的高级功能，如学习和记忆、语言与思维、空间认知等。这些高级功能主要属于大脑皮质的活动。

一　学习与记忆

学习（learning）和记忆（memory）是两个相联系的神经活动过程。学习是指新行为的获得或发展，即经验的获得；记忆则是将学习到的信息在脑内储存和“读出”，即过去经验在大脑中的再现。学习是记忆的基础，记忆是学习发展的结果。

（一）学习的形式

学习主要有两种形式，即非联合型学习和联合型学习。

1. 非联合型学习　又称简单学习，是一种简单的学习行为，不需要在刺激和反应之间形成某种明确的联系。习惯化和敏感化都属于这种类型的学习。习惯化是指当一个不产生伤害性效应的刺激重复性作用时，机体对该刺激的反射反应逐渐减弱的过程。例如，人们对有规律出现的噪声会逐渐减弱反应，即出现习惯化。敏感化是指反射反应加强的过程。例如，一个弱伤害性刺激本仅引起弱的反应，但在强的伤害性刺激作用后，对弱刺激的反应会明显加强，即出现敏感化。在这里，强刺激与弱刺激之间并不需要建立什么联系。

2. 联合型学习　是两个事件在时间上很靠近地重复发生，最后在脑内逐渐形成联系，如经典的条件反射和操作式条件反射都属于这种类型的学习。两种类型条件反射形成的关键都是条件刺激与无关刺激多次重复学习，才能形成稳定的条件反射活动。

（二）记忆的过程

外界大量信息经常通过感觉器官进入大脑，但大部分被遗忘，大约只有 1% 的信息，能被较长期地储存记忆。根据记忆保留时间的长短把记忆划分为两类：

1. 短时程记忆　保留时间仅能满足完成某项极为简单的工作需要，如对一个生疏的电话号码，拨完后记忆马上消失。保留的时间仅几秒钟到几分钟。

2. 长时程记忆　保留时间自几分钟到数年，有些内容可终身记忆。

人类的记忆过程可以分为四个阶段（图 10-21），即感觉性记忆、第一级记忆、第二级记忆和第三级记忆。前两个阶段相当于短时程记忆，后两个阶段相当于长时性记忆。感觉性记忆指人体获得信息后，在脑内感觉区储存的阶段，时间不超过 1 秒。如果没有经过注意和处理就会很快消失。第一级记忆是将感觉性记忆得来的信息，经过加工处理，把那些不连续的、先后进来的信息整合成新的连续印象，从而转入第一级记忆。这种转移主要通过把感觉性资料变成口头表达性语言符号而转移到第一级记忆。这个阶段信息停留的时间也很短暂，平均约几秒钟。第二级记忆是一个大而持久的储存系统，持续时间可由数分钟至数年。由第一级记忆转入第二级记忆的重要条件是反复运用学习，使信息在第一级记忆中多次循环，延长信息在第一级记忆中停留的时间，这样容易使信息转入第二级记忆。有些记忆的痕迹，如自己的名字或每天都在进行的操作手艺等，通过长年累月的运用，几乎不会遗忘，这一类记忆储存在第三级记忆中。

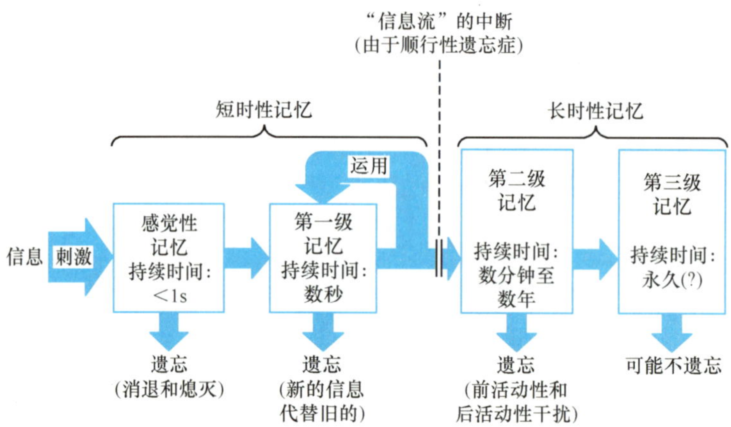

图 10-21　从感觉性记忆至第三级记忆的信息流示意图

（三）遗忘

遗忘是指部分或完全失去回忆和再认的能力。遗忘是一种正常的生理现象。遗忘在学习后就开始，最初遗忘速率快，以后逐渐减慢。遗忘产生的原因是条件刺激长久不强化引起的消退和后来信息的干扰。遗忘并不意味着记忆痕迹的完全消失，因为复习已遗忘的信息或知识总比学习新的信息或知识容易。

临床上将疾病引起的遗忘称为记忆障碍，分为两类，即顺行性遗忘症（anterograde amnesia）和逆行性遗忘症（retrograde amnesia）。凡不能保留新近获得的信息称为顺行性遗忘症。特点是患者易忘近事，而远的记忆仍存在。多见于慢性酒精中毒者。关于其机制，一般认为这种障碍是海马及其环路的功能损坏，导致信息不能从第一级记忆转入第二级记忆。

逆行性遗忘表现为不能回忆脑功能发生障碍之前的一段时间内的经历。

一些非特异性脑疾患（脑震荡、电击）和麻醉均可引起本症。其发生的机制可能是第二级记忆发生了紊乱，而第三级记忆却不受影响。

（四）学习和记忆的机制

人类学习和记忆的机制总的来看可能与神经元生理活动的功能表现、突触的联系、脑内有关蛋白质的合成等有关。

1. 神经生理、生化机制　感觉性记忆和第一级记忆主要是神经元生理活动的功能表现。神经元活动具有一定的后作用，在刺激作用过去后，活动仍存留一定时间，这是感觉性记忆的机制。脑中神经元之间形成许多环路式联系，环路的连续活动可能是第一级记忆的基础。习惯化的发生是由于突触传递发生了变化，突触前末梢的递质释放量减少导致突触后电位减少，从而使反射反应逐渐减弱。敏感化的机制是突触传递效能的增强，突触前末梢的递质释放量增加。在高等动物中也观察到突触传递具有可塑性。当海马受到高频电脉冲的短暂刺激时，会增强突触活动的长时程，其持续时间可长达 10 小时以上，被称为长时程增强效应（long term potentiation，LTP）。它可能是学习记忆的神经基础。记忆能力强的动物 LTP 反应大，而记忆能力差的动物 LTP 反应小。

人类的第二级记忆与脑内的物质代谢，尤其是脑内 RNA 和蛋白质的合成有关。逆行性遗忘症可能就是由于脑内蛋白质合成代谢受到了破坏，以致使前一段时间的记忆丧失。

2. 神经解剖机制　持久性记忆可能与新的突触联系的建立有关。生活在复杂环境中的大鼠，其大脑皮质的厚度大，而生活在简单环境中的大鼠，其大脑皮质的厚度小，说明学习记忆活动多的大鼠，其大脑皮质发达，突触的联系多。人类的第三级记忆的机制可能属于这一类。

链接

超　忆　症

人们总想牢记住所学的知识，认为遗忘是不好的事情，其实遗忘也是一种能力，有人还为事事过目不忘而烦恼不已这些人就是超忆症患者。一名英国的超忆症男子，记得近 10 年来自己吃过的每顿饭、做过的每件事、每天的穿戴，就像一个“人体百度”。

研究人员发现与常人相比，超忆症者连接大脑中间和前部的白质更发达。这些脑部构造的差异主要存在于跟自传式记忆相关的区域，超忆症者在考试中记忆事实和数字等方面的能力并不比普通人突出。

研究超忆症能更好地研究人类大脑储存记忆的方式，对老年痴呆的治疗有很大帮助。

二　语言和其他认知功能

（一）优势半球和一侧优势

语言活动的中枢集中在一侧大脑半球，此称为语言中枢的优势半球（dominant hemisphere）。临床实践证明，习惯于用右手的人（右利者），其优势半球在左侧，因此左侧颞叶受损可发生感觉失语症，而右侧颞叶受损不会发生此病。这种一侧优势的现象仅在人类中具有，它的出现虽与一定的遗传因素有关，但主要是在后天生活实践中逐渐形成的，与人类习惯运用右手进行劳动有密切关系。小儿在 12 岁以前，左侧半球优势还未完全建立牢固，如此时左侧大脑半球损伤，尚有可能在右侧大脑皮质再建立起语言活动的中枢。当发育为成年人后，左侧优势已经完全形成，如果发生左侧大脑半球损害，就很难在右侧大脑皮质再建立起语言活动的中枢。在运用左手劳动为主的人中，左右双侧皮质有关区域都可能成为语言活动的中枢。

一侧优势的现象充分说明人类两侧大脑半球的功能是不对称的。左侧半球在语言活动功能上占优势，而右侧半球则在非语词性认识功能上占优势，例如，对空间的辨认，深度知觉、触觉的认识，音乐欣赏、分辨等。但是这种优势也是相对的，左侧半球有一定的非语词性认识功能，而右侧半球也有一定的简单的语词活动功能。

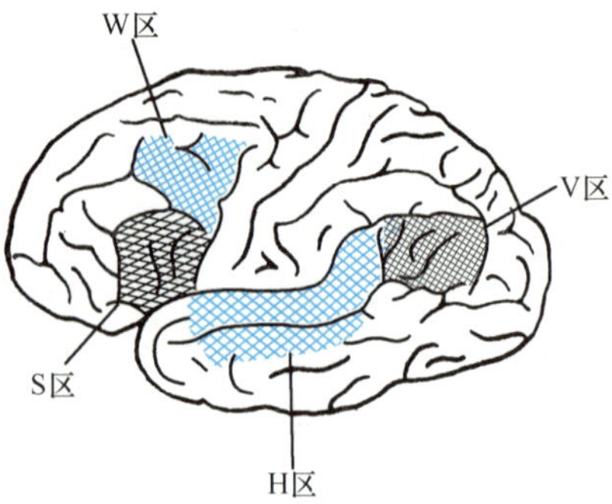

图 10-22　人类大脑皮质语言功能区域示意图

（二）大脑皮质的语言中枢

当大脑皮质一定区域发生损伤时，可导致特有的语言活动障碍，这表明大脑皮质存在语言中枢。语言中枢主要分布在 4 个不同的区域（图 10-22）。

1. 语言运动区　位于中央前回底部前方，若损伤，会引起运动失语症。患者能书写和看懂文字，听懂别人说的话，发音器官也正常，但自己却不会讲话。

2. 语言听觉区　位于颞上回后部，若受损伤，会产生感觉失语症。患者能讲话，书写、看懂文字，也能听见别人的发音，但听不懂说话的含义。

3. 语言视觉区　位于角回，损伤时，患者的视觉正常，其他语言功能也健全，但无法看懂文字的含义，称失读症。

4. 语言书写区　在额中回后部。该区损伤，患者能听懂别人的讲话和看懂文字，也会说话，手的功能也正常，但却丧失了书写功能，称失写症。

大脑皮质的语言功能具有一定的分区，各区管理语言功能不同，但各区的活动又是紧密关联的。正常情况下，它们共同活动，以完成复杂的语言功能。

目标检测

一、选择题

A_1 型题

1. 神经调节的基本方式是（　　）
   A. 反应　　B. 递质
   C. 激素　　D. 反射

2. 化学性突触传递的特征中，下列错误的是（　　）
   A. 双向性传递　　B. 兴奋节律的改变
   C. 对内环境变化敏感　　D. 总和

3. 关于兴奋性突触传递的叙述错误的是（　　）
   A. 突触前轴突末梢去极化
   B. Ca^{2+} 进入突触前膜内
   C. 突触前膜释放兴奋性递质
   D. 突触后膜 K^+ 通透性增高

4. EPSP 是由于突触后膜对哪些离子的通透性增加而发生的（　　）
   A. K^+、Na^+，尤其是 K^+
   B. K^+、Na^+，尤其是 Na^+
   C. K^+、Na^+、Cl^-，尤其是 Cl^-
   D. Ca^{2+}，K^+，Cl^-，尤其是 K^+

5. IPSP 是由于突触后膜对哪些离子的通透性增加而产生的（　　）
   A. K^+，Na^+，尤其是 K^+
   B. K^+、Na^+，尤其是 Na^+
   C. K^+、Na^+、Cl^-，尤其是 Cl^-
   D. K^+、$C1^-$，尤其是 $C1^-$

6. 动作电位到达突触前膜引起递质释放，与下列哪项有关（　　）

A. Na^+ 外流　　B. Ca^{2+} 内流
C. Na^+ 内流　　D. K^+ 内流

7. 抑制性突触后电位（　　）
A. 是去极化局部电位
B. 是超极化局部电位
C. 具有全或无性质
D. 由突触前膜递质释放量减少所致

8. 脊髓闰绍细胞构成的抑制称为（　　）
A. 周围性抑制　　B. 传入侧支性抑制
C. 回返性抑制　　D. 突触前抑制

9. 突触前抑制的重要结构基础是（　　）
A. 轴突 – 胞体型突触
B. 轴突 – 树突型突触
C. 轴突 – 轴突型突触
D. 胞体 – 树突型突触

10. 突触前抑制的发生是由于（　　）
A. 突触前膜兴奋性递质释放量减少
B. 突触前膜释放抑制性递质
C. 突触后膜超极化
D. 突触前膜超极化

11. 特异投射系统的主要功能是（　　）
A. 引起特定感觉并激发大脑皮质发出神经冲动
B. 维持和改变大脑皮质的兴奋状态
C. 协调肌紧张
D. 调节内脏功能

12. 非特异投射系统的主要功能是（　　）
A. 引起特定感觉并激发大脑皮质发出神经冲动
B. 维持和改变大脑皮质的兴奋状态
C. 协调肌紧张
D. 调节内脏功能

13. 躯体感觉的皮质代表区主要位于（　　）
A. 中央前回　　B. 中央后回
C. 岛叶皮层　　D. 颞叶皮层

14. 内脏痛的主要特点之一是（　　）
A. 对刺激性质的分辨能力强
B. 对电刺激敏感
C. 对牵拉刺激不敏感
D. 定位不精确

15. 脊休克时，反射消失的原因是（　　）
A. 离断的脊髓突然失去了高位中枢的调节
B. 脊髓中的反射中枢被破坏
C. 切断损伤的刺激对脊髓的抑制作用
D. 缺血导致脊髓功能减退

16. 脊髓突然横断后，断面以下的脊髓所支配的骨骼肌紧张性（　　）
A. 暂时性增强
B. 永久性增强
C. 暂时性减弱甚至消失
D. 永久性消失

17. 关于牵张反射的叙述，错误的是（　　）
A. 肌梭是牵张反射的感受器，这样应该不会有异议
B. 牵张反射的基本中枢位于脊髓
C. 脊髓被横断后，牵张反射永远消失
D. 牵张反射是维持姿势的基本反射

18. 下列关于新小脑受损后的症状是（　　）
A. 静止性震颤　　B. 意向性震颤
C. 动作协调障碍　　D. 肌张力减退

19. 支配心的迷走神经末梢所释放的递质为（　　）
A. 去甲肾上腺素　　B. 乙酰胆碱
C. 5– 羟色胺　　D. 多巴胺

20. M 型胆碱受体的阻断剂是（　　）
A. 阿托品　　B. 箭毒
C. 酚妥拉明　　D. 普萘洛尔

21. N 型胆碱受体的阻断剂是（　　）
A. 阿托品　　B. 箭毒
C. 酚妥拉明　　D. 普萘洛尔

22. 下列关于 M 胆碱受体的叙述，不正确的是（　　）
A. 是胆碱受体的一种
B. 可以与乙酰胆碱结合
C. 可以与毒蕈碱结合
D. 存在于神经肌接头的终板膜上

23. 下列关于 N 型胆碱受体的叙述，不正确的是（　　）
A. 是胆碱受体的一种
B. 可以与乙酰胆碱结合

C. 可以与毒蕈碱结合
D. 存在于自主神经节的突触后膜上

24. 交感神经节前纤维释放的递质是（　　）
A. 乙酰胆碱
B. 去甲肾上腺素
C. 去甲肾上腺素和乙酰胆碱
D. 5- 羟色胺

25. α 肾上腺素能受体的阻断剂是
A. 阿托品　　B. 箭毒
C. 酚妥拉明　　D. 普萘洛尔

26. β 肾上腺素能受体的阻断剂是（　　）
A. 阿托品　　B. 箭毒
C. 酚妥拉明　　D. 普萘洛尔

27. 交感神经节后纤维释放的递质是（　　）
A. 乙酰胆碱
B. 去甲肾上腺素
C. 多巴胺
D. 去甲肾上腺素或乙酰胆碱

28. 交感和副交感神经节前纤维释放的递质是（　　）
A. 乙酰胆碱
B. 去甲肾上腺素
C. 多巴胺
D. 去甲肾上腺素或乙酰胆碱

29. 下列何种效应主要与胆碱 M 样作用有关（　　）
A. 心脏活动加强　　B. 支气管痉挛
C. 胃肠活动减弱　　D. 终板电位增大

30. 交感神经系统兴奋时，引起（　　）
A. 胃肠运动增强
B. 支气管平滑肌收缩
C. 瞳孔开大肌收缩
D. 促进胰岛素的分泌

31. 副交感神经系统兴奋时，引起（　　）
A. 心率加快
B. 支气管平滑肌收缩
C. 瞳孔开大肌收缩
D. 胃肠运动减慢

32. 刺激下述哪个部位可引起动物摄食增加（　　）
A. 下丘脑内侧区　　B. 下丘脑外侧区
C. 中脑网状结构　　D. 边缘叶

33. 下丘脑的主要功能是（　　）
A. 较高级的交感神经中枢
B. 较高级的副交感神经中枢
C. 较高级的交感和副交感神经中枢
D. 较高级的内脏活动中枢

34. 下列条件反射的叙述中，不正确的是（　　）
A. 形成的基本条件是强化
B. 机体在后天生活过程中形成的
C. 数量有限
D. 建立后可以发生消退

35. 人类与动物区别的特征之一是（　　）
A. 具有第一信号系统
B. 具有第一信号系统和第二信号系统
C. 能形成条件反射
D. 具有对条件反射的分化能力

二、简答题

1. 兴奋在中枢扩布有哪些特征？
2. 试述突触传递的过程。
3. 比较丘脑特异投射系统与非特异投射系统的主要特点。
4. 试述去大脑僵直产生的机制。
5. 试述交感与副交感神经的作用和意义。

（李　弋　李　旻）

第11章 内 分 泌

内分泌是内分泌系统（endocrine system）的简称，是机体的第二大调节系统。内分泌系统与神经系统相互作用，相互配合，共同调节机体的各种功能活动，维持机体内环境的稳态，使机体的生命活动得以正常进行。

第1节 概 述

一 内分泌系统和激素的概念

内分泌系统由内分泌腺和分布在器官组织中的内分泌细胞组成，这些腺体和细胞通过分泌激素发挥调节作用。

人体的内分泌腺有腺垂体、甲状腺、肾上腺、甲状旁腺、性腺和松果体等；散在的内分泌细胞分布在消化道黏膜、下丘脑、心脏、血管、肾、肺、胎盘等器官组织中。激素（hormone）是由内分泌腺或内分泌细胞分泌的高效能生物活性物质，是细胞之间信息传递的化学媒介。接受激素信息的器官、组织和细胞分别称为靶器官、靶组织和靶细胞。激素传递的方式有以下几种（图11-1）：大多数激素经血液运输到远距离的靶组织或靶细胞而发挥作用，称为远距分泌；某些激素可经组织液扩散作用于邻近的靶细胞，称为旁分泌；激素在局部扩散，又返回作用于该细胞自身而发挥反馈作用，称为自分泌；下丘脑有某些神经内分泌细胞分泌的激素经神经纤维轴浆运至末梢释放入血，称为神经分泌。

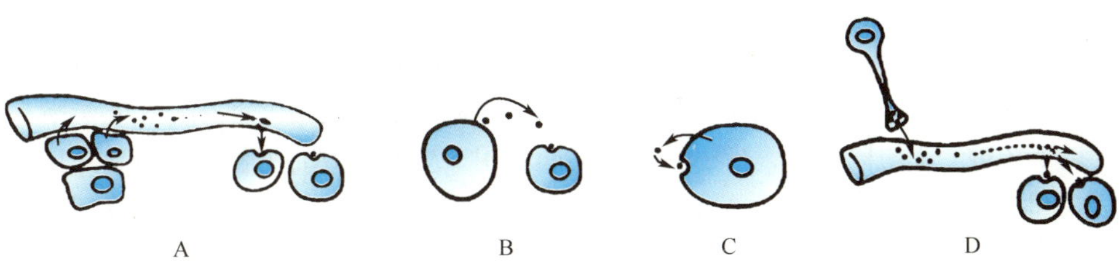

图11-1 激素的传递方式

A. 远距分泌；B. 旁分泌；C. 自分泌；D. 神经分泌

二 激素的分类

激素按其化学性质可分为四类。

1. 含氮激素　又分为三类：①蛋白质激素，如胰岛素、甲状旁腺素、腺垂体激素；②肽类激素，如胃肠激素、神经垂体激素、下丘脑调节肽、降钙素；③胺类激素，如肾上腺素、去甲肾上腺素、甲状腺素。

2. 类固醇激素　由肾上腺皮质和性腺分泌，如皮质醇、醛固酮、雌激素、孕激素等。

3. 固醇类激素　包括胆钙化醇、25- 羟胆钙化醇和 1，25- 二羟胆钙化醇。

4. 脂肪酸衍生物　广泛存在于各种组织中的前列腺素、血栓素等，称为脂肪酸衍生物。

三 激素作用的一般特征

尽管激素种类繁多，化学结构也不相同，但在对靶细胞发挥调节作用的过程中仍具有一些共同的特征。

（一）信息传递作用

激素作为内分泌系统中的信息传递者，仅将生物信息传递给靶细胞，从而使靶细胞的生理生化反应发生改变。如甲状腺激素可使代谢过程增强，生长激素可促进生长发育等。在这些反应过程中，激素既不添加成分，也不提供能量，只是将生物信息从内分泌细胞传递给靶细胞，充当了“化学信使”。

（二）高效能生物活性

在生理状态下，激素在血液中的浓度很低，但作用却相当大。因为激素和受体结合后，在细胞内发生一系列的酶促反应，逐级放大，最终形成一个高效能的生物放大系统。如 1 分子的促肾上腺皮质激素释放激素，可使腺垂体释放 10 万分子的促肾上腺皮质激素。因此体液中激素浓度的变化会对机体的生理功能产生巨大的影响。所以，激素浓度的相对稳定对维持机体正常的功能活动非常重要。

（三）相对特异性

激素由血液运输至全身各处，与各种组织细胞广泛接触，但激素只选择作用于某些特定的器官、组织和细胞，这种选择性称为激素作用的特异性。如腺垂体释放的促肾上腺皮质激素只作用于肾上腺皮质，激素作用的特异性是与靶细胞上存在的能与激素发生特异性结合的受体有关。激素与受体相互识别、然后结合、传递信息，从而产生一定的生理效应。

（四）激素间的相互作用

多种激素可共同参与调节机体的某一生理功能，此时激素之间就存在着相互影响，主要表现为以下 3 种。①协同作用，指多种激素共同作用产生的效应大于各激素单独作用时产生的效应之和。如肾上腺素和甲状腺激素作用于心脏，均可使心率加快。②拮抗作用，指两种激素的作用相反。如胰岛素能降低血糖，而生长激素、胰高血糖素、肾上腺素、糖皮质激素等可升高血糖。③允许作用，有的激素本身并不能直接对某些器官组织或细胞产生生物效应，但它的存在却可使另一种激素的作用效果增强，这种现象称为允许作用，如糖皮质激素本身对血管平滑肌无收缩作用，但它的存在可使儿茶酚胺的缩血管功能大大增强。

四 激素作用的机制

激素作为“化学信使”，与靶细胞的受体结合，并产生生物效应，这一调节过程至少包括三个环节：①激素与受体的识别和结合；②激素受体复合物的信号转导；③转导信号引起的生物效应。近年来，随着分子生物学技术的应用，人们对激素的作用机制认识更加深入，也充分认识到了激素作用机制的复杂性。本章重点介绍含氮激素和类固醇激素的作用机制。

（一）含氮激素的作用机制（“第二信使学说”）

1965年Sutherland学派提出的第二信使学说，认为携带调节信息的含氮激素作为第一信使，与靶细胞膜上的特异性受体结合后，激活膜内的鸟苷酸结合蛋白（简称G蛋白），处于激活状态的G蛋白激活腺苷酸环化酶（AC）。在Mg^{2+}的参与下，AC催化胞质内的ATP（三磷酸腺苷）转化为cAMP（环磷酸腺苷），cAMP作为第二信使，再激活细胞内的蛋白激酶（PKA），蛋白激酶又激活磷酸化酶，继而使细胞内的蛋白质发生磷酸化，引起相应的生物效应，实现细胞内的信号转导。cAMP发挥作用后，立即被细胞内的磷酸二酯酶降解为5′-AMP而失活（图11-2）。除cAMP外，作为含氮激素第二信使的物质还有环磷酸鸟苷（cGMP）、Ca^{2+}、三磷酸肌醇（IP_3）、二酰甘油（DG）及前列腺素等。

（二）类固醇激素的作用机制（“基因表达学说”）

类固醇激素相对分子量小，为脂溶性，可通过细胞膜进入细胞内。激素与胞质受体结合，形成激素-胞质受体复合物，在特定的条件下，受体蛋白发生构型变化，从而使激素-胞质受体复合物获得通过核膜的能力，进入核内与核受体结合，形成激素-核受体复合物，该复合物与染色质的非组蛋白的特异性位点结合，启动或抑制DNA的转录过程，从而促进或抑制新的信使RNA（mRNA）的形成，诱导或抑制相应蛋白质的合成而产生相应的生物效应（图11-3）。

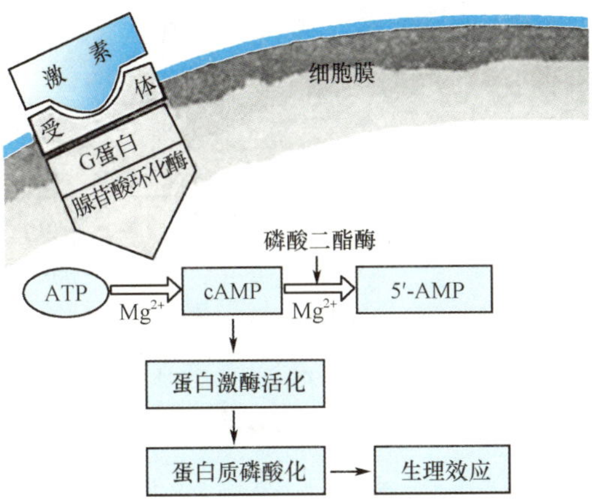

图11-2 氮类激素的作用机制示意图

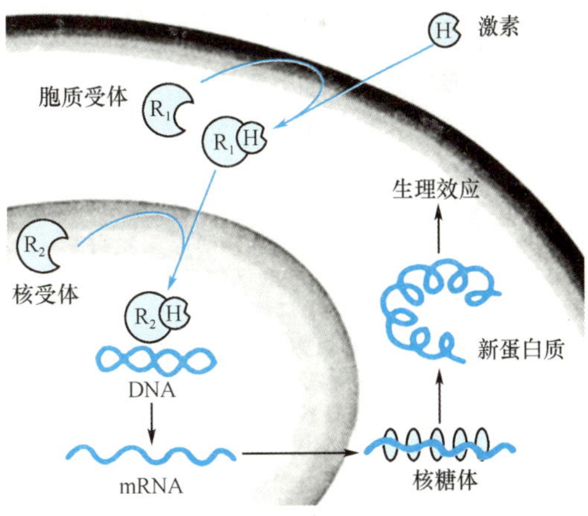

图11-3 类固醇激素的作用机制

第2节 下丘脑与垂体

一 下丘脑与垂体的功能联系

下丘脑和垂体在结构与功能上都有紧密联系。下丘脑位于丘脑下方，垂体位于大脑底部，分

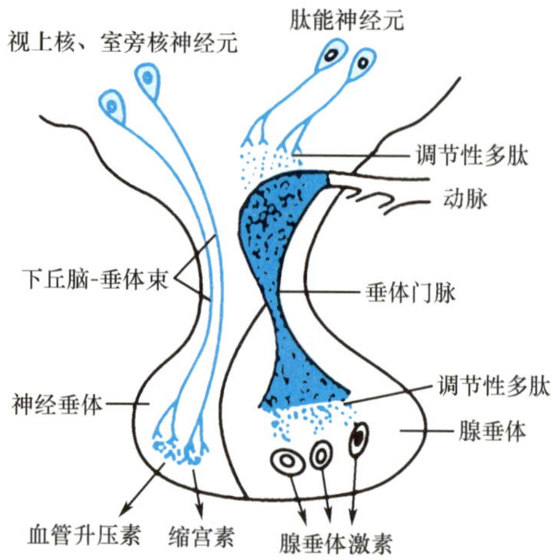

图 11-4 下丘脑与垂体之间的关系

为前叶和后叶，前叶为腺垂体，后叶为神经垂体。根据下丘脑与垂体结构和功能联系的特征，可将它看成一个下丘脑 - 垂体功能单位，此功能单位包括下丘脑 - 腺垂体系统和下丘脑 - 神经垂体系统两部分（图 11-4）。

（一）下丘脑 – 腺垂体系统

下丘脑与腺垂体之间并无直接的神经联系，是通过特殊的血管系统——垂体门脉系统发生功能联系，构成了下丘脑 - 腺垂体系统。下丘脑内侧基底部存在一个“促垂体区”，包括正中隆起、弓状核、腹内侧核、视交叉上核及室周核等部位的神经元，这些神经元能分泌 9 种多肽类激素，由下丘脑促垂体区的肽类神经元合成对腺垂体分泌有调节作用的肽类激素，称为下丘脑调节肽（表 11-1）。下丘脑调节肽经垂体门脉系统运送到腺垂体，调节腺垂体激素的合成与释放。

表 11-1 下丘脑调节肽的种类及作用

种类及英文缩写	化学性质	主要作用
促甲状腺激素释放激素（TRH）	3 肽	促进促甲状腺激素的释放
促肾上腺皮质激素释放激素（CRH）	41 肽	促进促肾上腺皮质激素的释放
促性腺激素释放激素（GnRH）	10 肽	促进黄体生成素、促卵泡激素的释放
生长激素释放激素（GHRH）	44 肽	促进生长激素的释放
生长抑素（GHIH）	14 肽	抑制生长激素的释放
催乳素释放因子（PRF）	肽	促进催乳素的释放
催乳素释放抑制因子（PIF）	多巴胺	抑制催乳素的释放
促黑激素释放因子（MRF）	肽	促进促黑激素的释放
促黑激素释放抑制因子（MIF）	肽	抑制促黑激素的释放

（二）下丘脑 – 神经垂体系统

下丘脑和神经垂体间有直接的神经联系。下丘脑的视上核和室旁核通过神经纤维下行至垂体后叶，构成了下丘脑 - 神经垂体系统。下丘脑的视上核和室旁核合成的血管升压素（VP）和催产素（OXT），经下丘脑神经垂体束的轴浆运输到神经垂体储存，在某些刺激的作用下，由神经垂体释放入血。

二 腺垂体激素的作用及其调节

腺垂体是人体内最重要的内分泌腺。腺垂体能合成和分泌 7 种激素，其中促甲状腺激素（TSH）、促肾上腺皮质激素（ACTH）、促卵泡激素（FSH）、黄体生成素（LH）均有各自的靶腺，分别形成下丘脑 - 腺垂体 - 甲状腺轴、下丘脑 - 腺垂体 - 肾上腺皮质轴、下丘脑 - 腺垂体 - 性腺轴。TSH、ACTH、FSH 和 LH 均可直接作用于各自的靶腺而发挥调节作用，故称之为促激素。而腺垂体分泌的另三种激素，生长激素（GH）、催乳素（PRL）和促黑激素（MSH）则没有靶腺，直接调节机体生长、乳腺发育和黑色素细胞等活动。

（一）生长激素

生长激素（GH）是腺垂体中含量最多的激素。生长激素是含有191个氨基酸的蛋白质类激素，相对分子量约为22 000。在安静和空腹状态下，正常成人血浆中生长激素的浓度为1.6～3μg/L。女性高于男性，儿童高于成人。GH有显著的种属差异，除猴外，从其他哺乳动物体内提取的GH对人均无效。

1. 生长激素的生理作用

（1）促进生长发育：机体的生长发育受多种激素的调节，GH是起关键性调节作用的因素。GH的主要作用是促进物质代谢和影响机体各个器官组织细胞的生长发育，对骨骼、肌肉及内脏器官的作用尤为显著，因此生长激素又称为躯体刺激素。通过临床观察发现，人若幼年时期GH分泌不足，则生长发育迟缓甚至停滞，身材矮小，但智力正常，称为侏儒症（图11-5）；人若幼年时期GH分泌过多，则生长发育过度，身材高大，引起巨人症。成年人若发生GH分泌过多的情况，由于骨骺已经钙化融合，长骨不再生长，只能刺激肢端的短骨、颅骨及软组织异常增生，表现为手足粗大、鼻大唇厚、下颌突出及内脏器官增大等，称为肢端肥大症。

GH对机体生长发育的促进作用是通过胰岛素样生长因子（IGF）来完成的。GH可刺激肝、肾和肌肉组织产生IGF，促进骨、软骨和肌肉组织细胞分裂增殖和蛋白质的合成。

（2）促进代谢：GH对代谢过程有广泛的影响。①促进蛋白质合成，抑制蛋白质分解；促进氨基酸进入细胞，加强DNA、RNA的合成，使尿氮减少，增加体内蛋白质含量。②加速脂肪分解，GH可激活对激素敏感的脂肪酶，促进脂肪的分解，加强脂肪酸向乙酰辅酶A的转换，使组织特别是肢体的脂肪量减少。③升高血糖，生理剂量的GH可刺激胰岛素分泌，加强糖的利用使血糖降低；而过量的GH则可抑制外周组织对葡萄糖的吸收，减少葡萄糖的消耗，使血糖升高。GH分泌过多时，引起高血糖而造成糖尿，称为垂体性糖尿。

2. 生长激素分泌的调节（图11-5）

（1）下丘脑对GH分泌的调节：GH的分泌受下丘脑生长激素释放激素（GHRH）和生长抑素（GHIH）的双重调节；前者促进其分泌，后者则抑制其分泌。在生理状态下，GHRH的调节起主导作用，而GHIH只有在应激反应引起GH分泌过多时才发挥其抑制GH分泌的作用。

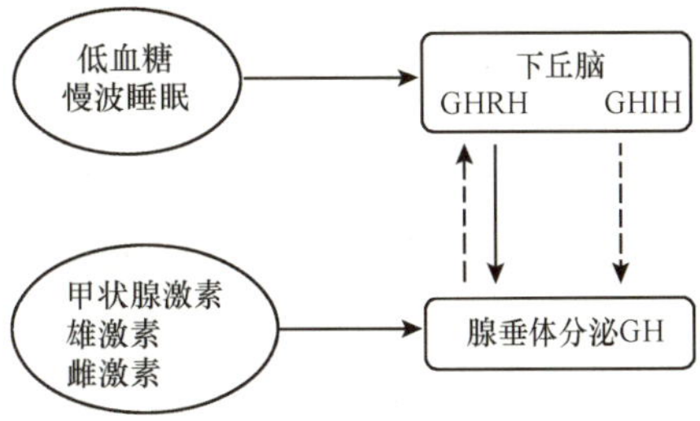

图11-5 生长激素分泌的调节

实线表示促进；虚线表示抑制

（2）反馈调节：GH对下丘脑和腺垂体发挥负反馈调节作用。

（3）激素的调节：甲状腺激素、雌激素、睾酮等激素均能促进GH分泌。青春期时血中雌激素或睾酮浓度增高，可引起GH分泌增加，皮质醇则抑制GH的分泌。

（4）代谢因素：能量物质的缺乏可促进GH的分泌。如饥饿、运动、低血糖等，均可引起GH分泌增多。其中，低血糖对GH分泌的刺激作用最强。

（5）睡眠时相：人在觉醒状态下，GH的分泌较少，进入慢波睡眠后，GH分泌增加；转入快波睡眠后，GH分泌减少。慢波睡眠时GH分泌增多有利于机体的生长发育和体力的恢复。

（二）催乳素

催乳素（PRL）是由 199 个氨基酸和 3 个二硫键构成的蛋白质类激素。其结构与 GH 相似，故两者的作用交叉；即催乳素有较弱的促进生长作用，生长素则有较弱的泌乳作用。

1. 催乳素的生理作用

（1）对乳腺的作用：PRL 可促进乳腺发育，引起并维持泌乳。在女性青春期乳腺的发育中，雌激素、孕激素、生长激素、糖皮质激素、甲状腺激素及催乳素均有作用，以雌激素作用为主；在妊娠期，催乳素、雌激素及孕激素使乳腺进一步发育，但此时血中雌激素及孕激素水平很高，可抑制催乳素的泌乳作用；分娩后，血中雌激素、孕激素水平明显下降，催乳素才可以发挥其泌乳作用。

（2）对性腺的作用：催乳素对性腺的作用较复杂。在女性，催乳素对卵巢有双向的调节作用。实验表明，小剂量催乳素对卵巢雌激素和孕激素的合成有促进作用；大剂量催乳素则有抑制作用。随着卵泡的发育，PRL 的分泌逐渐增多，与其受体结合后，促进生成黄体生成素的受体，从而促进卵巢排卵，黄体生成，雌激素和孕激素的分泌。在男性，催乳素可促进前列腺及精囊的生长，还可增强 LH 对间质细胞的作用，使睾酮的合成增多。

（3）在应激反应中的作用：在应激状态下，血中 PRL 浓度增高，与 ACTH 和 GH 浓度的增高同时出现，刺激停止后数小时才恢复正常。

2. 催乳素分泌的调节　催乳素的分泌受下丘脑催乳素释放因子（PRF）和催乳素释放抑制因子（PIF）的双重调控，前者促进催乳素的分泌，后者抑制其分泌。平时以 PIF 的抑制作用为主。在哺乳期时，因婴儿吮吸乳头的刺激可促使 PRF 释放，反射性地引起 PRL 分泌增多。

（三）促黑激素

促黑激素（MSH）在人体中主要分布于皮肤、毛发、眼虹膜及视网膜的色素层、软脑膜中。

1. 促黑激素的生理作用　MSH 的主要生理作用是刺激黑色素细胞，使细胞内的酪氨酸转化为黑色素，同时使黑色素颗粒在细胞内扩散，导致皮肤、毛发和虹膜等的颜色加深。

2. 促黑激素分泌的调节　MSH 的分泌主要受下丘脑促黑激素释放因子（MRF）和促黑激素释放抑制因子（MIF）的双重调控。平时 MIF 的抑制作用占优势。

三　神经垂体激素的作用及其调节

神经垂体不含腺细胞，因此不能合成激素。神经垂体激素指的是由下丘脑视上核和室旁核的大神经内分泌细胞合成与分泌的催产素（OXT）和血管升压素（VP）。

（一）血管升压素

1. 血管升压素（VP）的生理作用　血管升压素也称抗利尿激素（ADH）。生理剂量的血管升压素无升压作用，只有抗利尿作用。但在大失血的情况下，血中血管升压素的浓度显著升高，才表现出收缩血管作用，使血压升高。

2. 血管升压素的调节　VP 的分泌受血浆晶体渗透压和循环血量的调节，详见第 8 章。

（二）催产素

1. 催产素的生理作用

（1）对乳腺的作用：催产素是促进乳汁排出的关键因素。哺乳期因受催乳素的影响可使乳腺分泌乳汁，但是乳汁贮存于腺泡内，因婴儿吮吸乳头，可引起射乳反射，使催产素释放入血，催产素可使乳腺腺泡周围的肌上皮细胞收缩，腺泡内压力升高，乳汁经输乳管从乳头射出。

（2）对子宫的作用：催产素可促进子宫收缩，其作用与子宫的功能状态有关。对非孕子宫的作用较弱，对妊娠子宫的作用较强。孕激素能降低子宫肌对催产素的敏感性，雌激素可增加子宫肌对催产素的敏感性。

2. 催产素分泌的调节

（1）射乳反射：哺乳时，婴儿吮吸乳头反射性引起下丘脑 - 神经垂体系统催产素的分泌和释放，导致乳汁排出。射乳反射是神经内分泌反射，在这个基础上很容易建立条件反射，如母亲看到或者听到婴儿的哭声，均可引起射乳反射。

（2）临产或分娩时，子宫和阴道受到机械性压迫可反射性引起催产素的分泌，增强子宫的收缩力，有利于分娩过程的进行。哺乳时反射性引起催产素的释放能加速产后子宫的复原。临床上催产素可用于诱导分娩和预防或治疗产后出血。

第3节 甲 状 腺

甲状腺是人体最大的内分泌腺，重量为 20 ～ 30g。甲状腺由许多大小不等腺泡组成。腺泡上皮细胞是合成与释放甲状腺激素的部位。腺泡腔内充满胶质，胶质是甲状腺激素的储存库，而甲状腺激素也是体内唯一在细胞外储存的内分泌激素。

● 案例 11-1

患者，女，40 岁。6 个月前无明显诱因出现心悸、怕热多汗、消瘦、乏力等症状。入院后查体：T 36.5℃，P 99 次 / 分，R 20 次 / 分，BP 142/90mmHg，双眼突出，颈静脉怒张，甲状腺Ⅰ度肿大，双手震颤（+）。辅助检查：甲状腺功能中 T_3 7.10pmol/L，T_4 15.10pmol/L，TSH 0.01IU/ml。

问题：1. 运用甲状腺激素的生理作用分析患者出现上述症状的原因。

2. 运用甲状腺分泌的调节机制分析患者出现上述体征及 T_4 增高的原因。

一 甲状腺激素的合成与代谢

甲状腺激素（thyroid hormone）是酪氨酸的碘化物，主要有两种：一种是甲状腺素，也称四碘甲腺原氨酸（T_4），另一种是三碘甲腺原氨酸（T_3），在血液中 T_4 含量比 T_3 多，约占总量的 90%，是甲状腺激素发挥作用的主要形式，但 T_3 的生物活性较 T_4 强 5 倍。

（一）甲状腺激素的合成

合成甲状腺激素的主要原料是碘和酪氨酸。碘主要来源于食物，人每天从食物中摄取碘 100 ～ 200μg，其中约 1/3 进入甲状腺；酪氨酸来源于腺泡上皮细胞分泌的甲状腺球蛋白。甲状腺激素的合成有聚碘、活化、碘化和耦联等步骤。

1. 甲状腺腺泡的聚碘　由肠道吸收的碘，以 I^- 的形式存在于血液中，浓度约为 250μg/L。甲状腺内 I^- 的浓度比血液中高 20 ～ 25 倍，由于甲状腺上皮细胞的静息电位为 −50mV，因此甲状腺对碘的摄取是逆电化学梯度的主动转运过程，甲状腺上皮细胞先逆电化学梯度将血浆中的I^-聚集于细胞内，随后，I^-再顺电化学梯度经细胞顶端膜进入腺泡腔。I^-的转运是与Na^+耦联的继发性主动转运过程。临床上常用放射性碘示踪法检查和判断甲状腺的聚碘能力及其功能状态。

2. 碘的活化　是碘取代酪氨酸残基上氢原子的先决条件。摄入腺泡上皮的I^-在细胞内过氧化酶的作用下氧化成具有活性的碘原子I^0，I_2，或与酶的结合物，这一过程称为碘的活化。I^-氧化成为“活性碘”。

3. 酪氨酸的碘化与甲状腺激素的合成　腺泡上皮细胞内含有甲状腺球蛋白，碘化过程发生在甲状腺球蛋白结构中的酪氨酸残基上，在过氧化酶的作用下，活化的碘取代酪氨酸残基上的氢，生成一碘酪氨酸（MIT）和二碘酪氨酸（DIT），然后一分子的MIT和一分子的DIT耦联，生成T_3；两分子的DIT耦联，生成T_4。

链接

甲状腺过氧化物酶（thyroid peroxidase，TPO）

在甲状腺激素合成过程中，TPO参与碘的活化、酪氨酸碘化及耦联等多个环节；TPO是一种含铁卟啉的蛋白质，在腺泡上皮细胞顶端膜的微绒毛处分布最多，其合成与活性受TSH的调节。硫氧嘧啶与硫脲类药物可抑制TPO的活性，使甲状腺激素合成减少，临床上可用来治疗甲状腺功能亢进。

（二）甲状腺激素的储存、释放、转运及代谢

1. 储存　甲状腺激素在腺泡腔内以胶质的形式储存。具有两个特点：①储存于细胞外（腺泡腔内）。②储存量大，可供机体利用50～120天，是人体储存量最多的激素。因此临床上用甲状腺药物治疗甲状腺功能亢进时，需长时间才能奏效。

2. 释放　在TSH的作用下，甲状腺上皮细胞顶端膜的微绒毛伸出伪足，通过胞饮作用将腺泡腔中的甲状腺球蛋白吞入细胞内，在溶酶体蛋白水解酶的参与下，将MIT、DIT、T_3、T_4从甲状腺球蛋白分子中水解出来，MIT和DIT在脱碘酶的作用下脱碘，可循环再利用。该酶对T_3、T_4无作用，T_3、T_4可迅速进入血液循环。

3. 运输　T_3、T_4释放入血后，99%以上与血浆蛋白质结合，以结合形式存在，以游离形式存在的T_4仅为0.04%，T_3为4%。只有游离形式的甲状腺激素才能进入靶细胞、靶组织，发挥其调节作用。

4. 代谢　血液中T_4的半衰期为7天，T_3的半衰期为1.5天。甲状腺激素降解的主要部位是肝、肾、骨骼肌。脱碘是T_3和T_4降解的主要方式。80%的T_4在外周组织脱碘酶的作用下生成T_3和几乎无甲状腺激素生物活性的逆-T_3（rT_3），成为血液中T_3的主要来源。

二 甲状腺激素的生理作用

甲状腺激素作用广泛，几乎作用于机体的各种组织细胞。

（一）对代谢的影响

1. 对能量代谢的影响　甲状腺具有显著的产热效应，能增加体内绝大多数组织细胞的耗氧量和产热量，以心、肝、骨骼肌和肾最为显著。1mg的T_4可使人的基础代谢率提高28%，产热量约增加4200kJ。

链接

甲状腺激素的产热效应与 Na^+，K^+-ATP 酶的活性升高有关，促进 Na^+、K^+ 主动转运消耗 ATP，增加产热。如用哇巴因抑制 Na^+，K^+-ATP 酶的活性，则甲状腺激素的产热效应可被消除。甲状腺功能亢进患者产热增多，食欲增多，怕热多汗，基础代谢率较正常人高 25% ～ 80%。反之，甲状腺功能减退的患者喜热畏寒，产热量减少，基础代谢率可低于正常人 20% ～ 40%。

2. 对物质代谢的影响　甲状腺激素对三大物质的代谢均有调节作用，但其作用可因血液中浓度的不同而产生不同的效应。

（1）蛋白质的代谢：①生理剂量的 TH 能促进蛋白质的合成，有利于机体的生长发育；② TH 分泌过多时可加速蛋白质的分解，出现肌肉消瘦和肌无力；③甲状腺激素分泌不足时，蛋白质合成减少，但组织间隙中黏蛋白增多，由于黏蛋白可结合大量离子和水分子，在皮下形成一种特殊的、指压无凹陷的水肿，称为黏液性水肿。

（2）糖代谢：①甲状腺激素能促进小肠黏膜对葡萄糖的吸收，增强糖原分解和糖异生；甲状腺激素还可以增强肾上腺素、胰高血糖素、糖皮质激素及生长激素的生糖作用，使血糖升高；②还可增加外周组织对糖的利用，使血糖降低。但升血糖作用大于降血糖作用。因此，甲状腺功能亢进患者，进餐后血糖升高，甚至出现糖尿，但随后血糖又能很快降低。

（3）脂肪代谢：甲状腺激素可促进脂肪酸氧化，加速胆固醇降解，增强儿茶酚胺与胰高血糖素对脂肪的分解作用。甲状腺激素也可促进胆固醇的合成，但分解速度大于合成，因此甲状腺功能亢进患者血胆固醇含量低于正常。

（二）维持机体的生长发育

甲状腺激素是维持机体正常生长发育不可缺少的激素，尤其对脑和长骨的发育十分重要。因此，TH 是胎儿和新生儿脑发育的关键激素。胚胎时期因缺碘而导致甲状腺激素合成不足或出生后甲状腺功能低下的婴幼儿，脑的发育明显障碍，智力低下，且身材矮小，称为呆小症因胚胎时期 TH 不是胎儿骨发育的必需激素，故胎儿出生时身高可基本正常，但数周后出现生长停滞，因此，呆小症的治疗应在出生后 3 个月内补充 TH。

链接

先天性甲状腺功能低下与新生儿筛查

先天性甲状腺功能低下是指由于甲状腺先天缺陷或缺碘导致甲状腺激素合成不足。由于甲状腺激素对骨骼和脑的发育十分重要，先天性甲状腺功能低下者可导致智力低下。《中华人民共和国母婴保健法》将先天性甲状腺功能低下列入新生儿筛查的疾病之一，筛查一般是在新生儿出生 72 小时并充分喂食 6 次母乳后进行，采集足底血液制成干血滴滤纸标本，检测 TSH 浓度作为初筛，再检测血清 T_4、TSH 以确诊。

（三）对器官系统功能的影响

1. 对神经系统的影响　甲状腺激素不仅能促进神经系统的发育和成熟，而且对已分化成熟的神经系统的活动也有作用。TH 能提高中枢神经系统的兴奋性。因此，甲状腺功能亢进患者，中枢神经系统兴奋性明显升高，表现为失眠多梦、喜怒无常、多愁善感、注意力不集中及肌肉颤动等；甲状腺功能减退者，则表现为言行迟钝、记忆力减退、表情淡漠等。

2. 对心血管系统的影响　甲状腺激素可使心率加快，心肌收缩力增强，心输出量增多，收缩压升高；因此，甲状腺功能亢进的患者可出现心动过速，心肌肥大甚至心力衰竭。因心肌耗氧量增加，从而使小血管扩张，外周阻力减小，舒张压降低。因此，甲状腺功能亢进患者可出现脉压增大。

三 甲状腺功能的调节

甲状腺激素的分泌主要受下丘脑 - 腺垂体 - 甲状腺轴的调节。同时甲状腺还存在一定程度的自身调节。

（一）下丘脑 – 腺垂体 – 甲状腺轴

下丘脑分泌的促甲状腺激素释放激素（TRH）经垂体门脉系统运送至腺垂体，可促进促甲状腺激素（TSH）的合成与释放（图 11-6）。继而通过 TSH 的作用促进甲状腺分泌甲状腺激素和甲状腺腺体的增生。

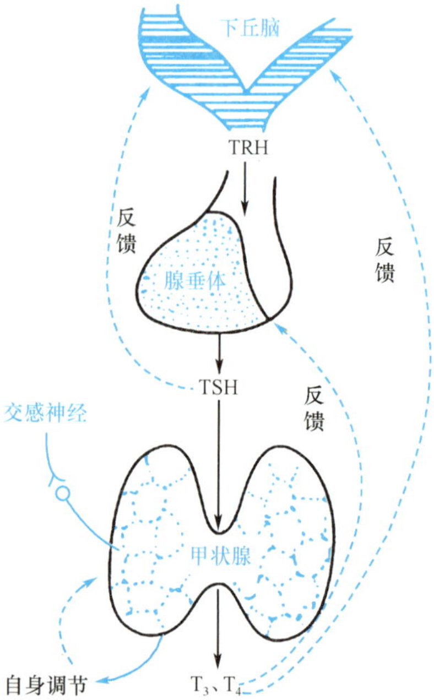

图 11-6　甲状腺激素分泌调节示意图

血液中游离的 T_3 和 T_4 浓度的高低，对腺垂体 TSH 的合成与释放起着经常性的反馈调节作用。当血液中 T_3、T_4 浓度升高时，可使 TSH 的合成与释放减少，同时还可降低垂体对 TRH 的反应性，故 TSH 的分泌减少，T_3、T_4 的释放也随之减少；反之则释放增多。这种负反馈调节作用是将血中 T_3、T_4 浓度维持在正常生理水平的重要机制。

> **链接**
>
> **地方性甲状腺肿或单纯性甲状腺肿**
>
> 饮食中缺碘造成 T_3 和 T_4 合成减少，T_3 和 T_4 对腺垂体的负反馈调节作用减弱，TSH 分泌增多，可促进甲状腺细胞增生，腺体肿大，称为地方性甲状腺肿或单纯性甲状腺肿。

（二）甲状腺功能的自身调节

在没有神经和体液因素的情况下，甲状腺可根据血碘水平调节其自身摄取碘及合成甲状腺激素的能力，称为甲状腺的自身调节。

当外源性碘量增加时，甲状腺摄碘减少，使甲状腺激素合成减少，这种由过量的碘所产生的抗甲状腺聚碘作用，称为 Wolff-Chaikoff 效应。此效应使甲状腺激素合成不致过多；当碘供不足时，甲状腺的聚碘能力增强，合成甲状腺激素增多，使 T_3、T_4 的合成不会因碘的供应不足而减少。自身调节是一个有限度的、缓慢的调节方式。临床上可用 Wolff-Chaikoff 效应来处理甲状腺危象，用于甲状腺手术的术前准备，使甲状腺变小、变硬、血流减少并抑制甲状腺激素的释放，有利于手术进行和术后安全。

第4节 肾 上 腺

肾上腺位于两侧肾的内上方，由皮质和髓质两部分组成。两者在起源、结构和功能上各不相同，是两个独立的内分泌腺体。肾上腺皮质分泌类固醇激素，作用广泛，对维持机体的生命活动起重要作用；肾上腺髓质分泌儿茶酚胺类激素，在机体应激反应中起重要作用。

● 案例 11-2

患者，女，45 岁。无明显诱因出现腰部疼痛而就诊。自述近 1 年来睡眠差，体重增加，身体乏力，并容易受伤。入院查体：T36.7℃，P90 次 / 分，R20 次 / 分，BP180/100mmHg，头面部及躯干部肥胖，皮肤细薄，体表有较多淤斑，毛发旺盛。辅助检查：CT 显示右侧肾上腺区有肿物；血尿皮质醇升高；空腹血糖 14.5mmol/L，白细胞计数 21×10^9/L，N 89%，L 6%。临床初步诊断考虑：肾上腺皮质腺瘤；库欣综合征。

问题：运用肾上腺皮质激素的生理作用分析患者出现上述症状与体征的原因。

一 肾上腺皮质激素

肾上腺皮质由外向内可分为球状带、束状带和网状带，分泌不同的激素。其中，球状带细胞分泌盐皮质激素，主要为醛固酮；束状带细胞分泌糖皮质激素，主要为皮质醇；网状带细胞分泌性激素，主要为脱氢表雄酮，也有少量雌二醇。胆固醇是合成肾上腺皮质激素的主要原料。

关于醛固酮的生理作用和分泌调节已在第 8 章中介绍，性激素将在第 12 章详细介绍，本节着重介绍糖皮质激素。

（一）糖皮质激素的生理作用

人体血浆中的糖皮质激素主要是皮质醇，分泌量大，作用强，其次是皮质酮。糖皮质激素作用广泛而且复杂，是维持生命活动必需的激素。

1. 对物质代谢的影响

（1）糖代谢：糖皮质激素是体内调节糖代谢的重要激素之一。促进糖原异生，增加肝糖原的储备；能降低肌肉和脂肪对胰岛素的敏感性，减少外周组织对糖的利用而使血糖升高。糖皮质激素分泌过多时，会出现高血糖甚至糖尿。因此，糖尿病患者要慎用糖皮质激素。反之，肾上腺皮质功能低下的患者可发生低血糖。

（2）蛋白质代谢：糖皮质激素能促进肝外组织尤其是肌肉组织细胞内蛋白质分解，并加速氨基酸进入肝脏，生成肝糖原。因此，糖皮质激素分泌过多时可出现肌肉消瘦、骨质疏松、皮肤变薄、淋巴系统免疫功能低下等症状。临床上可因大量应用糖皮质激素引起伤口不易愈合的现象。

（3）脂肪代谢：糖皮质激素能促进脂肪分解，使脂肪酸向肝脏转移，增强脂肪酸在肝内的氧化过程，有利于糖异生。肾上腺皮质功能亢进时，由于全身不同部位脂肪组织对糖皮质激素敏感性不同，体内脂肪重新分布，主要沉积于面、颈、躯干和腹部，出现面圆、背厚、躯干部发胖而四肢消瘦，形成向心性肥胖的特殊体型。

（4）水盐代谢：糖皮质激素有较弱的促进肾脏远曲小管和集合管保 Na^+ 排 K^+ 的作用。

还可降低肾小球入球小动脉的阻力，增加肾血浆流量，使肾小球滤过率增加，有利于水的排出。因此，肾上腺皮质功能不足者可出现排水障碍，严重时导致水中毒。此时补充糖皮质激素可使病情得到缓解。

2. 对器官系统的影响

（1）对血液系统的影响：糖皮质激素可刺激骨髓的造血功能，使血液中红细胞和血小板数量增加；同时可使附着于血管边缘的中性粒细胞进入血液循环，使血液中中性粒细胞增多；可抑制淋巴细胞的有丝分裂，使淋巴细胞减少；能增强巨噬细胞对嗜酸粒细胞的吞噬和分解作用，使血液中嗜酸粒细胞减少。因此，临床上常用糖皮质激素治疗血小板减少性紫癜、淋巴肉瘤和淋巴细胞性白血病等疾病。

（2）对循环系统的影响：糖皮质激素本身不能引起血管收缩，但它的存在，能增加血管平滑肌对儿茶酚胺的敏感性（允许作用）。另外，它还可抑制前列腺素的合成，降低毛细血管壁的通透性，减少血浆的滤出，有利于血容量的维持。

（3）对呼吸系统的影响：糖皮质激素可促进胎儿肺泡的发育及肺泡表面活性物质的生成。

（4）对消化系统的影响：糖皮质激素能促进胃酸和胃蛋白酶的分泌，提高胃腺细胞对迷走神经和促胃液素的敏感性，因此，长期大量应用糖皮质激素可诱发或加重胃溃疡。

（5）对神经系统的影响：糖皮质激素能提高神经系统的兴奋性，小剂量引起欣快感，大剂量则引起思维不集中、烦躁不安、失眠等症状。

3. 在应激反应中的作用　当机体受到感染、创伤、中毒、缺氧、手术、疼痛、寒冷、恐惧等多种有害刺激时，腺垂体释放 ACTH 增加，血液中的糖皮质激素也增多，称为应激反应。在应激反应中，糖皮质激素分泌增加，能快速动员蛋白质和脂肪，提高机体对应激刺激的耐受力和抵抗力，帮助机体渡过“难关”。

除上述作用外，糖皮质激素还可增强骨骼肌收缩力，使皮肤变薄，血管脆性增加，大剂量糖皮质激素还有抗炎、抗过敏、抗中毒、抗休克等作用，因此，临床上糖皮质激素可用来治疗多种疾病。

（二）糖皮质激素分泌的调节

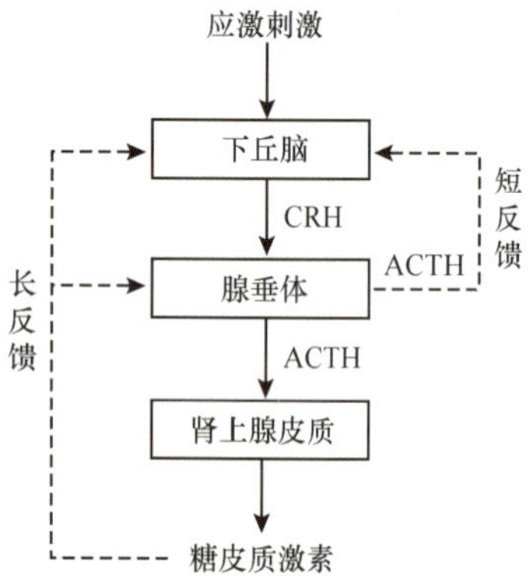

图 11-7　糖皮质激素分泌的调节

糖皮质激素的分泌主要受下丘脑 - 腺垂体 - 肾上腺皮质轴的调节（图 11-7）。

下丘脑释放的促肾上腺皮质激素释放激素（CRH），通过垂体门脉系统被运送到腺垂体，促进腺垂体分泌 ACTH，ACTH 促进肾上腺合成与释放糖皮质激素，形成了下丘脑 - 腺垂体 - 肾上腺皮质轴。ACTH 的分泌有昼夜变化规律，入睡后 ACTH 的分泌逐渐减少，午夜分泌最少，清晨 6 ～ 8 时分泌达高峰，称为日节律波动。糖皮质激素的分泌也随之呈现昼夜性变化规律。

在下丘脑 - 腺垂体 - 肾上腺皮质轴的调节中，也存在着反馈调节作用。当腺垂体分泌的 ACTH 在血液中达到一定水平时可抑制下丘脑对 CRH 的释放，称为短反馈。当血液中糖皮质激素浓度升高时，可反馈作用于下丘脑和腺垂体，抑制 CRH 和 ACTH 的释放，称为长反馈。但糖皮质激素的负反馈调节主要作用于腺垂体。在应激反应中，这些负反馈作用减弱甚至消失，血中 ACTH 和糖皮质激素浓度升高。

链接

肾上腺皮质萎缩的预防

临床上长期大量应用糖皮质激素，可抑制下丘脑CRH神经元和腺垂体的活动，使CRH和ACTH分泌减少，导致肾上腺皮质趋于萎缩，分泌功能减退，若突然停药，可因肾上腺皮质萎缩引起体内糖皮质激素突然减少，出现肾上腺皮质功能减退的危急症状。因此，应采取逐渐减量的停药方法或间断给予ACTH，预防肾上腺皮质萎缩。

二 肾上腺髓质激素

肾上腺髓质既属于自主神经系统，又属于内分泌系统。肾上腺髓质的嗜铬细胞分泌肾上腺素（epinephrine，E）、去甲肾上腺素（norepinephrine，NE），它们属于儿茶酚胺类化合物。体内最重要的儿茶酚胺有肾上腺素、去甲肾上腺素和多巴胺。血液中的肾上腺素主要来源于肾上腺髓质，而去甲肾上腺素来源于肾上腺髓质的分泌和肾上腺素能纤维的释放。

（一）肾上腺髓质激素的生理作用

肾上腺素和去甲肾上腺素的受体在体内分布广泛，故肾上腺素和去甲肾上腺素对器官、组织的作用也很复杂（表11-2）。

表11-2 肾上腺素与去甲肾上腺素的生理作用

	肾上腺素	去甲肾上腺素
心脏	心率加快，心肌收缩力增强，心输出量增加	心率减慢（减压反射的作用）
血管	冠状血管、骨骼肌血管舒张；皮肤、黏膜、胃肠、肾等血管收缩；外周阻力稍减	除冠状血管外，全身血管强烈收缩，外周阻力明显增大
血压	升高	显著升高
支气管平滑肌	舒张	舒张（作用较弱）
胃肠活动	抑制	抑制（作用较弱）
瞳孔	扩大（作用强）	扩大（作用弱）
代谢	血糖增高，脂肪分解，产热增多	血糖增高，脂肪分解（作用较弱）

肾上腺髓质受交感神经节前纤维支配，交感神经兴奋时，肾上腺髓质激素分泌明显增多，将交感神经与肾上腺髓质在结构和功能上的这种联系，称为交感-肾上腺髓质系统。当机体遭遇恐惧、焦虑、剧痛、失血、创伤、剧烈运动、缺氧等紧急情况时，交感-肾上腺髓质系统立即被调动起来，引起全身的适应性反应，称为应急反应。在应急反应中，肾上腺素和去甲肾上腺素分泌明显增多，中枢神经系统的兴奋性提高，使机体处于警觉状态，反应灵敏，以应对环境的急剧变化；同时心率加快，心肌收缩力加强，心输出量增加，血压升高，全身血液重新分配，利于重要器官在应急状态下有充分的血液供应。呼吸加深加快，肺通气量增加；肝糖原和脂肪分解增多，以满足应急状态下的能量需求。

当机体受到伤害性刺激时，交感-肾上腺髓质系统活动增强，肾上腺素和去甲肾上腺素分泌增多，产生应急反应，以提高机体的警觉性和反应性；下丘脑-腺垂体-肾上腺皮质轴的活动也加强，血液中ACTH和糖皮质激素的浓度升高，提高机体对有害刺激的抵抗能力。两者相辅相成，使机体的适应能力更加完善。

（二）肾上腺髓质激素分泌的调节

1. 交感神经的作用　交感神经节前纤维支配肾上腺髓质，交感神经兴奋时，节前纤维末梢释放乙酰胆碱（ACh），作用于髓质嗜铬细胞上的N受体，引起肾上腺素和去甲肾上腺素的释放。

2. ACTH与糖皮质激素的作用　ACTH和糖皮质激素可促进肾上腺髓质上某些合成酶的活性，从而促进肾上腺髓质激素的合成与分泌。

3. 反馈性调节作用　当细胞内儿茶酚胺类达到一定浓度时，可反馈性地抑制某些合成酶的活性，使肾上腺素和去甲肾上腺素的合成减少。

第5节　胰　岛

胰岛是散在于胰腺腺泡之间的内分泌组织。人胰腺中有100万～200万个胰岛。人类的胰岛细胞主要有A细胞、B细胞、D细胞。B细胞数量最多，约占75%，分泌胰岛素（insulin）；A细胞约占胰岛细胞的20%，分泌胰高血糖素（glucagon）；D细胞分泌生长抑素。本节主要讨论胰岛素和胰高血糖素。

一 胰岛素

胰岛素是含有51个氨基酸残基的小分子蛋白质，由A、B两条肽链构成。1965年我国首先用化学方法人工合成了生物活性很高的胰岛素。血液中的胰岛素以游离型和与血浆蛋白结合的结合型两种形式存在，游离型的胰岛素具有生物活性，胰岛素的半衰期为5～6分钟，胰岛素主要在肝脏内灭活，少量在肾与肌肉组织内灭活。

（一）胰岛素的生理作用

胰岛素是促进合成代谢，维持血糖浓度稳定的主要激素。

1. 对糖代谢的影响　胰岛素通过增加血糖去路与减少血糖来源两个途径，使血糖降低，是体内唯一能降低血糖浓度的激素。主要机制：①促进全身组织，特别是肝脏、肌肉和脂肪组织摄取和利用葡萄糖，促进葡萄糖转变为脂肪酸，并储存于脂肪组织中；促进肝糖原和肌糖原的合成；②抑制糖原分解和糖异生。胰岛素缺乏时，糖的利用受阻，血糖浓度升高，超过肾糖阈时，会出现尿糖，引起糖尿病。

2. 对脂肪代谢的影响　胰岛素能促进肝脏合成脂肪，促进葡萄糖进入脂肪细胞，合成三酰甘油和脂肪酸；还可抑制脂肪酶的活性，减少脂肪分解。胰岛素分泌不足时，脂肪分解代谢加强，会产生大量脂肪酸，脂肪酸在肝内氧化成大量酮体，严重时引起酮血症和酸中毒。同时血脂升高易引起动脉硬化，进而导致心、脑血管系统的严重疾病。

3. 对蛋白质代谢的影响　胰岛素可促进细胞摄取氨基酸、促进核酸和蛋白质的合成，并能抑制蛋白质的分解，因此能促进机体的生长及组织的修复。胰岛素分泌不足时，蛋白质合成减少，分解增加，导致负氮平衡，出现身体消瘦。

链接

糖　尿　病

糖尿病是由于胰岛素分泌减少或作用缺陷引起的一组以血糖水平增高为特征的代谢性疾病。按国际标准，糖尿病分为1型糖尿病、2型糖尿病、其他类型糖尿病及妊娠期糖尿病。其典型临床表现为“三多一少”，即多饮、多食、多尿和体重减轻。1型糖尿病是由于胰岛B细胞破坏，胰岛素缺乏所致；2型糖尿病是胰岛素抵抗或胰岛素分泌不足。

（二）胰岛素分泌的调节

1. 血糖浓度 是调节胰岛素分泌的最重要因素。血糖浓度升高可直接刺激B细胞，使胰岛素分泌增加；血糖浓度降低时，胰岛素分泌减少，从而维持血糖浓度的相对稳定。

2. 其他激素 体内的许多激素，能直接或间接地影响胰岛素的分泌。胰高血糖素可直接刺激B细胞分泌胰岛素，胰高血糖素、胃肠激素、糖皮质激素、生长激素及甲状腺激素等可通过升高血糖而间接刺激胰岛素的分泌；肾上腺素、生长抑素等则能抑制胰岛素的分泌。

3. 神经调节 胰岛受迷走神经和交感神经双重支配。迷走神经兴奋时，通过乙酰胆碱作用于M受体促进胰岛素的分泌；交感神经兴奋时，通过去甲肾上腺素作用于α受体，抑制胰岛素的分泌。

二 胰高血糖素

胰高血糖素是由29个氨基酸残基组成的直链多肽，在血清中的浓度为50～100ng/L，血浆半衰期为5分钟，主要在肝脏内降解失活。

（一）胰高血糖素的生理作用

与胰岛素促进合成代谢的作用相反，胰高血糖素是促进分解代谢的激素，它作用的结果是升高血糖。

胰高血糖素能促进肝糖原分解，促使氨基酸转化为葡萄糖，增加糖的异生，引起血糖明显升高；可激活脂肪酶，促进脂肪分解及脂肪酸的氧化。

（二）胰高血糖素分泌的调节

1. 血糖浓度 是调节胰高血糖素分泌的重要因素。当血糖浓度降低时，可促进胰高血糖素的分泌；反之，则抑制其分泌。

2. 其他激素 胰岛素可通过降血糖间接刺激胰高血糖素的分泌；胰岛素和生长抑素可通过旁分泌的方式抑制胰高血糖素的分泌。

3. 神经调节 交感神经兴奋时，促进胰高血糖素的分泌；迷走神经兴奋时，则抑制胰高血糖素的分泌。

第6节 甲状旁腺和甲状腺C细胞

血浆中钙离子水平与机体许多生理功能都有密切的联系。血钙浓度的高低关系到可兴奋组织的兴奋性、腺体的分泌及骨代谢的平衡。体内参与调节钙、磷代谢的激素主要有甲状旁腺激素、降钙素及1,25-二羟维生素D_3。

一 甲状旁腺激素

甲状旁腺是位于甲状腺背侧的腺体，能合成和分泌甲状旁腺激素（parathyroid hormone，PTH）。甲状旁腺激素是含有84个氨基酸残基的直链多肽。主要在肝内水解灭活，其代谢产物经肾脏排出体外。

（一）甲状旁腺激素的生理作用

甲状旁腺激素是机体维持血钙浓度稳定最重要的激素。PTH的主要作用是升高血钙、降低血磷，钙离子对维持神经肌肉的正常兴奋性起重要作用。PTH 的作用是通过对骨、肾和小肠的调节来实现的。

1. PTH 对骨的作用　骨是体内最大的钙贮存库，人体 99% 的钙是以磷酸钙的形式贮存在骨组织中。PTH 可增强破骨细胞活动，抑制成骨细胞活动，加速骨质的溶解，骨中的钙、磷入血，使血钙升高。

2. PTH 对肾的作用　PTH 促进肾远曲小管对钙的重吸收，使尿钙减少，血钙升高；抑制肾近曲小管对磷的重吸收，促进尿磷排出，血磷下降。

3. PTH 对小肠的作用　PTH 激活肾 1α- 羟化酶，后者使 25- 羟维生素 D_3 转变为有活性的 1,25- 二羟维生素 D_3，1,25- 二羟维生素 D_3 进入小肠黏膜，促进小肠黏膜对钙的吸收。

（二）甲状旁腺激素分泌的调节

1. 血钙水平　PTH 的分泌主要受血钙浓度的调节。血钙浓度降低时，PTH 分泌增加；血钙浓度升高时，PTH 分泌减少。这种负反馈调节作用是机体 PTH 分泌和维持血钙浓度相对稳定的重要机制。

2. 其他因素　血磷浓度升高可使血钙浓度降低，从而刺激 PTH 的分泌；血镁浓度降至较低时，可使 PTH 分泌减少。

二 降钙素

甲状腺滤泡旁细胞又称甲状腺 C 细胞，分泌降钙素（CT），降钙素是含 32 个氨基酸残基的肽类激素。正常人血清降钙素浓度为 10 ～ 20ng/L，主要在肾脏降解后排出。

（一）降钙素的生理作用

降钙素的主要作用是降低血钙和血磷，其靶器官是骨和肾。

1. 对骨的作用　降钙素能抑制破骨细胞的活动，使溶骨过程减弱，还能增强成骨过程，使钙、磷在骨组织中沉积，骨组织释放钙、磷减少，因此血钙和血磷下降。

2. 对肾的作用　降钙素能抑制肾小管对钙、磷、钠及氯等离子的重吸收，使这些离子从尿中排出量增多。

（二）降钙素分泌的调节

降钙素的分泌主要受血钙浓度变化的调节。血钙浓度升高时，降钙素分泌增加；血钙浓度降低时，降钙素分泌较少。降钙素和甲状旁腺激素对血钙的作用相反，两者共同调节血钙浓度，维持血钙的稳定。

三 维生素 D_3

维生素 D_3 是胆固醇的衍生物，又名胆钙化醇。人体内的胆钙化醇有两个来源，一是从肝、乳、鱼肝油等含量丰富的食物中摄取，二是由皮肤中的脱氢胆固醇转化而来。在紫外线的照射下，皮肤中的 7- 脱氢胆固醇转化为维生素 D_3，维生素 D_3 在肝内形成 25- 羟维生素 D_3，再在肾内进一步羟化变成 1,25- 二羟维生素 D_3，生物活性比 25- 羟维生素 D_3 高 500 ～ 1000 倍。

1, 25- 二羟胆钙化醇的主要作用升高血钙和血磷，是通过对小肠、肾和骨的作用来实现的。

1. 对小肠的作用　1, 25- 二羟胆钙化醇能促进小肠黏膜对钙和磷的吸收，使血钙、血磷升高。

2. 对肾的作用　1, 25- 二羟胆钙化醇能促进肾小管对钙、磷的重吸收，使血钙、血磷升高。

3. 对骨的作用 1, 25- 二羟胆钙化醇能增强溶骨过程，动员骨钙入血和促进钙在骨中的沉积，但是总体效应是使血钙浓度升高，是骨更新重建的重要因素。因此，若缺乏维生素 D_3，在儿童中可引起佝偻病，在成人可引起骨软化症。

目标检测

一、名词解释

1. 激素 2. 允许作用 3. 应激反应
4. 下丘脑调节肽

二、选择题

A_1 型题

1. 下列不是第二信使的是（ ）
A. 激素 B. cAMP
C. cGMP D. Ca^{2+}
E. DG

2. 腺垂体分泌的激素中，不包括（ ）
A. 生长激素 B. 催乳素
C. 黄体生成素 D. 促黑激素
E. 催产素

3. 幼年时生长激素分泌不足可导致（ ）
A. 呆小症 B. 侏儒症
C. 肢端肥大症 D. 巨人症
E. 垂体发育不全

4. 影响神经系统发育的重要激素是（ ）
A. 生长激素 B. 甲状腺激素
C. 糖皮质激素 D. 胰岛素
E. 促肾上腺皮质激素

5. 能促进蛋白质合成的激素是（ ）
A. 胰高血糖素 B. 肾上腺素
C. 糖皮质激素 D. 胰岛素
E. 甲状旁腺素

6. 能降低血糖的激素是（ ）
A. 生长激素 B. 甲状腺激素
C. 胰岛素 D. 肾上腺素
E. 糖皮质激素

7. 有关糖皮质激素作用的叙述，错误的是（ ）
A. 大量应用可诱发或加剧溃疡病
B. 可增强机体对有害刺激的耐受能力
C. 使血液中淋巴细胞数量增多
D. 长期应用可引起肾上腺皮质萎缩
E. 分泌过多时，可引起向心性肥胖

8. 增加机体产热量，使基础代谢率升高的激素主要是（ ）
A. 肾上腺素 B. 胰岛素
C. 生长激素 D. 甲状腺激素
E. 雄激素

9. 关于胰岛素作用的叙述，错误的是（ ）
A. 促进蛋白质合成
B. 促进脂肪合成
C. 交感神经兴奋时分泌增加
D. 增加去路、减少来源，使血糖降低
E. 血糖升高刺激其分泌

10. 下列哪项是催产素的生理作用（ ）
A. 促进输卵管运动
B. 刺激催乳素分泌，促进乳汁分泌
C. 促进血管收缩，使血压升高
D. 促进子宫内膜增生
E. 分娩时促进子宫收缩，促进分娩

11. 关于甲状旁腺素作用的叙述，错误的是（ ）
A. 促进肾小管对钙离子的重吸收
B. 抑制肾小管对磷酸盐的重吸收
C. 促进 1,25- 二羟胆钙化醇的生成
D. 促进成骨作用
E. 间接促进小肠对钙离子的吸收

（武新雅）

第 12 章 生　殖

机体生长发育成熟后，能够产生与自己相似的子代个体的过程，称为生殖（reproduction），它是维持生物绵延和繁殖种系的重要生命活动。高等动物的生殖是通过两性生殖器官的活动实现的。生殖过程包括生殖细胞的形成过程、交配和受精、着床、胚胎发育及分娩等重要生理过程。人类的生殖是由男性生殖功能和女性生殖功能共同完成的。

第 1 节　男性生殖

男性生殖系统由睾丸、生殖管道（附睾、输精管、射精管、尿道）、附属腺（前列腺、精囊、尿道球腺）及外生殖器组成。男性生殖功能主要包括睾丸的生精作用和内分泌功能、性行为与性反应等。

一　睾丸的生精作用

（一）精子的生成过程

睾丸（testes）由曲细精管（seminiferous tubules）和间质细胞（interstitial cells or Leydig cells）组成。曲细精管上皮又由生精细胞（spermatogenetic cells）和支持细胞（Sertoli cells）构成（图 12-1）。原始的生精细胞为精原细胞（spermatogonia），紧贴于曲细精管的基膜上，从青春期（puberty）开始，精原细胞分阶段发育形成精子。在曲细精管的管壁中，各种不同发育阶段的生精细胞是顺次排列的，由基膜至管腔，分别为精原细胞、初级精母细胞（primary spermatocytes）、次极精母细胞（secondary spermatocytes）、精子细胞（spermatids）、分化中的精子，直至发育成为成熟的精子（mature sperms or spermatozoa），脱离支持细胞进入管腔。从精原细胞发育成为精子约需两个半月（图 12-1）。

支持细胞呈不规则锥体形，基部紧贴基膜，顶部伸达管腔，侧面和腔面有许多不规则凹陷，其内镶嵌着各级生精细胞，为各级生殖细胞提供营养，并起着支持和保护的作用。相邻支持细胞侧面近基部的胞膜形成紧密连接（tight junction），它与间质的血管及其内皮、结缔组织、生精上皮基膜一起，构成血 - 睾屏障（blood-testis barrier），可阻止某些物质进出曲细精管，形成并维持有利于精子发生的微环境，还能防止精子的抗原物质逸出曲细精管外而发生自体免疫反应。

影响睾丸生精功能的因素：①年龄。从青春期到老年，睾丸都有生精能力，45 岁之后，生精能力逐渐减退。②温度。正常情况下阴囊内的温度较腹腔内低 2℃左右，这是精子生成的最适温度。如在胚胎发育期间，由于某种原因睾丸不降入阴囊而停留在腹腔内或腹股沟内，称隐睾症，患者曲细精管不能正常发育，也无精子产生。③其他，如疾病、接触放射性物质、吸烟、酗酒等可导致精子活力降低、畸形率增加，形成少精或无精。

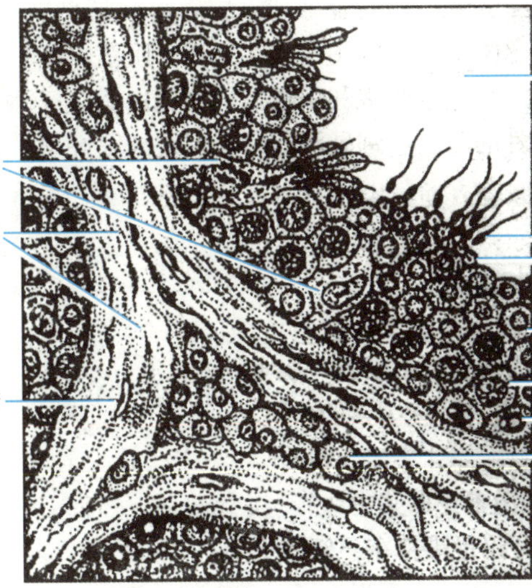

图 12-1　睾丸曲细精管生精示意图

（二）精子的运输和射精

新生的精子进入曲细精管的管腔后，本身并无运动能力，主要靠小管外周肌样细胞的收缩以及管腔液的移动而被运送至附睾（epididymis），在附睾内精子进一步成熟，并获得运动能力。附睾内可储存少量的精子，大量的精子则储存于输精管（vas deferens）及其壶腹部。在性活动中，精子通过输精管的蠕动，把精子运送至尿道（urethra）。精子和附睾、精囊腺（seminal vesicle gland）、前列腺（prostate gland）和尿道球腺（bulbo-urethral gland）的分泌物混合形成精液（semen），在性高潮时排出体外。正常男子每次射出精液 3 ～ 6 ml。每毫升精液含 2000 万到 4 亿个精子，少于 2000 万精子，不易使卵子受孕。

二　睾丸的内分泌功能

睾丸的内分泌功能是由睾丸间质细胞分泌雄激素，主要是睾酮（testosterone）和睾丸支持细胞分泌抑制素（inhibin）。

（一）雄激素

1. 睾酮的合成和代谢（synthesis & metabolism of testosterone）　睾酮是 C-19 类固醇激素。在间质细胞内，胆固醇经羟化、侧链裂解形成孕烯醇酮，再经 17- 羟化并脱去侧链形成睾酮。睾酮在某些靶器官（如附睾和前列腺）内，被 5α - 还原酶还原为双氢睾酮（dihydrotestosterone，DHT），再与靶细胞内的受体结合而发挥作用。睾酮也可在芳香化酶的作用下转变为雌二醇（estradiol）。

20 ～ 50 岁的正常男性随年龄增长，睾丸每日分泌 4 ～ 9mg 睾酮。血浆睾酮浓度为 22.7±4.3 nmol/L。50 岁以上，睾酮的分泌量逐渐减少。

血液中 98% 的睾酮与血浆蛋白结合，只有 2% 是游离的。在血浆中，一部分（30%）睾酮与性激素结合蛋白（sex hormone-binding globulin，SHBG）结合，而另一部分（68%）与白蛋白结合。睾酮主要在肝内被灭活，以 17- 氧类固醇结合型由尿排出，少量经粪便排出。

2. 睾酮的生理作用（physiological functions of testosterone） ①维持生精作用：睾酮自间质细胞分泌后，可扩散进入支持细胞并转变为活性更强的双氢睾酮。在卵泡刺激素（follicle-stimulating hormone，FSH）的作用下，支持细胞可产生一种对睾酮和双氢睾酮亲和性都很强的蛋白质，称为雄激素结合蛋白（androgen binding protein，ABP），ABP 与睾酮和双氢睾酮结合后，转运至曲细精管，提高雄激素在曲细精管的局部浓度，有利于生精过程。②刺激生殖器官的生长发育，促进男性副性征出现并维持其正常状态。③维持正常的性欲。④促进蛋白质合成，特别是肌肉和生殖器官的蛋白质合成，同时还能促进骨骼生长与钙磷沉积和红细胞生成等。

（二）抑制素

抑制素（inhibin）是睾丸支持细胞分泌的糖蛋白激素，相对分子量为 31 000 ～ 32 000，由 α 和 β 两个亚单位组成。生理剂量的抑制素对腺垂体 FSH 的分泌有很强的抑制作用，而对黄体生成素（luteinizing hormone，LH）的分泌却无明显的影响。

三 睾丸功能的调节

睾丸的生精作用和内分泌功能均受到下丘脑 - 垂体的调节，而睾丸分泌的激素又能反馈调节下丘脑 - 垂体的分泌活动，它们在功能上互相联系，互相影响，称为下丘脑 - 垂体 - 睾丸轴（hypothalamus-pituitary-testes axis）（图 12-2）。此外，睾丸还存在复杂的局部调节机制。

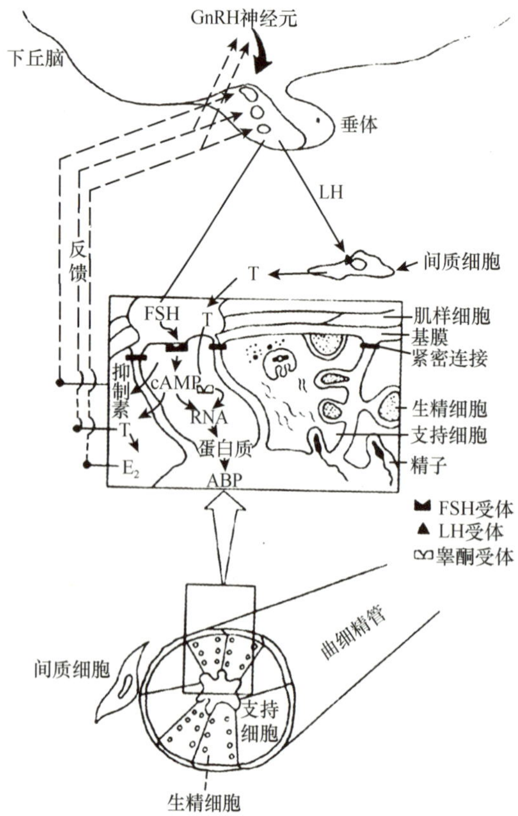

图 12-2 下丘脑 - 垂体 - 睾丸轴

（一）下丘脑 – 垂体对睾丸活动的调节

下丘脑通过释放促性腺激素释放激素（gonadotropin releasing hormone，GnRH），调控腺垂体合成和分泌 LH 和 FSH，影响睾丸的功能。LH 主要作用于间质细胞，FSH 主要作用于生精细胞和支持细胞。

1. 垂体对睾酮分泌的调控（control of testosterone secretion by anterior pituitary） LH 促进间质细胞合成与分泌睾酮，所以 LH 又称间质细胞刺激素（interstitial cell stimulating hormone，ICSH）。LH 与间质细胞膜上的 LH 受体结合后，激活腺苷酸环化酶，使细胞内 cAMP 增加，进而激活依赖 cAMP 的蛋白激酶，促进睾酮合成酶体系的磷酸化，加速睾酮的合成。

2. 垂体对精子生成的调控（control of spermatogenesis by anterior pituitary） LH 与

FSH 对生精过程都有调节作用，LH 的作用是通过睾酮实现的。大鼠实验表明，如果生精过程已经开始，只要给予适量的睾酮，生精过程便可维持；如果生精过程尚未开始，或因某种原因中断，仅有睾酮则难以使生精过程启动或恢复，该过程必须有 FSH 的作用。可见 FSH 对生精过程有始动作用，而睾酮则有维持生精的作用。FSH 与支持细胞上的 FSH 受体结合后，经 cAMP- 蛋白激酶系统，促进支持细胞上蛋白质的合成，这些蛋白质中，可能有启动精子生成的成分。此外，生精过程需要曲细精管内存在高浓度的睾酮，睾酮可能刺激精原细胞的形成和精母细胞的第二次减数分裂（meiotic division），导致精子细胞的出现。

（二）睾丸激素对下丘脑 – 垂体的反馈调节

血中睾酮达到一定浓度后，便可作用于下丘脑和垂体，抑制 GnRH 和 LH 的分泌。FSH 促进支持细胞分泌抑制素，后者对垂体 FSH 的分泌有负反馈调节作用。

（三）睾丸内的局部调节

近年的实验研究表明，在支持细胞与生精细胞之间、间质细胞与支持细胞之间，存在着错综复杂的局部调节机制。例如，FSH 可激活支持细胞内的芳香化酶，促进睾酮转变为雌二醇，它可降低腺垂体对 GnRH 的反应性，并能直接抑制间质细胞睾酮的合成。此外，睾丸可产生多种肽类、GnRH、胰岛素样生长因子及白细胞介素等，这些物质可能以旁分泌或自分泌的方式，在局部调节睾丸的功能。

链接

下丘脑 – 垂体功能单位与睾丸功能

1921 年有人就发现，损伤狗的下丘脑可引起其睾丸的萎缩。此后又发现，下丘脑患病者，会出现睾丸萎缩和功能丧失等现象，说明下丘脑对睾丸的发育和正常功能起调节作用。实验条件下切除成年雄性动物的脑垂体后，睾丸萎缩、变小、变软，某些动物的睾丸还退回到腹腔，附性器官完全萎缩；同时睾丸的生精过程停止，生精细胞和间质细胞的数目均明显减少，并呈现退行性变，睾酮的分泌也受到抑制。这些实验说明脑垂体对睾丸功能的维持至关重要。可见，睾丸的精子生成和内分泌功能有赖于下丘脑 – 腺垂体 – 睾丸轴系统。

第2节　女性生殖

女性生殖系统包括卵巢（ovaries）、输卵管（uterine tubes）、子宫（uterus）、阴道（vagina）及外阴等。女性生殖功能主要包括卵巢的产卵作用与内分泌功能、妊娠和分娩等。

一　卵巢的产卵作用

（一）卵泡的发育过程

卵泡（follicle）由卵母细胞（oocyte）和卵泡细胞（follicular cell）组成。出生后，两侧卵巢中有 10 万～ 20 万个原始卵泡（primordial follicle），青春期减至 3 万～ 4 万个。自青春期起，一般每月有 15 ～ 20 个卵泡开始生长发育，但通常只有一个卵泡发育成优势卵泡并成熟，排出其中的卵细胞，其余的卵泡退化为闭锁卵泡。

原始卵泡由一个初级卵母细胞（primary oocyte）和包围它的单层卵泡细胞构成。随着卵

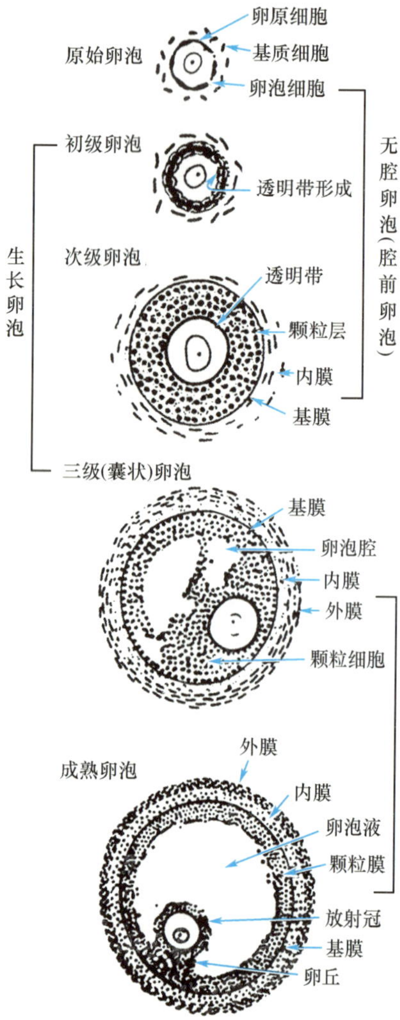

图 12-3 卵泡发育示意图

泡的发育，卵母细胞逐渐增大，卵泡细胞不断增殖，由单层变为多层的颗粒细胞（granulosa cell），出现卵泡细胞腔和卵泡液，并停留在分裂前期，直到卵泡排卵前才完成第一次成熟分裂。原始卵泡经历初级卵泡、次级卵泡（secondary follicle）两个发育阶段，最后才成为成熟卵泡（图 12-3）。

（二）排卵与黄体的形成

成熟卵泡壁发生破裂，卵细胞、透明带与放射冠随同卵泡液排出卵泡，称为排卵（ovulation）。卵细胞排后，残余的卵泡壁内陷，血管破裂，血液进入腔内凝固，形成血体。血液被吸收后，大量新生血管长入，血体转变为一个血管丰富的内分泌细胞团，外观呈黄色，故称为黄体（corpus luteum）。在 LH 作用下，黄体细胞分泌大量的雌激素和孕激素。

女子在生育年龄，卵泡的生长发育、排卵与黄体形成呈现周期性变化，每月一次，周而复始，称为卵巢周期（ovarian cycle）。在卵巢激素的作用下，子宫内膜发生周期性剥脱，产生流血现象，称为月经（menstruation）。所以女性生殖周期又称为月经周期（menstrual cycle）。

案例 12-1

患者，女，15 岁，学生。13 岁月经初潮，月经周期紊乱，经期长短不一，经量多，此次月经已 14 天，每天出血量约 70ml，现仍有出血，伴神疲力乏、心悸心慌。检查见面色、结膜、甲床苍白，T 36.5℃，P 90 次 / 分，R 20 次 / 分，BP 90/60mmHg，RBC 3×10^{12}/L，Hb 90g/L，经 B 超、妇科检查及实验室检查无全身及内外生殖器官的器质性病变。诊断为青春期功能失调性子宫出血。

问题：该患者月经周期紊乱、经期长、经量多的原因是什么？

分析：正常月经周期与卵巢激素的周期性变化（雌激素浓度升高、排卵前一天高峰、诱发 LH 峰排卵、排卵后雌、孕激素浓度同时升高、最后雌孕激素浓度同时降低，出现月经后雌激素浓度又开始增加，重复另一周期）密切相关，而这种周期性变化是受下丘脑 GnRH 和腺垂体 FSH、LH 的调节，下丘脑 GnRH 和腺垂体 FSH、LH 的分泌又受雌、孕激素反馈调节。这种相互调节暂时性失衡就可能造成功能失调性子宫出血。

青春期功能失调性子宫出血多见于月经初潮后的 1～2 年内，在青春期下丘脑和腺垂体调节功能不成熟，它们与卵巢间尚未建立稳定的周期性调节和正负反馈作用，因而导致月经周期紊乱，经期长短不一；此时期腺垂体 FSH 分泌呈持续低水平，无 LH 高峰形成。因此，虽有成批的卵泡生长，雌激素浓度升高，却无排卵，到达一定程度即发生退行性变，形成卵泡闭锁。卵泡闭锁使雌激素浓度降低，出现雌激素撤退性出血。由于子宫内膜处于增生期，没有较好的自身止血功能，因而导致经期长、出血量多。

二 卵巢的内分泌功能

卵巢分泌的雌激素(estrogen)主要为雌二醇(estradiol),孕激素主要为孕酮(progesterone)。卵巢还分泌少量的雄激素。另外，卵巢的颗粒细胞也能分泌抑制素。

(一)雌激素和孕激素的合成与代谢

卵巢在排卵前由卵泡分泌雌激素，在排卵后由黄体分泌孕激素和雌激素。

一般认为，卵泡的内膜细胞和颗粒细胞共同参与雌激素的合成。内膜细胞在 LH 的作用下产生雄激素（雄烯二酮），通过扩散转运至颗粒细胞，在 FSH 作用下增强颗粒细胞内芳香化酶的活性，从而把雄激素转变为雌激素。排卵后，黄体细胞合成大量的孕激素，也能分泌较多的雌激素。

在月经周期中，血中雌激素和孕激素呈周期性波动。雌激素浓度随卵泡的发育而升高，在排卵前 1 周左右，卵泡分泌的雌激素明显增多，血中的含量迅速上升，至排卵前一天达顶峰，旋即下降，而在黄体期的雌激素再次升高。所以，在月经周期中，雌激素浓度形成两次高峰，但黄体期的雌激素高峰较卵泡期低。血中孕激素浓度在卵泡期一直很低，排卵后随着黄体的形成和发育，在排卵后 5 ～ 10 天出现高峰，以后降低。

雌二醇和孕酮主要在肝中降解，雌三醇是雌二醇的主要代谢产物，而孕二醇是孕酮的主要降解产物。这些代谢产物与葡萄糖醛酸或硫酸结合，随尿粪排出体外。

(二)雌激素和孕激素的生理作用

1. 雌激素(estrogen)　雌激素主要促进女性生殖器官的发育和副性征的出现，并维持在正常状态，此外，它对代谢也有明显的影响。

(1)对生殖器官的作用：①雌激素可协同 FSH 促进卵泡发育，诱导排卵前 LH 峰的出现，从而促进排卵。②促使输卵管上皮细胞增生，增强输卵管的分泌和运动，有利于精子和卵子的运行。③促进子宫发育，子宫内膜发生增生期的变化，使子宫颈分泌大量清亮、稀薄的黏液，其中的黏蛋白纵行排列，有利于精子的穿行。雌激素也促进子宫肌的增生，使肌细胞内肌纤蛋白和肌动蛋白的含量增加。分娩前，雌激素能增强子宫肌的兴奋性，提高子宫肌对催产素(oxytocin)的敏感性。④使阴道黏膜细胞增生，糖原含量增加，表浅细胞角化，黏膜增厚并出现皱折。糖原分解使阴道呈酸性（pH：4 ～ 5），有利于阴道乳酸杆菌的生长，从而排斥其他微生物的繁殖，所以雌激素能增强阴道的抵抗力。

(2)对乳腺和副性征的影响：雌激素刺激乳腺导管和结缔组织增生，促进乳腺发育，并使全身脂肪和毛发分布具有女性特征，例如，音调较高，骨盆宽大，臀部肥厚。

(3)对代谢的作用：雌激素对代谢的作用比较广泛，主要有以下几方面。①刺激成骨细胞的活动，而抑制破骨细胞的活动，加速骨的生长，促进钙盐沉积，并能促进骨骺软骨的愈合，因而在青春期早期女孩的生长速度较男孩快，而最终身高反而较矮；②可降低血胆固醇和 β 脂蛋白含量，所以雌激素是抗动脉硬化的重要因素之一；③可使体液向组织间隙转移，由于血容量减少而引起醛固酮分泌，促进肾小管对水和钠的重吸收，从而导致水钠潴留。

2. 孕激素(progesterone)　主要作用于子宫内膜和子宫肌，适应孕卵着床和维持妊娠。由于孕酮受体含量受雌激素调节，所以孕酮的绝大部分作用都必须在雌激素作用的基础上才能发挥。

（1）对子宫的作用：孕酮促使在雌激素作用下增生的子宫内膜进一步增厚，并发生分泌期的变化，有利于孕卵着床前在子宫腔的生存和着床。着床后，孕酮促进子宫基质细胞转化为蜕膜细胞，其胞质富含较多的糖原颗粒、肽类和脂类，可为胚泡（blastocyst）提供丰富的营养物质和促进其生长的活性物质。另外，孕酮可使子宫肌细胞膜发生超极化，兴奋性降低，并使子宫肌对催产素的敏感性降低，从而抑制子宫收缩，并可抑制母体对胎儿的排斥反应，防止将胚胎排出子宫。孕酮还可使宫颈黏液减少而变稠，黏蛋白分子弯曲，交织成网，使精子难以通过。

（2）对乳腺的作用：在雌激素作用的基础上，孕激素主要促进乳腺腺泡的发育，并在妊娠后期为泌乳作好准备。

（3）产热作用：女性基础体温在排卵前先出现短暂降低，而在排卵后升高 0.5℃左右，并在黄体期一直维持在此水平。临床上常将这一基础体温的双相变化，作为判断排卵的标志之一。妇女在绝经（menopause）或卵巢切除后，这种双相的体温变化消失，如果注射孕酮则可引起基础体温升高，因此认为基础体温的升高与孕酮作用于下丘脑体温调节中枢有关。

3. 雄激素（androgen） 女子体内有少量的雄激素，是由卵泡内膜细胞和肾上腺皮质网状带细胞产生的。适量的雄激素配合雌激素可刺激阴毛及腋毛的生长，并能增强女子的性欲，维持性快感。女子雄激素过多时，可引起男性化与多毛症。

三 月经周期和卵巢周期性活动的调节

（一）月经周期

在卵巢激素周期性分泌的影响下，子宫内膜发生周期性剥落，产生流血现象，称为月经。

女性月经的出现开始于青春期（13～15 岁），而且表现出明显的周期性，即约 1 个月出现一次月经，称为月经周期。

（二）月经周期中生殖系统的变化

正常月经周期中，子宫内膜随卵巢的周期性变化分为三期：月经期、增殖期和分泌期。一个月经周期以成熟的卵泡释放其中的卵细胞为界。可将卵巢的周期性活动分为卵泡期（卵泡早期和卵泡晚期）、排卵期和黄体期（图 12-4）。

1. 月经期 发生在月经周期的第 1～4 天，历时 3～4 天，相当于卵泡早期。本期的特点是子宫内膜剥脱、出血。随后，残存的内膜组织又开始增生，进行修复，进入下一个新的周期。

2. 增殖期 发生在月经周期的第 5～14 天，历时约 10 天，相当于卵泡晚期。这一期的主要特点是子宫内膜快速增生，内膜的厚度由早期的 1～2mm 增厚到增殖晚期的 2～3mm。在内膜增殖的同时子宫腺体增生，但不分泌；内膜下小动脉迅速生长，由于它的生长速度快于内膜增厚的速度，故卷曲形成螺旋动脉。

3. 分泌期 发生在月经周期的第 15～28 天，历时 14 天，相当于黄体期。此期的特点是血中的孕酮浓度增加，内膜继续增殖变厚，小动脉卷曲、增长迅速，内膜呈高度的分泌活动。在月经开始前 4～24 小时，螺旋动脉出现痉挛收缩，使内膜缺血坏死，在内膜下形成许多小血肿。

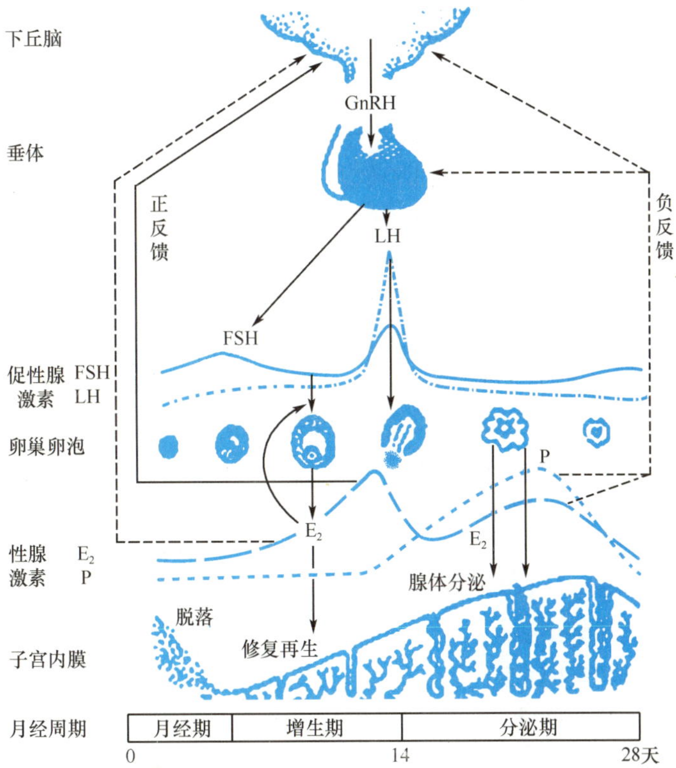

图 12-4 月经周期中下丘脑 - 腺垂体 - 卵巢轴激素与子宫内膜的变化

（三）卵巢周期性活动的调节

卵巢的周期性活动受到下丘脑 - 垂体的调控，而卵巢分泌的激素一方面使子宫内膜发生周期性的变化，同时对下丘脑 - 垂体进行反馈调节。

在青春期前，卵巢激素的分泌量虽然不大，但由于下丘脑的 GnRH 神经元对卵巢激素的反馈抑制作用比较敏感，而且 GnRH 神经元尚未发育成熟，所以腺垂体 FSH 与 LH 的分泌以及卵巢的功能也相应处于低水平状态。至青春期，下丘脑 GnRH 神经元发育成熟，对卵巢激素反馈作用的敏感性也明显降低，GnRH 分泌增加，FSH 和 LH 的分泌也随之增加，卵巢功能开始活跃，呈现周期性的变化（卵巢周期）。习惯上将卵巢周期分为卵泡期（follicular phase）和黄体期（luteal phase）。在一个月经周期中，血液中的 GnRH、FSH、LH 及卵巢激素的水平发生周期性的变化。

1. 卵泡期（follicular phase） 在卵泡发育的不同阶段，影响和调控因素是不同的。原始卵泡发育到初级卵泡的早期，不受垂体促性腺激素的控制，其发育取决于卵泡本身的内在因素。到初级卵泡发育的晚期，颗粒细胞上出现了 FSH 受体，内膜细胞上出现了 LH 受体，并随卵泡发育成熟，颗粒细胞和内膜细胞上的 LH 受体不断增加。从初级卵泡后期直到排卵，都受垂体促性腺激素和卵巢激素的调控。

卵泡期开始时，血中雌激素与孕激素的浓度均处于低水平，对垂体 FSH 和 LH 分泌的反馈作用较弱，血中 FSH 含量逐渐增高，随之 LH 也有所增加。排卵前 1 周左右，卵泡分泌的雌激素明显增多，血中的浓度迅速上升，而血中 FSH 水平有所下降。这是由于增加的雌激素和颗粒细胞分泌的抑制素对垂体 FSH 的分泌发挥负反馈抑制作用。虽然血中 FSH 浓度暂时处于低水平，但雌激素并不因此减少，反而持续增加，其原因是雌激素可加强内膜细胞的分化和生长，使 LH 受体数量增加，从而加强雄激素的合成。较多的雄激素扩散到颗粒细胞，促进芳香化酶的作用，使雄激素转变为雌激素的速率加快。

至排卵前一天左右，血中雌激素浓度达到顶峰，在其作用下，下丘脑增强 GnRH 的分泌，GnRH 经垂体门脉系统转运至腺垂体，刺激 LH 与 FSH 分泌，以 LH 的分泌增加最为明显，形成 LH 高峰（LH surge）。若事先用抗雌激素血清处理动物，则 LH 峰不再出现，说明 LH 峰是由雌激素高峰所诱导出现的，雌激素这种促进 LH 大量分泌的作用，称为雌激素的正反馈（positive feedback）效应。

在 LH 峰出现前，卵母细胞已基本发育成熟，但由于包围卵母细胞的颗粒细胞分泌一种卵母细胞成熟抑制因子（oocyte maturation inhibitor，OMI），使卵母细胞成熟分裂中断于前期。LH 峰出现的瞬间，高浓度的 LH 立即抵消 OMI 的抑制作用，卵母细胞恢复中断了的成熟分裂。成熟卵泡向卵巢表面突出，形成透明的卵泡小斑。LH 在孕酮的配合下，使卵泡壁溶解酶（如纤溶酶与胶原酶等）活性增加，导致卵泡壁融化和松解。此外，LH 又可使卵泡分泌前列腺素，后者促使卵泡壁肌样细胞收缩，于是卵细胞和附着的透明带、放射冠从破裂的卵泡壁处被排入腹腔，排出的卵子立即被输卵管伞捕获，并送入输卵管。LH 峰是排卵所必需，消除内源 LH 峰（如用大剂量的孕酮），则排卵被抑制，而注射外源 LH 则能诱发排卵，可见 LH 峰是控制排卵发生的关键性因素。

在卵泡期，子宫内膜（endometrium of uterus）也发生相应的变化，主要表现为内膜增厚，腺体增多并变长，此期称为增生期（proliferative phase）。

2. 黄体期（luteal phase） 在黄体期，黄体细胞分泌大量的孕激素和雌激素，血中孕酮和雌二醇的浓度因而明显升高。雌激素能增加黄体细胞上 LH 受体的数量，有利于 LH 促进孕酮的分泌，使孕酮维持于较高的水平。黄体期高浓度的孕激素和雌激素可抑制下丘脑 GnRH 和腺垂体 FSH 与 LH 的分泌。

子宫内膜在雌激素作用的基础上又接受孕激素的刺激，内膜细胞体积增大，糖原含量增加，腺管由直变弯，分泌含糖原的黏液，故称分泌期（secretory phase），一切为妊娠做好准备。黄体的寿命为 12 ～ 15 天，若不受孕，黄体即退化，血中孕激素和雌激素浓度明显下降，子宫内膜血管发生痉挛性收缩，随后出现子宫内膜脱落与流血，出现月经。雌激素和孕激素分泌减少，使腺垂体 FSH 和 LH 的分泌又开始增加，重复另一周期。

第 3 节 妊娠与避孕

一 妊娠

妊娠是新个体产生的过程，包括受精与着床、妊娠（pregnancy）的维持、胎儿的生长及分娩（parturition）。

（一）受精

精子射出后经阴道、子宫颈、子宫腔才能到达输卵管，精子和卵子在输卵管壶腹部相遇。精子穿入卵细胞使两者互相融合，称受精（fertilization）。

射入阴道的精子进入输卵管与卵子相遇的过程比较复杂，精子的运行不完全依靠本身的运动，子宫颈、子宫腔和输卵管对精子的运行都起到一定的作用。精液射入阴道穹后部后，很快（约 1 分钟）就变成胶冻样物质，使精液不易流出体外，并暂时保护精子免受酸性阴道液的破坏。但是，阴道内的精子绝大部分被阴道内的酶杀伤失去活力，存活的精子随后又遇到宫颈黏液的拦截。月经中期在雌激素的作用下，宫颈黏液清亮、稀薄，其中的黏液蛋白纵行排列成行，有利于精子的穿行，而黄体期在孕激素的作用下，宫颈黏液变得黏稠，黏液蛋白卷曲，交织成网，使精子难以通过。总之，宫颈作为精子在女性生殖道内要通过的第一个关口，它在排卵时，为精子的穿行提供了最优越的条件。一部分精子靠本身的运动及射精后引起的子宫收缩进入宫腔。精液中含有很高浓度的前列腺素（prostaglandin），可刺激子宫收缩，收缩后的松弛造成宫腔内负压，可把精子吸入宫腔。精子进入输卵管后，在其中的运行主要受输卵管蠕动的影响。月经中期在雌激素的作用下，输卵管的蠕动由子宫向卵巢方向移行，推动精子由峡部运行至壶腹部。黄体期分泌的大量孕酮能抑制输卵管的蠕动。一次射精虽能排出数以亿计的精子，但最后能到达受精部位的只有 15 ～ 50 个精子，到达的时间在性交后 30 ～ 90 分钟。精子在女性生殖道内的受精能力大约只能保持 48 小时。

人类和大多数哺乳动物，精子必须在雌性生殖道内停留一段时间，方能获得使卵子受精的能力，称为精子获能（capacitation）。精子经过在附睾的发育，已经具备了受精能力，但在附睾与精浆中存在去获能因子，它与精子结合后，妨碍精子和卵子的识别，阻止顶体反应的发生。当精子进入雌性生殖道后，去获能因子可被去除，从而使精子恢复受精的能力。获能的主要场所是子宫，其次是输卵管。

精子与卵子在输卵管壶腹部相遇后尚不能立即结合，精子的顶体外膜与头部的细胞膜首先融合，继之破裂，形成许多小孔，释放出顶体酶，以溶解卵子外周的放射冠及透明带，这一过程称为顶体反应（acrosome reaction）。顶体酶包含多种蛋白水解酶，如放射冠穿透酶可使放射冠的颗粒细胞松解，脱离卵细胞外围。颗粒细胞脱落后，在透明带周围仍残存一层放射冠基质，可在透明质酸酶的作用下，基质被分解，使透明带暴露出来。透明带为糖蛋白，在顶体蛋白酶的作用下，使透明带发生部分水解，促使精子能突破透明带的一个局限区进入卵细胞内。有一个精子穿越透明带后，精子与卵细胞膜接触，激发卵细胞发生反应，主要是位于卵细胞周边部的皮质颗粒包膜与卵细胞膜逐渐融合、破裂，并向卵周隙释放其内容物，作用于透明带，可能起封锁透明带的作用，从而使其他的精子难以再穿越透明带进入卵细胞内。精子进入卵细胞后立即激发卵细胞完成第二次成熟分裂，并形成第二极体。进入卵细胞的精子，其尾部迅速退化，细胞核膨大形成雄性原核，随即与雌性原核融合，形成一个具有 46 条染色体的受精卵。

受精卵在输卵管的蠕动和纤毛的作用下，逐渐运行至宫腔。受精卵在运行途中，一面移动，一面进行细胞分裂，经胚球和桑椹期阶段，发育为胚泡（blastocyst）。在受精后第四、五天，桑椹胚或早期胚泡进入子宫腔，桑椹胚在子宫腔内继续分裂变成胚泡。胚泡在子宫腔内停留 2 ～ 3 天，胚泡外面的透明带变薄，继而消失，胚泡可以直接从子宫内膜分泌的液体中汲取营养（图 12-5）。

（二）着床

着床（implantation）是胚泡植入子宫内膜的过程，经过定位、黏着、穿透三个阶段。着床必须具备的条件：①透明带必须消失；②胚泡的滋养层细胞迅速增殖分化，形成合体滋养层细胞；③胚泡与子宫内膜必须同步发育和相互配合；④体内必须有足够数量的孕激素，并在雌激素的配合下，使子宫出现一个极短的敏感期，才能接受胚泡着床（图 12-5）。

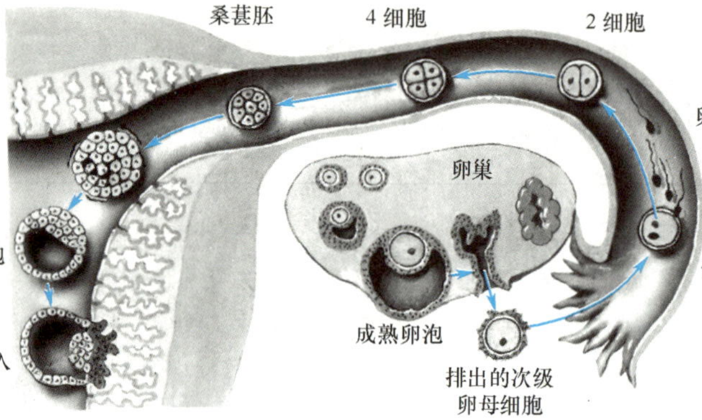

图 12-5 排卵、受精与着床示意图

在着床过程中，胚泡不断发出信息，使母体能识别妊娠并发生相应的反应。胚泡可产生多种激素和化学物质，如 hCG，它能刺激卵巢的月经黄体转变为妊娠黄体，继续分泌妊娠所需要的孕激素。近年发现，受精 24 小时的受精卵便可产生早孕因子（early pregnancy factor），它能抑制母体淋巴细胞的功能，使胚泡免遭母体的排斥反应。

（三）妊娠的维持及激素调节

正常妊娠的维持有赖于垂体、卵巢和胎盘（placenta）分泌的各种激素的相互配合。在受精和着床之前，在腺垂体 FSH 和 LH 的控制下，卵巢黄体分泌大量的孕激素和雌激素，导致子宫内膜发生分泌期的变化，以适应妊娠的需要。如果受孕，在受精后的第六天左右，胚泡滋养层细胞便开始分泌绒毛膜促性腺激素（human chorionic gonadotropin，hCG），以后逐渐增多，刺激卵巢的月经黄体变为妊娠黄体，继续分泌孕激素和雌激素。胎盘形成后，即成为妊娠期一个重要的内分泌器官，它能分泌大量的蛋白质激素、肽类激素和类固醇激素，以适应妊娠的需要和促进胎儿的生长发育。胎盘所分泌激素主要包括四种，即 hCG、人绒毛膜生长素（human chorionic somatomammotropin，hCS）、孕激素和雌激素。

1. 人绒毛膜促性腺激素（hCG） hCG 是由胎盘绒毛组织的合体滋养层细胞分泌的一种糖蛋白激素，相对分子量为 45 000 ～ 50 000。hCG 分子由 α 和 β 亚单位组成，其 α 亚单位氨基酸数量与序列几乎与 LH 相同，β 亚单位的氨基酸组成也有很大部分与 LH 相同，但在 β 亚单位的羧基端约有 30 个氨基酸是独特的。因此，hCG 与 LH 的生物学作用与免疫特性基本相似。

卵子受精后第六天左右，胚泡形成滋养层细胞，开始分泌 hCG，但分泌量甚少。妊娠早期形成绒毛组织后，由合体滋养层细胞分泌大量的 hCG，而且分泌量增长很快，至妊娠 8 ～ 10 周，hCG 的分泌达到高峰，随后逐渐下降，在妊娠 20 周左右降至较低水平，并一直维持至妊娠末期。如无胎盘残留，于产后 4 天血中 hCG 消失。在妊娠过程中，尿中 hCG 含量的动态变化与血液相似。因为 hCG 在妊娠早期即出现，所以检测母体血中或尿中的 hCG，可作为诊断早孕的准确指标。

在早孕期，hCG 刺激卵巢黄体转变成妊娠黄体。妊娠黄体的寿命只有 10 周左右，以后便发生退缩，与此同时胎盘分泌孕激素和雌激素，逐渐接替了妊娠黄体的作用。

2. 人绒毛膜生长素（hCS） hCS 为胎盘合体滋养层细胞分泌的单链多肽，含 191 个氨基酸残基，其中 96% 与人生长素相同，因此具有生长素的作用，可调节母体与胎儿的糖、脂肪与蛋白质代谢，促进胎儿生长。

3. 孕激素（progesterone）　胎盘合体滋养细胞可分泌孕酮。从母体进入胎盘的胆固醇，先转变为孕烯醇酮，然后再转变为孕酮。胎儿肾上腺虽能合成孕烯醇酮，但由于缺乏3β-羟脱氢酶，故不能将孕烯醇酮转变为孕酮，而胎盘此种酶活性很强，能把来自胎儿和母体中的孕烯醇酮转变为孕酮。

在妊娠期间，母体血中孕酮的浓度随着孕期的增长而稳步上升。在妊娠10周以后，由胎盘代替卵巢持续分泌孕酮，血中孕酮含量迅速增加，到妊娠足月时达高峰，平均浓度可达60nmol/L。

4. 雌激素（estrogen）　胎盘分泌的雌激素主要为雌三醇。其合成的途径：胎儿肾上腺的脱氢异雄酮硫酸盐先在胎儿肝中羟化，形成16α-羟脱氢异雄酮硫酸盐，然后随血液进入胎盘，在胎盘内脱去硫酸基，成为16α-羟脱氢异雄酮，再经芳香化酶的作用，转化为雌三醇。由此可见，雌三醇是胎儿与胎盘共同参与制造的，故把两者称为胎儿-胎盘单位。检测母体血中雌三醇含量多少，可用来判断胎儿是否存活。

（四）分娩

成熟的胎儿及其附属物从母体子宫产出体外的过程，称为分娩（parturition）。子宫的节律性收缩是将胎儿及其附属物从子宫逼出的主要力量。临产发动的机制尚不清楚，催产素、雌激素及前列腺素是调节子宫肌肉收缩的重要因素。另外，在妊娠妇女的血中可出现一种称为松弛素（relaxin）的肽类激素，它主要由卵巢的妊娠黄体分泌，但在子宫蜕膜与胎盘也能产生。松弛素的主要作用是使妊娠妇女骨盆韧带松弛，胶原纤维疏松，子宫颈松软，以利于分娩的进行。

链接

试管婴儿

试管婴儿又称体外受精联合胚胎移植技术，是指用人工方法将卵子和精子分别从女方和男方体内取出，让卵子和精子在体外模拟的输卵管环境中受精并进行早期胚胎发育，然后将胚胎移植到母体子宫内发育成熟。此后的妊娠过程与正常自然怀孕过程完全一样。因为在早期该过程是在试管中完成受精过程，所以俗称“试管婴儿”。

1944年美国的洛克和门金首次用兔子的卵子和刚射出的精子，做体外受精实验，经各种方法、反复实验，结果都不成功。1950年，美籍华人张明觉实验结果证实哺乳动物受精是精子在输卵管内等候卵子，而不是卵子等候精子，即精子要在雌性生殖道内至少停留2～3小时。同年，澳大利亚的奥斯汀也独立地发现了这个现象，被称为精子的“获能”。这是生殖生理中一个极为重要的现象，从而打开了哺乳动物体外受精的门扉。1959年，张明觉第一次成功完成哺乳类卵子在体外受精的实验，同时，也为人类试管婴儿的诞生奠定了基础。世界上第一个试管婴儿布朗·路易丝于1978年7月25日23时47分在英国奥尔德姆市医院诞生，此后该项研究发展极为迅速，到1981年已扩展到10多个国家。现在世界各地试管婴儿总数已达300多万名。

二 避孕

避孕（contraception）是指采用一定的方法使妇女暂不受孕。理想的避孕方法应安全可靠、简便易行。一般通过控制以下环节来达到避孕的目的：抑制精子或卵子生成；阻止精子和卵子相遇；使女性生殖道内的环境不利于精子的生存和活动；使子宫内的环境不适于胚泡的着床与生长等。例如，生活中可以利用月经周期中基本体温的变化预测排卵日期，借以在安全期进行性生活，而达到避孕目的（安全期避孕）。目前应用的女性全身性避孕药，多为人工合成的高效能的性激素，包括雌性激素（如炔雌醇、炔雌醚等）和孕激素（如炔诺酮等），应用这些药物后，体内雌激素和孕激素的浓度明显升高，通过负反馈作用抑制下丘脑 - 腺垂体 - 卵巢轴的功能，从而抑制排卵；孕激素还可减少子宫颈黏膜的分泌量，使黏稠度增加，不利于精子的通过。再如，将避孕环等宫内节育器放置在宫腔内，造成不利于胚胎着床和生存的环境，以达到避孕的目的。男性常用的避孕方法是使用安全套，除能够达到避孕目的外，尚能预防性病的传播。

目标检测

一、选择题

A_1 型题

1. 睾丸的主要功能是（　　）
   A. 储存精子　B. 使精子成熟
   C. 输送精子　D. 产生精子，分泌雄激素
2. 睾丸间质细胞的生理功能是（　　）
   A. 支持和营养生殖细胞的作用
   B. 生精作用
   C. 产生雄激素
   D. 起血睾屏障作用
3. 卵巢分泌的雌激素主要的是（　　）
   A. 雌二醇　B. 雌三醇
   C. 孕酮　D. 雌酮
4. 正常一次月经周期中两个卵巢发育成熟的卵泡有（　　）
   A. 2 个　B. 1 个
   C. 20 ～ 30 个　D. 30 个以上
5. 月经血不会发生凝固是因为（　　）
   A. 雌激素阻止血液凝固
   B. 孕激素阻止血液凝固
   C. 子宫内有丰富的纤溶酶原激活物
   D. 子宫内有大量的肝素
6. 下列关于孕激素生理作用的叙述，错误的是（　　）
   A. 促进子宫内膜增厚呈增生期变化
   B. 可使子宫平滑肌兴奋性降低
   C. 降低子宫平滑肌对催产素的敏感性
   D. 可促进乳腺腺泡发育
7. 妊娠期内不排卵是由于下列哪种激素的作用（　　）
   A. 孕激素
   B. 雌激素与孕激素增多
   C. 催乳素
   D. 促性腺素释放激素减少
8. 排卵后黄体可分泌大量的（　　）
   A. 孕激素　B. 黄体生成素
   C. 卵泡刺激素　D. 孕激素和雌激素
9. 与女子体温随月经周期变化有关的激素是（　　）
   A. 孕激素　B. 雌激素
   C. 卵泡生成素　D. 黄体生成素
10. 测定血中或尿中哪种激素有助于早孕诊断（　　）
    A. 人绒毛膜促性腺激素　B. 孕激素
    C. 黄体生成素　D. 促卵泡素

二、简答题

1. 试述睾酮有哪些主要生理作用。
2. 简述雌激素的生理作用。

（褚震芳）

参考文献

白波，高明灿 . 2009 . 生理学 . 第 7 版 . 北京：人民卫生出版社 .

白波，王福青 .2015. 生理学 . 第 7 版 [M]. 北京：人民卫生出版社 .

陈孟勤 . 2001 . 中国生理学史 . 第 2 版 . 北京：北京医科大学出版社 .

陈桃荣，宁华 . 2016. 生理学基础 . 北京：科学出版社 .

高明灿，张义伟 . 2016. 生理学 . 第 4 版 . 北京：科学出版社 .

郭争鸣 . 2014. 生理学 . 北京：人民卫生出版社 .

黄莉军，郭明广 . 2015. 生理学 . 北京：人民卫生出版社 .

李淑珍，姚和翠，鹏丽花 . 2014. 生理学 . 第 1 版 . 北京：中国科学技术出版社 .

刘春波 . 2010. 人体解剖生理学 . 第 2 版 . 北京 : 人民卫生出版社 .

柳海滨，孙永波 . 2015. 生理学基础 . 第 2 版 . 北京：人民军医出版社，2015.

牛欣、张志雄 . 2012. 生理学 . 第 3 版 . 北京：中国中医药出版社，2012.

潘丽萍 . 2015. 生理学 . 第 2 版 . 北京：人民卫生出版社，2015.

彭波 .2014. 生理学 . 北京：人民卫生出版社 .

施雪筠 . 2007. 生理学 . 第 3 版 . 北京：中国中医药出版社 .

孙庆伟 . 2008. 生理学课外读本 . 北京：人民卫生出版社，2008.

田仁 . 2011. 生理学 . 第 2 版 . 西安：第四军医大学出版社 .

王福清，郭明广 . 2015. 生理学 . 郑州 : 河南科学技术出版社 .

王新德 . 2008. 现代神经病学 . 北京：人民军医出版社 .

张海峰 . 2016. 生理学基础 . 北京：科学出版社，2016.

张峻 . 2010 . 生理学 . 北京：科学出版社 .

朱大年，王庭槐 . 2013. 生理学 . 第 8 版 . 北京：人民卫生出版社 .

《生理学》教学基本要求

一 课程性质和课程任务

"生理学"是护理、助产专业的一门专业基础课程，它阐述人体正常生命活动过程中所表现的生命现象、活动规律、产生机制、调节方式及其过程。本课程的主要任务是让学生掌握从事临床一线工作所必需的生理学基础知识和基本技能，为学生学习专业知识，掌握职业技能，形成职业能力奠定基础。

二 课程教学目标

（一）职业素养目标

1. 具有良好的职业道德和伦理观念，遵守相关法律法规。
2. 具有科学的工作态度和严谨的工作作风，提高学生的综合素质。
3. 具有团队合作的职业意识及较好的沟通能力。
4. 具有终身学习的理念，在学习和实践中不断地思考问题、研究问题、解决问题。

（二）专业知识和技能

生理学教学包括理论课和实验课两部分。在理论课方面，本大纲所列的项目内容均是要求学生学习的内容。大纲的内容按教学要求分三级，即掌握、熟悉及了解。要求掌握的内容均为学生必备的生理学基础知识与重点内容，要求在充分理解的基础上，能熟练掌握，准确表达其基本概念、基本原理及意义，并能联系实际、分析综合、灵活应用；要求熟悉的内容是使学生在理解的基础上能用自己的语言表达其基本概念，基本过程，生理意义及相关的影响因素，能熟悉其应用范围；了解的内容是要求学生了解其基本概念、应用性意义及有关的影响因素，包括必要的记忆。讲授内容要从培养目标出发，理论联系实际，针对不同专业要有所选择。

实验课的目的在于使学生学习基本的生理学实验方法及生理仪器的正确使用，验证、巩固和理解生理学的某些基本理论，通过实验课培养学生的动手能力与科学思维方法和科学作风。

三 教学内容和要求

教学内容	教学要求			教学活动参考
	了解	熟悉	掌握	
一、绪论				理论讲授 多媒体
（一）生理学的研究内容和任务		√		
（二）生命活动的基本特征				
1. 新陈代谢		√		
2. 兴奋性			√	
3. 生殖	√			
4. 适应性	√			
（三）机体与环境				
1. 机体与外环境			√	
2. 内环境与稳态			√	
（四）机体功能的调节				
1. 机体功能的调节方式			√	
（1）神经调节				
（2）体液调节				
（3）自身调节				
2. 机体活动调节的反馈控制系统		√		
实验一　反射弧分析				实验
二、细胞的基本功能				理论讲授 多媒体
（一）细胞膜的物质转运功能				
1. 单纯扩散		√		
2. 易化扩散		√		
3. 主动转运		√		
4. 出胞和入胞		√		
（二）细胞的生物电现象				
1. 静息电位			√	
（1）静息电位概念				
（2）静息电位产生机制				
2. 动作电位			√	
（1）动作电位概念				
（2）动作电位产生机制				
（3）兴奋的引起和传导				

教学内容	教学要求			教学活动参考
	了解	熟悉	掌握	
（三）骨骼肌细胞的收缩功能				理论讲授 多媒体
1. 神经-肌肉接头的兴奋传递			√	
（1）神经-肌肉接头的结构				
（2）神经-肌肉接头处兴奋传递的过程				
2. 骨骼肌的收缩机制		√		
（1）骨骼肌的微细结构				
（2）骨骼肌的收缩机制				
3. 骨骼肌的兴奋-收缩耦联			√	
4. 骨骼肌收缩的外部表现		√		
（1）骨骼肌的收缩形式				
（2）骨骼肌收缩的影响因素				
实验二　刺激强度和频率对骨骼肌收缩的影响				实验
三、血液				理论讲授 多媒体
（一）血液的组成与特性				
1. 血液的组成与功能		√		
2. 血液的理化特性		√		
（1）颜色				
（2）密度				
（3）黏滞性				
（4）酸碱度				
（5）血浆渗透压				
（二）血细胞生理				
1. 红细胞			√	
（1）红细胞的正常值和功能				
（2）红细胞的生理特性				

续表

教学内容	教学要求			教学活动参考
	了解	熟悉	掌握	
（3）红细胞的生成和破坏				
2. 白细胞		√		
（1）白细胞的正常值和分类				
（2）白细胞的生理功能				
3. 血小板		√		
（1）血小板的正常值				
（2）血小板的生理特性				
（3）血小板的生理功能				
（三）血液凝固与纤维蛋白溶解				理论讲授 多媒体
1. 血液凝固			√	
（1）凝血因子				
（2）血液凝固的过程				
（3）抗凝系统				
2. 纤维蛋白溶解	√			
（四）血量、血型和输血原则				
1. 血量			√	
2. 血型			√	
（1）ABO 血型系统				
（2）Rh 血型系统				
3. 输血原则			√	
实验三　ABO 血型鉴定				实验
四、血液循环				
（一）心脏生理				
1. 心肌细胞的生物电现象			√	
（1）心室肌细胞的生物电现象				
（2）心肌自律细胞的生物电现象				理论讲授 多媒体
2. 心肌的生理特性			√	
（1）心肌的兴奋性				
（2）心肌的自律性				
（3）心肌的传导性				
（4）心肌的收缩性				
3. 心脏的泵血功能			√	
（1）心动周期和心率				
（2）心脏泵血的过程				
（3）心脏泵血功能的评价				
（4）心脏泵血功能的调节				
4. 心音和心电图		√		
（二）血管生理				
1. 血流量、血流阻力和血压			√	
2. 动脉血压和动脉脉搏			√	
（1）动脉血压概念和正常值				
（2）动脉血压的形成				
（3）动脉血压的影响因素				理论讲授 多媒体
（4）动脉脉搏				
3. 静脉血压和静脉回心血量		√		
（1）静脉血压				
（2）影响静脉回心血量的因素				
4. 微循环			√	
（1）微循环的组成和血流通路				
（2）微循环的调节				
5. 组织液和淋巴液的生成与回流			√	
（1）组织液的生成和回流				
（2）影响组织液生成和回流的因素				
（3）淋巴循环				
（三）心血管活动的调节				
1. 神经调节			√	
（1）心和血管的神经支配及作用				

续表

教学内容	教学要求			教学活动参考
	了解	熟悉	掌握	
（2）心血管中枢				理论讲授 多媒体
（3）心血管反射				
2. 体液调节			√	
（1）全身性体液因素				
（2）局部性体液因素				
（四）器官循环				
1. 冠脉循环		√		
（1）冠脉血流的特点				
（2）冠脉血流量的调节				
2. 肺循环		√		
（1）肺循环的特点				
（2）肺循环血流量的调节				
3. 脑循环		√		
（1）脑循环的特点				
（2）脑血流量的调节				
实验四　人体心音听诊；心电图和动脉血压的测量；家兔动脉血的调节				实验
五、呼吸				理论讲授 多媒体
（一）肺通气				
1. 肺通气的动力		√		
（1）呼吸运动				
（2）肺内压和胸内压				
2. 肺通气阻力		√		
（1）弹性阻力				
（2）非弹性阻力				
3. 肺通气功能的评价		√		
（1）肺容量				
（2）肺通气量				
（二）气体交换				
1. 气体交换的原理		√		
（1）气体的扩散				
（2）气体的扩散速率及影响因素				
2. 气体交换的过程			√	

教学内容	教学要求			教学活动参考
	了解	熟悉	掌握	
（1）肺换气过程及影响因素				理论讲授 多媒体
（2）组织换气过程				
（三）气体在血液中的运输				
1. 氧和二氧化碳在血液中的存在形式		√		
2. 氧的运输			√	
（1）氧与血红蛋白的结合				
（2）氧离曲线及影响因素				
3. 二氧化碳的运输			√	
（1）碳酸氢盐				
（2）氨基甲酸血红蛋白				
（四）呼吸运动的调节				
1. 呼吸中枢与呼吸节律的形成		√		
（1）呼吸中枢				
（2）呼吸节律的形成				
2. 呼吸运动的反射性调节			√	
（1）肺牵张反射				
（2）化学感受性呼吸反射				
（3）呼吸肌本体感受性反射				
（4）防御性呼吸反射				
实验五　呼吸运动的调节				实验
六、消化和吸收				理论讲授 多媒体
（一）概述				
1. 消化与吸收的概念		√		
2. 消化道平滑肌的生理特性	√			
（1）消化道平滑肌的一般生理特性				
（2）消化道平滑肌的电生理特性				
3. 消化道的神经支配及其作用	√			

续表

教学内容	教学要求			教学活动参考
	了解	熟悉	掌握	
（1）交感神经和副交感神经及其作用				理论讲授 多媒体
（2）壁内神经丛及其作用				
4. 消化道的内分泌功能		√		
（二）口腔内的消化				
1. 唾液分泌	√			
（1）唾液的性质、成分和作用				
（2）唾液的作用				
2. 咀嚼和吞咽	√			
（1）咀嚼				
（2）吞咽				
（三）胃内的消化				
1. 胃液的分泌			√	
（1）胃液的性质的成分及作用				
（2）胃液分泌的调节				
2. 胃的运动			√	
（1）胃运动的形式				
（2）胃的排空				
（3）呕吐				
（四）小肠内消化				
1. 胰液的分泌			√	
2. 胆汁的分泌与排出		√		
3. 小肠液的分泌	√			
4. 小肠的运动			√	
（1）紧张性收缩				
（2）分节运动				
（3）蠕动				
（五）大肠的功能				
1. 大肠液的分泌及肠内细菌的作用	√			
2. 大肠的运动和排便反射	√			
（六）吸收				
1. 吸收的部位和机制		√		
2. 主要营养物质的吸收			√	

教学内容	教学要求			教学活动参考
	了解	熟悉	掌握	
（1）糖的吸收				理论讲授 多媒体
（2）蛋白质的吸收				
（3）脂肪的吸收				
（4）水、无机盐、维生素的吸收				
实验六 胃肠运动的观察				实验
七、能量代谢和体温				理论讲授 多媒体
（一）能量代谢				
1. 机体能量的来源和去路	√			
2. 能量代谢的测定		√		
（1）能量代谢测定的原理				
（2）能量代谢测定中的相关概念				
（3）能量代谢测定的方法				
3. 影响能量代谢的因素		√		
（1）肌肉活动				
（2）环境温度				
（3）食物的特殊动力效应				
（4）精神活动				
4. 基础代谢及体温调节			√	
（二）体温及体温调节				
1. 人体正常体温及其生理波动			√	
（1）体温的概念及其正常值				
（2）体温的生理波动				
2. 机体的产热和散热			√	
（1）产热过程				
（2）散热过程				
3. 体温调节		√		
（1）温度感受器				
（2）体温调节中枢				

续表

教学内容	教学要求			教学活动参考
	了解	熟悉	掌握	
八、肾脏的排泄功能				理论讲授 多媒体
（一）概述				
1. 排泄的概念及途径		√		
2. 肾脏的功能		√		
3. 肾脏的功能结构和血液循环		√		
（1）肾脏的功能结构				
（2）肾脏的血液循环特点及其调节				
（二）尿的生成过程				
1. 肾小球的滤过功能			√	
（1）滤过膜及其通透性				
（2）滤过的动力—有效滤过压				
（3）影响肾小球滤过的因素				
2. 肾小管和集合管的重吸收功能			√	
（1）几种重要物质的重吸收				
（2）影响肾小管和集合管重吸收的因素				
3. 肾小管和集合管的分泌功能			√	
（1）H^+的分泌				
（2）NH_3 的分泌				
（3）K^+的分泌				
（4）其他物质的分泌				
（三）尿液的浓缩和稀释				
1. 尿液浓缩和稀释的机制		√		
（1）肾髓质组织液高渗梯度的形成				
（2）肾髓质组织液高渗梯度的维持				
2. 尿液浓缩和稀释的过程		√		
3. 影响尿浓缩和稀释的因素		√		

教学内容	教学要求			教学活动参考
	了解	熟悉	掌握	
（四）尿生成的调节				理论讲授 多媒体
1. 体液调节			√	
（1）抗利尿激素的作用				
（2）醛固酮的作用				
2. 神经调节	√			
（五）排尿				
1. 尿量及尿的理化特性	√			
2. 排尿反射		√		
（1）膀胱和尿道的神经支配				
（2）排尿反射				
实验七　影响尿生成的因素				实验
九、感觉器官				理论讲授 多媒体
（一）概述				
1. 感受器、感觉器官的定义和分类	√			
2. 感受器的一般生理特性		√		
（1）感受器的适宜刺激				
（2）感受器的换能作用				
（3）感受器的编码作用				
（4）感受器的适应现象				
（二）视觉器官的功能				
1. 眼的折光系统及其调节			√	
（1）眼的折光与成像				
（2）眼的调节				
（3）眼的折光异常				
2. 视网膜的感光功能			√	
（1）视网膜的结构特点				
（2）视杆细胞的感光原理				
（3）视锥细胞的感光原理与色觉				
3. 几种视觉现象		√		
（1）视力				
（2）视野				

续表

教学内容	教学要求			教学活动参考
	了解	熟悉	掌握	
（3）暗适应和明适应				理论讲授 多媒体
（4）双眼视觉				
（三）听觉器官的功能				
1. 外耳和中耳的传音功能		√		
（1）外耳的功能				
（2）中耳的功能				
（3）声波传入内耳的途径				
2. 内耳的感音功能		√		
（1）基底膜的振动和行波学说				
（2）耳蜗的生物电现象				
（3）听阈和听域				
（四）前庭器官的功能				
1. 前庭器官的感受装置和适宜刺激		√		
（1）前庭器官的感受细胞				
（2）半规管的功能				
（3）椭圆囊和球囊的功能				
2. 前庭反应和眼震颤	√			
（1）前庭器官与姿势反射				
（2）前庭器官与内脏反射				
（3）眼震颤				
（五）嗅觉和味觉功能				
1. 嗅觉器官	√			
2. 味觉器官	√			
实验八 视野测定；瞳孔对光反射；声波的传导途径				实验
十、神经系统的功能				理论讲授 多媒体
（一）神经系统功能活动的基本原理				
1. 神经元与神经胶质细胞		√		
2. 突触传递			√	理论讲授 多媒体
（1）突触的类型和结构				
（2）化学性突触传递的过程				
3. 神经递质与受体		√		
4. 反射活动的基本规律			√	
（二）神经系统的感觉功能				
1. 脊髓的感觉传导功能		√		
2. 丘脑及其感觉投射系统			√	
（1）丘脑的感觉功能				
（2）丘脑的感觉投射系统				
3. 大脑皮质的感觉分析功能		√		
（1）大脑皮质的结构特点与分区				
（2）躯体感觉区				
（3）感觉运动区				
（4）内脏感觉区				
（5）视觉区				
（6）听觉区				
（7）嗅觉与味觉区				
4. 痛觉			√	
（1）痛觉感受器及其刺激				
（2）皮肤痛觉				
（3）内脏痛与牵涉痛				
（三）神经系统对躯体运动的调控				
1. 脊髓对躯体运动的调节			√	
（1）脊髓的躯体运动神经元与运动单位				
（2）脊髓的躯体运动反射				
（3）脊髓横断与脊休克				
2. 脑干对肌紧张的调节		√		

续表

教学内容	教学要求			教学活动参考
	了解	熟悉	掌握	
（1）脑干网状结构易化区和抑制区				理论讲授 多媒体
（2）去大脑僵直				
3. 基底神经节对躯体运动		√		
（1）基底神经节对躯体运动的调节功能				
（2）基底神经节损伤				
4. 小脑对躯体运动		√		
（1）前庭小脑的功能				
（2）脊髓小脑的功能				
（3）皮质小脑的功能				
5. 大脑皮层对躯体运动的调节			√	
（1）大脑皮层运动区				
（2）运动传出通路				
（四）神经系统对内脏活动、本能行为和情绪的调节				
1. 自主神经系统			√	
（1）自主神经系统功能特征				
（2）内脏感觉传入的特征				
（3）交感神经和副交感神经功能				
2. 自主神经的递质和受体			√	
（1）自主神经末梢的递质				
（2）自主神经的受体				
3. 中枢对内脏活动的调节		√		
（1）脊髓对内脏活动的调节				
（2）低位脑干对内脏活动的调节				
（3）下丘脑对内脏活动的调节				
（4）大脑皮层对内脏活动的调节				

教学内容	教学要求			教学活动参考
	了解	熟悉	掌握	
（五）脑电活动及睡眠与觉醒				理论讲授 多媒体
1. 脑电活动		√		
（1）正常脑电图的波形				
（2）脑电波的形成机制				
2. 觉醒与睡眠		√		
（1）觉醒状态的维持				
（2）睡眠的时相				
（六）脑的高级功能				
1. 学习与记忆		√		
（1）学习的形式				
（2）记忆的基础				
（3）遗忘				
（4）学习和记忆的机制				
2. 语言和其他认知功能	√			
（1）优势半球和一侧优势				
（2）大脑皮质的语言中枢				
实验九　人体腱反射观察；破坏动物小脑的观察				实验
十一、内分泌				理论讲授 多媒体
（一）概述				
1. 内分泌系统和激素的基本概念		√		
2. 激素的分类		√		
3. 激素作用的一般特征	√			
4. 激素作用的机制		√		
（二）下丘脑与垂体				
1. 下丘脑与垂体的功能联系			√	
2. 腺垂体激素的作用及其调节			√	
3. 神经垂体激素的作用及其调节			√	
（三）甲状腺				
1. 甲状腺激素的合成与代谢		√		

续表

教学内容	教学要求			教学活动参考
	了解	熟悉	掌握	
2. 甲状腺激素的生理作用			√	理论讲授 多媒体
3. 甲状腺功能的调节			√	
（四）肾上腺				
1. 肾上腺皮质激素			√	
2. 肾上腺髓质激素			√	
（五）胰岛				
1. 胰岛素			√	
2. 胰高血糖素		√		
（六）甲状旁腺和甲状腺C细胞				
1. 甲状旁腺激素		√		
2. 降钙素		√		
3. 维生素 D_3		√		
十二、生殖				理论讲授 多媒体
（一）男性生殖				
1. 睾丸的生精作用		√		
2. 睾丸的内分泌功能		√		
3. 睾丸功能的调节		√		
（二）女性生殖				
1. 卵巢的产卵作用		√		
2. 卵巢的内分泌功能		√		
3. 月经周期和卵巢周期性活动的调节		√		
（三）妊娠与避孕				
1. 妊娠	√			
2. 避孕	√			

四 学时分配建议

教学内容	学时数		
	理论	实践	合计
一、绪论	4	2	6
二、细胞的基本功能	6	4	10
三、血液	5	1	6
四、血液循环	10	5	15
五、呼吸	6	2	8
六、消化和吸收	4	2	6
七、能量代谢和体温	4		4
八、肾脏的排泄功能	7	2	9
九、感觉器官	4	2	6
十、神经系统的功能	10	2	12
十一、内分泌	6		6
十二、生殖	2		2
合计	68	22	90

五 大纲说明

1. 本教学大纲主要供高职高专护理学、助产专业教学使用，总学时为90学时，其中理论教学68学时，实践教学22学时。

2. 教学要求

（1）本课程对理论部分教学要求分为掌握、熟悉、了解3个层次。掌握：指学生对所学的知识和技能能熟练应用，能综合分析和解决工作中实际问题；熟悉：指学生对所学的知识基本掌握和会应用所学的技能；了解：指对学过的知识点能记忆和理解。

（2）本课程重点突出以能力为本位的教学理念，以问题为中心的教学方法，实验教学主要采用实际操作的方式，要求学生能正确理解实验目的，独立、正确、规范地完成各项实验内容，以帮助学生提高对生理学的理解和培养学生分析和解决问题的能力。

3. 教学建议

（1）本大纲力求体现"以就业为导向、以能力为本位、以发展技能为核心"的职业教育理念，理论知识以"必需、够用"为原则，简化理论阐述，注重理论联系实际，以培养学生应用所学知识分析问题和解决问题的能力。

（2）课堂教学宜采用多媒体教学等直观教学形式，增加学生的感性认识，提高课堂教学效果。采用以问题为中心的教学方法，提高学生的学习兴趣，培养学生医学思维意识。

（3）实践教学应注重培养学生动手能力和分析问题、解决问题及独立工作的能力。

（4）学生的知识水平和能力水平，应通过平时达标训练、作业（实验报告）、操作技能考核和考试等多种形式综合考评，使学生更好地适应将来职业岗位培养的需要。

目标检测选择题参考答案

第1章

1-5 DABDE　6-10 BEBED　11-15 CADCE

第2章

1-5 ABACA　6-10 BCDCD

第3章

1-5 DCBBA　6-10 DDBCB　11 A

第4章

1-5 CDEAD　6-10 BABDC　11-15 BCCCD　16-20 AEEAB

第5章

1-5 BDBAC　6-10 DDACC　11-15 BDBCD　16-20 CDBDA　21-25 DABCA　26-30 BDCBA

第6章

1-5　CCBBE　6-10　AAACB　11-15　DAEAA　16-20　BBDAA　21-25　EBBEE　26-30　EDEEB

第7章

1-5 ECADC　6-9 EACE

第8章

1-5 BBADB　6-10 BBADB　11-15 ABACB　16. D

第9章

1-5 DBBEC　6-10 EEDAE

第10章

1-5DADBD　6-10 BBCCA　11-15 ABBDA　16-20 CCCBA　21-25 BDCAC　26-30 DDABC　31-35 BBDCB

第11章

1-5 AEBBD　6-10 CCDCE　11. C

第12章

1-5 DCABC　6-10 ABDAA